実験医学 増刊 Vol.36-No.5 2018

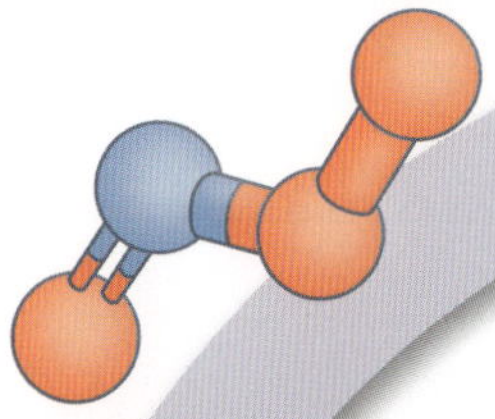

レドックス疾患学

酸素・窒素・硫黄活性種はどう作用するのか、
どこまで健康・疾患と関わるのか？

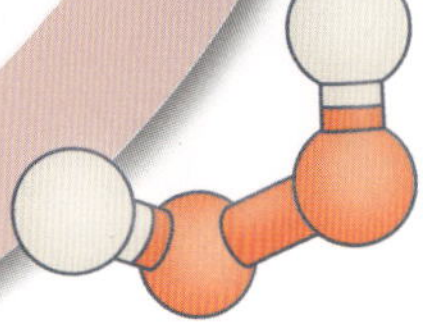

編集＝赤池孝章, 本橋ほづみ,
内田浩二, 末松　誠

羊土社

【注意事項】本書の情報について─────────────────────────────
　本書に記載されている内容は，発行時点における最新の情報に基づき，正確を期するよう，執筆者，監修・編者ならびに出版社はそれぞれ最善の努力を払っております．しかし科学・医学・医療の進歩により，定義や概念，技術の操作方法や診療の方針が変更となり，本書をご使用になる時点においては記載された内容が正確かつ完全ではなくなる場合がございます．また，本書に記載されている企業名や商品名，URL等の情報が予告なく変更される場合もございますのでご了承ください．

序

　レドックス代謝は，生命進化に深く関与するだけでなく，生命現象の根源であるエネルギー代謝にはじまり，幹細胞の維持，細胞分化・増殖，個体発生・発達などにおいて必須の生理機能を発揮している．このユニークな代謝シグナル経路は，ゲノム・エピゲノム・転写・翻訳制御，シグナル伝達，酸化ストレス・環境ストレス応答，免疫応答，細胞死や老化制御において中心的な役割を担っており，さらに，感染症，がん・生活習慣病・認知症・神経変性疾患などの難治性疾患の病態と予後に深くかかわっている．一方近年，レドックス代謝を操る活性分子種として，酸素ラジカル・活性酸素のみならず，一酸化窒素（NO）・一酸化炭素（CO）などのガス状メディエーター，ニトロソチオールやパーオキシナイトライトなどの活性酸化窒素種に加えて，パースルフィド・ポリスルフィドなどの活性硫黄（イオウ）分子種が，世界の新たな研究シーンに急速に登場し大きな注目を浴びている．

　酸化ストレスは，レドックスバイオロジーのかかわる主たる疾患概念として，これまで多くの研究者に受け入れられてきたが，レドックス病態の基本的な視点である「レドックス恒常性の破綻」は，酸化・還元のバランスが酸化方向に過度に偏った状態・病態を意味する概念である．一方で，酸化ストレスだけを論じて，どうして，還元ストレスの議論がないのかという素朴な疑問をもつ研究者は少なくはないであろう．それでは，好気的な環境で進化を果たしてきたわれわれの生体内環境に過度の還元状態というのはあるのだろうか？例えば，ミトコンドリアの電子伝達系では，NADHとQサイクルから供給される電子によって常に酸素が還元されている．また，近年では，その電子の脱共役によってミトコンドリアでは常に活性酸素が生成しているといわれている．このような病態を単純に酸化ストレスとよんでいいのであろうか？実際，酸化ストレスのメディエーターとして代表的な活性酸素であるスーパーオキシド（O_2^-）は生理的なpH条件では弱い還元剤としてふるまう．また，いまや酸化ストレスの合い言葉となった「フェントン反応」を触媒するのは強力な還元力をもつ二価鉄イオンである．すなわち，酸化・還元の両方向に過度な反応によりもたらされるストレス病態こそがレドックス病（疾患）であるといえる．

　そこで，本増刊号では，このようなレドックス代謝とその異常に関与する生体分子である，酸素，窒素，硫黄活性分子種の化学的・生物学的特性を議論することで，古くて新しい疾患概念である「レドックス疾患学」の基本理論の検証と確立をめざす．すなわち，酸素，窒素，硫黄を主たる活性エレメントとして生理活性を発揮する多様で多彩なレドックス活性分子種を取り上げ，それらの代謝・シグナル制御メカニズムや検出・イメージングについての最先端研究を解説する．さらに，レドックス代謝・シグナル制御異常と恒常性破綻により発症するさまざまな疾患の病態，診断と予防・治療に関する最新のトピックスを紹介することで，レドックスバイオロジーの生理学・病態学を基盤にした「レドックス疾患学」の学術領域の創生と，そのトランスレーショナル医学への応用，さらには未来型医療への展開を俯瞰したい．

2018年2月

赤池孝章

実験医学 増刊 Vol.36-No.5 2018

レドックス疾患学

酸素・窒素・硫黄活性種はどう作用するのか、どこまで健康・疾患と関わるのか？

序 ....赤池孝章

概論 レドックス疾患学：レドックス制御の破綻による病態と新たな疾患概念
....本橋ほづみ，赤池孝章，内田浩二，末松　誠　10（642）

第1章　レドックスバイオロジーの新展開

Ⅰ．新たなレドックス応答分子と代謝シグナル制御

1．活性イオウによる生体防御応答，エネルギー代謝と寿命制御
....澤　智裕，赤池孝章　17（649）

2．活性イオウとNOシグナル ....渡邊泰男，居原　秀　24（656）

3．活性イオウによるミトコンドリア機能制御 ......西田基宏，西村明幸，下田　翔　31（663）

4．金属と原子の相互作用を解き明かすラマンイメージング
　　―原子間振動から読みとるメタボロミクスと疾患
　　末松　誠, 納谷昌之, 塩田芽実, 山添昇吾, 久保亜紀子, 菱木貴子, 梶村眞弓, 加部泰明　37（669）

Ⅱ．レドックス応答と細胞機能制御

5．NADPHオキシダーゼ（Nox）によるレドックスシグナル制御
....住本英樹　46（678）

CONTENTS

6. レドックス状態変動への生体適応を担う TRP チャネル
………………………………………………………………… 黒川竜紀, 森　泰生　53 (685)

7. ASK1 キナーゼによるレドックスシグナル制御
―多彩な翻訳後修飾を介したシグナル制御とその破綻による疾患
………………………………………………………………… 松沢　厚, 一條秀憲　60 (692)

8. 糖代謝とレドックス制御 ………………………………… 久下周佐, 色川隼人　67 (699)

Ⅲ. レドックスとストレス応答

9. Keap1 による多様なストレス感知機構 ……………… 鈴木隆史, 山本雅之　73 (705)

10. レドックス制御による小胞体恒常性維持機構の解明
―還元反応の場としての小胞体 ………………………………………… 潮田　亮　79 (711)

11. チオレドキシンファミリーとエネルギー代謝 ………………………… 久堀　徹　87 (719)

12. 生体膜リン脂質のレドックス制御によるフェロトーシス制御 …… 今井浩孝　94 (726)

第2章　レドックスと疾患

1. ATF4 と Nrf2 によるミトコンドリアホメオスタシス制御
………………………………………………………… 葛西秋宅, 對馬迪子, 伊東　健　103 (735)

2. 環境中親電子物質エクスポソームとその制御因子としての活性イオウ分子
………………………………………………………………………………… 熊谷嘉人　108 (740)

3. RNA イオウ編集の分子機構と代謝疾患 ……………… 魏　範研, 富澤一仁　114 (746)

4. セレノプロテイン P によるレドックス制御と 2 型糖尿病
………………………………………………… 斎藤芳郎, 野口範子, 御簾博文, 篁　俊成　121 (753)

5. チオレドキシンと心疾患 ……………………………………………… 佐渡島純一　128（760）

6. レドックスと呼吸器疾患 ……………………………… 杉浦久敏，一ノ瀬正和　135（767）

7. 心筋におけるニトロソ化とリン酸化のクロストーク
　　　　　　　　　　　　　　　　　　　　　　　　　 入江友哉，市瀬　史　142（774）

8. 軽いは重い？
　 ―神経変性疾患の発症における一酸化窒素の働きについて
　　　　　　　　　　　　　　　　　　　　　　　　　 高杉展正，上原　孝　149（781）

9. 消化管環境に存在するレドックス関連ガス状分子種と消化管疾患
　　　　　　　　　　　　　　　　　　　　　　　　　　　　　 内藤裕二　155（787）

10. 活性酸素による核酸の酸化と老化関連疾患
　　 ―発がんから神経変性まで ……………………………………… 中別府雄作　161（793）

11. フェロトーシスとレドックス生物学・疾患とのかかわり ……… 豊國伸哉　171（803）

12. NRF2依存性難治がんの成立機構とその特性 ……… 北村大志，本橋ほづみ　177（809）

13. レドックス変化に応答した細胞内 Mg^{2+} 量の調節 ……… 山崎大輔，三木裕明　183（815）

14. 酸化ストレスと腎障害 ………………………………… 鈴木健弘，阿部高明　189（821）

15. 内耳の酸化障害とその防御機構 ……………………… 本蔵陽平，香取幸夫　195（827）

16. 眼疾患と酸化ストレス ………………………………… 國方彦志，中澤　徹　199（831）

17. 骨粗鬆症の酸化ストレス病態 …………… 宮本洋一，金子児太郎，上條竜太郎　205（837）

18. 放射線障害における生物学的応答を介した酸化ストレス亢進機構
　　　　　　　　　　　　　　　　　　　　　　　　　　　　　 小野寺康仁　211（843）

CONTENTS

第3章　レドックスの検出手法，応用など

1. レドックスイメージングのための蛍光プローブ開発 ……………… 花岡健二郎, 浦野泰照　216 (848)

2. 光制御型活性酸素，窒素酸化物，イオウ放出試薬の開発 ……… 中川秀彦　225 (857)

3. 活性イオウメタボローム：イオウ代謝物とレドックスバイオマーカー
　　　　　　　　　　　　　　　　　　　　　……… 井田智章, 西村　明, 守田匡伸　233 (865)

4. 質量分析による電子伝達体小分子のイメージング ……………… 杉浦悠毅　242 (874)

5. レドックス活性鉄イオンイメージング ……………………………… 平山　祐　250 (882)

6. 低酸素応答とレドックスシグナル ………………… 武田憲彦, 南嶋洋司　258 (890)

7. 脂質異常症に関連したタンパク質のS-チオール化
　　　　　　　　　　　　　　　　　　　　　……… 中島史恵, 柴田貴広, 内田浩二　264 (896)

　索　引 ……………………………………………………………………………… 271 (903)

表紙写真解説

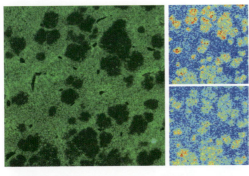

◆顕微質量分析イメージングによるがんの
　グルタチオンおよび過硫化物の可視化

詳細は第1章-4参照.

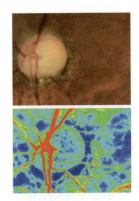

◆緑内障の一例

詳細は第2章-16参照.

執筆者一覧

●編　集

赤池孝章	東北大学大学院医学系研究科環境医学分野
本橋ほづみ	東北大学加齢医学研究所遺伝子発現制御分野
内田浩二	東京大学大学院農学生命科学研究科食糧化学研究室
末松　誠	慶應義塾大学医学部医化学教室

●執　筆（五十音順）

赤池孝章	東北大学大学院医学系研究科環境医学分野
阿部高明	東北大学病院腎高血圧内分泌科/東北大学大学院医工学研究科分子病態医工学分野/東北大学大学院医学系研究科病態液性制御分野
井田智章	東北大学大学院医学系研究科環境医学分野
一條秀憲	東京大学大学院薬学系研究科細胞情報学教室
市瀬　史	マサチューセッツ総合病院，ハーバード大学麻酔集中治療科
一ノ瀬正和	東北大学大学院医学系研究科内科病態学講座呼吸器内科学分野
伊東　健	弘前大学大学院医学研究科附属高度先進医学研究センター分子生体防御学講座
居原　秀	大阪府立大学大学院理学研究科生物化学
今井浩孝	北里大学薬学部衛生化学
入江友哉	横浜市立大学麻酔科学教室
色川隼人	東北医科薬科大学薬学部微生物学教室
魏　范研	熊本大学大学院生命科学研究部分子生理学分野
上原　孝	岡山大学大学院医歯薬学総合研究科（薬学系）薬効解析学教室
潮田　亮	京都産業大学総合生命科学部生命システム学科分子細胞生物学研究室
内田浩二	東京大学大学院農学生命科学研究科食糧化学研究室
浦野泰照	東京大学大学院薬学系研究科薬品代謝化学教室/東京大学大学院医学系研究科生体情報学教室
小野寺康仁	北海道大学大学院医学研究院生化学分野分子生物学教室
葛西秋宅	弘前大学大学院医学研究科附属高度先進医学研究センター分子生体防御学講座
梶村眞弓	慶應義塾大学医学部生物学教室
香取幸夫	東北大学大学院医学系研究科耳鼻咽喉・頭頸部外科学分野
金子児太郎	東京医科大学口腔外科学講座/昭和大学歯学部口腔生化学講座
加部泰明	慶應義塾大学医学部医化学教室
上條竜太郎	昭和大学歯学部口腔生化学講座
北村大志	東北大学加齢医学研究所遺伝子発現制御分野
久下周佐	東北医科薬科大学薬学部微生物学教室
國方彦志	東北大学大学院医学系研究科神経感覚器病態学講座眼科学分野
久保亜紀子	慶應義塾大学医学部医化学教室
熊谷嘉人	筑波大学医学医療系環境生物学分野
黒川竜紀	京都大学大学院工学研究科合成・生物化学専攻
斎藤芳郎	同志社大学生命医科学部
佐渡島純一	ラトガースニュージャージー医科大学細胞生物，分子医学部門
澤　智裕	熊本大学大学院生命科学研究部微生物学分野
塩田芽実	富士フイルム株式会社R&D統括本部先端コア技術研究所
柴田貴広	名古屋大学大学院生命農学研究科
下田　翔	自然科学研究機構生理学研究所（岡崎統合バイオサイエンスセンター）心循環シグナル研究部門/総合研究大学院大学生理科学専攻
末松　誠	慶應義塾大学医学部医化学教室
杉浦久敏	東北大学大学院医学系研究科内科病態学講座呼吸器内科学分野
杉浦悠毅	慶應義塾大学医学部医化学教室
鈴木隆史	東北大学大学院医学系研究科医化学分野
鈴木健弘	東北大学病院腎高血圧内分泌科/東北大学大学院医工学研究科分子病態医工学分野
住本英樹	九州大学大学院医学研究院生化学分野
高杉展正	岡山大学大学院医歯薬学総合研究科（薬学系）薬効解析学教室
篁　俊成	金沢大学大学院医学系研究科内分泌・代謝内科学分野
武田憲彦	東京大学大学院医学系研究科循環器内科
對馬迪子	弘前大学大学院医学研究科循環器腎臓内科学講座/弘前大学大学院医学研究科附属高度先進医学研究センター分子生体防御学講座
富澤一仁	熊本大学大学院生命科学研究部分子生理学分野
豊國伸哉	名古屋大学大学院医学系研究科病理病態学講座生体反応病理学分子病理診断学
内藤裕二	京都府立医科大学大学院医学研究科消化器内科学/同附属病院内視鏡・超音波診療部
中川秀彦	名古屋市立大学大学院薬学研究科
中澤　徹	東北大学大学院医学系研究科神経感覚器病態学講座眼科学分野
中島史恵	名古屋大学大学院生命農学研究科
中別府雄作	九州大学生体防御医学研究所個体機能制御学部門脳機能制御学分野
納谷昌之	富士フイルム株式会社R&D統括本部先端コア技術研究所
西田基宏	自然科学研究機構生理学研究所（岡崎統合バイオサイエンスセンター）心循環シグナル研究部門/総合研究大学院大学生理科学専攻/九州大学大学院薬学研究院創薬育薬研究施設統括室
西村明幸	自然科学研究機構生理学研究所（岡崎統合バイオサイエンスセンター）心循環シグナル研究部門/総合研究大学院大学生理科学専攻
西村　明	東北大学大学院医学系研究科環境医学分野
野口範子	同志社大学生命医科学部
花岡健二郎	東京大学大学院薬学系研究科薬品代謝化学教室
久堀　徹	東京工業大学科学技術創成研究院化学生命科学研究所
菱木貴子	慶應義塾大学病院臨床研究推進センター
平山　祐	岐阜薬科大学創薬化学大講座薬化学研究室
本蔵陽平	東北大学大学院医学系研究科耳鼻咽喉・頭頸部外科学分野
松沢　厚	東北大学大学院薬学研究科衛生化学分野
三木裕明	大阪大学微生物病研究所細胞制御分野
御簾博文	金沢大学大学院医学系研究科内分泌・代謝内科学分野
南嶋洋司	九州大学生体防御医学研究所細胞機能制御学部門分子医科学分野
宮本洋一	昭和大学歯学部口腔生化学講座
本橋ほづみ	東北大学加齢医学研究所遺伝子発現制御分野
森　泰生	京都大学大学院工学研究科合成・生物化学専攻
守田匡伸	東北大学大学院医学系研究科環境医学分野
山崎大輔	大阪大学微生物病研究所細胞制御分野
山添昇吾	富士フイルム株式会社R&D統括本部先端コア技術研究所
山本雅之	東北大学大学院医学系研究科医化学分野
渡邊泰男	昭和薬科大学薬理学

実験医学 増刊 Vol.36-No.5 2018

レドックス疾患学

酸素・窒素・硫黄活性種はどう作用するのか、
どこまで健康・疾患と関わるのか？

編集＝赤池孝章，本橋ほづみ，
内田浩二，末松　誠

概論

レドックス疾患学：レドックス制御の破綻による病態と新たな疾患概念

本橋ほづみ，赤池孝章，内田浩二，末松　誠

近年のレドックスバイオロジーの急速な進展に伴って，「レドックスメディシン」，あるいは，「レドックス疾患学」という新興学術分野が黎明を迎えている．例えば，最近解明された，活性パースルフィドのユニークな代謝制御や生体防御機能は，生体の可逆的なレドックス応答を担っており，その破綻により発生するレドックスストレス，ひいては，レドックス疾患の理論基盤として注目されつつある．さらに，レドックス恒常性の破綻・レドックスストレスは，還元代謝物の過度の生成による還元ストレスによって説明される．レドックスバイオロジーの飛躍的な進歩は，これまでの古典的な酸化ストレスの概念を大きく改変しながら急速に深化している．レドックス疾患学の基本原理および疾患概念の確立と臨床応用が期待される．

はじめに

酸化ストレスは，これまで，活性酸素種（reactive oxygen species：ROS），活性酸化窒素種（reactive nitrogen oxide species：RNS）などの過剰生成による生体内のレドックス恒常性の破綻という観点から議論されてきた．一方，レドックスバイオロジー（redox biology）は，文字通り，還元（reduction）と酸化（oxidation）の両方の反応により制御される生命現象を紐解く学問である（**概念図**）．しかしながら，これまでのレドックスバイオロジーは，酸化ストレスに偏重されてきた．これは，生体応答を解析する環境が好気的であるため，これまで還元的な代謝系や代謝物は酸化的なアーチファクトなどにより同定が困難で見落とされてきたからである．実際近年では，酸化ストレスの概念では理解できない還元ストレス病態の存在が指摘されている[1]．また，レドックスバイオロジーのもう1つの重要な観点としてレドックス反応の可逆性があげられる．すなわち，生体内のレドックス反応が生理的な制御を受けるためには，酸化・還元反応とそれによる化学修飾が可逆的に制御されることが前提となる．

Redox diseases: New concepts for redox-based pathogenesis and medicine
Hozumi Motohashi[1]/Takaaki Akaike[2]/Koji Uchida[3]/Makoto Suematsu[4]: Department of Gene Expression Regulation, IDAC, Tohoku University[1]/Department of Environmental Medicine and Molecular Toxicology, Tohoku University Graduate School of Medicine[2]/Department of Food Chemistry, Graduate School of Agricultural and Life Sciences, The University of Tokyo[3]/Department of Biochemistry, Keio University School of Medicine[4]（東北大学加齢医学研究所遺伝子発現制御分野[1]／東北大学大学院医学系研究科環境医学分野[2]／東京大学大学院農学生命科学研究科食糧化学研究室[3]／慶應義塾大学医学部医化学教室[4]）

概念図 レドックスストレスとレドックス疾患学：還元ストレスと酸化ストレスは表裏一体

　例えば，近年注目を浴びている活性パースルフィドの重要な生理機能，生体防御機能として（**図1**）[2,3]，遊離およびタンパク質結合性システインのチオール基の酸化損傷からの保護作用をあげることができる．すなわち，システインのチオール基が活性イオウによりポリスルフィド化することで，生体内の還元反応では原状復帰が困難な過度の酸化修飾が，生体内のthioredoxin（Trx）/Trx reductase（TrxR）やglutathione（GSH）/GSH reductase（GR）などの還元システムによって容易にチオールへ復帰し，システインが可逆的に再利用される[4]．すなわち，このようなレドックス応答の可逆性の破綻により，レドックスストレス，ひいては，レドックス疾患が発症するといえる．

　さらに，レドックス恒常性の破綻やレドックスストレスが，還元性代謝物の過度の生成や摂取による還元ストレスによってもたらされる場合もある（**概念図**）．その主要なメカニズムとして，求核性・還元性の強い，上記の活性パースルフィド（硫化水素も含む）やセレノシステイン（あるいはセレン）による直接的な還元ストレスが想定される．あるいは，還元鉄，アスコルビン酸などの還元性物質が，溶存酸素（O_2）を還元してスーパーオキシド（O_2^-）や過酸化水素（H_2O_2）を産生したり，過酸化水素を還元してフェントン反応によりヒドロキシラジカル（・OH）を生成することにより，むしろ酸化ストレスを増強することも考えられる（**概念図**）．

[略語]

GR：GSH reductase
Keap1：Kelch-like ECH-associated protein 1
NOX：NADPH oxidase（NADPHオキシダーゼ）
NRF2：NF-E2-related factor 2
PGRMC1：progesterone receptor membrane component 1
RNS：reactive nitrogen oxide species（活性酸化窒素種）
ROS：reactive oxygen species（活性酸素種）
TRP：transient receptor potential
Trx：thioredoxin
TrxR：Trx reductase

[用語表記について]

　イオウ（元素名：硫黄）を表記する場合，カタカナ表記「イオウ」と漢字表記「硫黄」があるが（文献5，6参照），本増刊号ではその表記法をあえて統一していない．近年，生体内で多彩なパースルフィドやポリスルフィドが存在していることが明らかとなっており，今後IUPACを含めた国内外の関連学協会においてその用語についての協議が待たれる．

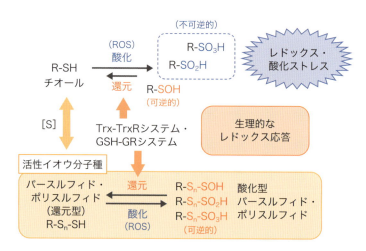

図1　活性イオウ，パースルフィドによるシステインチオール酸化反応の可逆的制御

そこで，本増刊号では，レドックスバイオロジーの最新の研究成果と基礎理念に基づき，レドックスストレスと疾患学の概念を，以下の3つの項目に沿って，高次元・多次元的な視点から見直して，さらに新しい切り口で考察することで，多彩で多様なレドックス分子が司る生体応答の基本原理と疾患概念の確立と医学・臨床応用をめざすものである（図2，図3）．

1．レドックスバイオロジーの新展開

　生命の営みを支える多様な化学反応のなかで，酸化還元反応は，ミトコンドリアにおけるエネルギー産生，細胞内シグナル伝達，タンパク質の適切なフォールディングによる品質管理，白血球による殺菌作用，食物や大気中に存在する環境化学物質の解毒反応などにおいてきわめて重要な役割を担っている．こうした生命現象における基本的な化学反応を担う分子種としては，NADHやFADH$_2$など糖代謝の過程で産生される電子供与体，ミトコンドリアの電子伝達系の構成因子である鉄・硫黄クラスターやヘム，鉄や銅などの金属イオン，含セレンタンパク質が有するセレノシステイン，酸素ラジカルや過酸化水素などのROS，一酸化窒素（NO）やRNSなどが，これまで広く研究の対象とされてきた．近年，質量分析をはじめとする分析技術の目覚ましい発展により，これらに加えて過剰なイオウ原子を包含する活性イオウ，ポリスルフィド代謝物の実態が明らかになった．ポリスルフィド代謝物，ポリスルフィド化タンパク質の存在を考慮することにより，これまで解明されていないさまざまな生命現象の理解が飛躍的に進むことが期待されはじめている（図2）．

　従来の方法では困難であったポリスルフィド代謝物・ポリスルフィド化タンパク質の検出法・定量法の確立については，第1章-1に詳述されている．さまざまな親電子性試薬とポリスルフィドとの反応性を丹念に検討し，ポリスルフィドの分解を最小限にとどめることに成功し，その結果，タンパク質が有するシステイン残基のかなり多くの部分がポリスルフィドを含むことが明らかになった．また，グルタチオンやシステインが有するチオール基も，かなり高い割合でポリスルフィド状態になっていることが明らかになった．これらのポリスルフィドの生物学的な意義については，活性酸素種や活性酸化窒素種などによるシグナル伝達系の修飾，タン

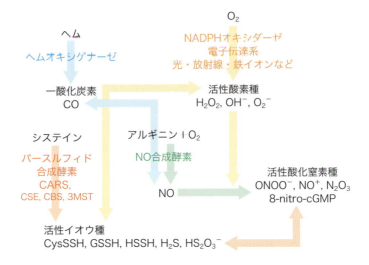

図2　多様なレドックス活性分子の多彩な相互作用

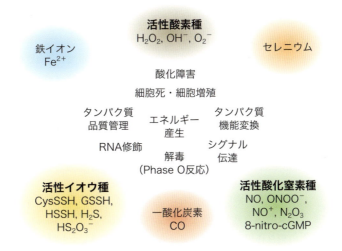

図3　レドックスが司る生命現象：レドックス疾患学の分子基盤

パク質の機能変換，ミトコンドリアにおけるエネルギー産生などが明らかにされており，第1章-2，第1章-3に詳述されている．また，これらのポリスルフィドの産生メカニズムについては，第1章-1に詳述されている．

　ミトコンドリアの電子伝達系では，グルコースが解糖系やTCAサイクルで代謝されることにより産生されるNADHが電子供与体となる．電子は，酸化還元電位の勾配に従い，複合体ⅠのFMNや鉄・硫黄クラスター，複合体Ⅲのヘムを含むシトクロム b やシトクロム c，複合体Ⅳのシトクロム a や銅イオンを経て分子状酸素に受容される．1分子の酸素に4電子が渡ったところで水が生成する．しかし，1電子だけしか渡らないとスーパーオキシドアニオンが，2電子だけしか渡らないと過酸化水素が発生してしまう．一方，細胞は，NADPHオキシダーゼ（NOX）により活性酸素種を積極的に産生している．こちらでは，NADPHが電子供与体となり，FAD，ヘ

ムを介して，分子状酸素へ電子が渡され，スーパーオキシドや過酸化水素が産生される．このような細胞による積極的な活性酸素種の産生については，第1章-5に詳述されている．

ヘムは電子の授受に重要な役割を果たしているが，最近，一酸化炭素のセンサーとしても重要であることが明らかになった．このセンサータンパク質PGRMC1のユニークな構造とその生物学的機能については，第1章-4に詳述されている．

タンパク質が有するシステイン残基は，こうした活性酸素種による酸化還元を受けやすく，従来から酸化ストレスセンサーとしての役割について研究が進められてきている．代表的なものの1つがチオレドキシンであり，チオレドキシンの酸化還元状態がもたらす細胞内シグナルは，細胞死の制御や細胞増殖，植物の光合成などに重要な役割を果たしており，第1章-7，第1章-11に詳述されている．また，それ以外に，陽イオンチャネルであるTRPファミリー，糖代謝酵素であるピルビン酸キナーゼ，ユビキチンE3リガーゼのアダプター分子であるKEAP1も，分子内のシステイン残基のレドックス修飾によりその機能変換が起こり，細胞内イオン濃度の変化，糖代謝の変化，転写制御の変化などの応答が惹起される．これらはそれぞれ，第1章-6，第1章-8，第1章-9で詳述されている．さらに，タンパク質のシステイン残基の酸化還元は，タンパク質のフォールディングを規定する重要な要因であり，その適切な制御はタンパク質の品質管理のうえきわめて重要である．酸化的環境とされている小胞体でどのようにしてこうしたシステイン残基の酸化還元が制御されているのかという疑問に対して，第1章-10で最新の知見が紹介されている．

タンパク質におけるシステイン残基のチオール基（-SH）以上にレドックス反応性（求核性）が高いのは，セレノシステイン残基のセレノール基（-SeH）である．含セレンタンパク質は，グルタチオン代謝酵素や，チオレドキシン還元酵素など，重要な酸化還元反応を担っている．この詳細は，第1章-12に述べられている．

2．レドックス制御からみた新しい疾患概念

レドックス制御の破綻や変化は，がんや変性疾患，慢性炎症など，加齢に伴って増加するさまざまな疾患の分子基盤となっている．近年，受胎−出生−成長−死という生命の全過程が，環境との相互作用によりさまざまな影響を受けることで，疾病の発症や老化プロセスが大きく変化することが報告されている．ヒトが生涯にわたり受ける環境要因の総体をエクスポソームとよび，遺伝要因だけでは説明がつかない生命現象の理解を模索する動きがさかんになっている．特に，環境中の化学物質に着目したエクスポソームの理解とレドックスシグナルについて，第2章-2に詳細が述べられている．環境中の化学物質，特に，親電子性を有する物質に対する応答反応を担う転写因子NRF2が織りなすさまざまな生命現象と疾患については，第2章-1，第2章-12に述べられている．電離放射線による酸化ストレスについては，ミトコンドリア機能への影響という側面から，第2章-18で紹介されている．また，体内に存在する外界ともいえる腸管内では，腸内細菌によるさまざまなレドックス関連ガス状分子種が産生されている．近年，腸内細菌叢が健康に大きく影響することが明らかにされており，こうした腸管内ガス状分子の生体への影響は新しい研究領域として注目を集めつつある．第2章-9では具体的なガス状分子の紹介と最新の知見が紹介されている．

内因性酸化ストレスに対する応答機構・防御機構も疾患の分子基盤の理解には重要である．例えば，虚血再灌流障害では，再灌流時に発生する活性酸素種に対する抗酸化能が組織障害の

重篤度に大きく影響する．内因性酸化ストレスがもたらす病態については，第2章-5，第2章-14，第2章-15，第2章-16，第2章-17に詳しい．第2章-10では，酸化ストレスがもたらす核酸の酸化障害とそれによる発がんと神経変性疾患への関与が述べられている．第2章-13では，活性酸素種が誘導するシグナル伝達によりマグネシウムイオンが調節され，それにより細胞増殖が制御されるというユニークなシステムが紹介されている．活性酸素種は，病態の理解だけでなく生理的シグナルとしても重要であり，第2章-4では，セレノプロテインPの過剰がもたらす抗酸化作用によりインスリン分泌の抑制や運動による健康増進効果の抑制が起こることが述べられている．

　また，最近注目されているのは組織の鉄過剰状態がもたらす酸化ストレスである．われわれヒトには鉄の吸収機構はある一方で排泄経路が存在しない．そのため，種々の理由で鉄が過剰になると二価鉄がもたらすフェントン反応により組織障害が発生し，過酸化脂質の増加を特徴とするフェロトーシスとよばれる細胞死に至る場合がある．フェロトーシスの最近の知見については第2章-11に詳述されている．

　内因性のレドックスシグナルのもう1つの役者として重要なのは一酸化窒素であり，3種類の一酸化窒素合成酵素により，生体のさまざまな局面で合成される．一酸化窒素は，それ自体がリガンドとして可溶型グアニル酸シクラーゼを活性化するとともに，タンパク質のニトロシル化修飾による機能変換や，活性酸素種との反応によるフリーラジカルの発生をもたらす．神経変性疾患や慢性閉塞性肺疾患，心不全などの病態における一酸化窒素の作用について，第2章-6，第2章-7，第2章-8で詳述されている．

　新たなレドックスシグナルとして見出された活性イオウ分子種と病態とのかかわりはまだ報告は少ないものの，かなり多くの病態に関係しているものと予想されはじめている．第2章-3では，トランスファーRNAのイオウ修飾が，活性イオウ分子種に由来しており，その修飾不全が，糖尿病やミトコンドリアの機能低下によるさまざまな病態をもたらすという興味深い発見が述べられている．

3．レドックス解析技術の最先端

　以上のような研究の発展の基盤を支えるのが，レドックスの変化を検出する技術やバイオマーカーの開発であり，レドックスの変化を賦与する介入技術の開発である．

　ROS，NOやRNS，硫化水素，ポリスルフィド代謝物，二価鉄など，細胞内のさまざまなレドックス活性分子種を観察するための蛍光プローブの開発が進められている．生きた細胞のなかでこれらの活性分子種を，高い選択性をもって検出することは，これらの生物学的意義の解明において強力なツールとなっている．また，薬剤開発のためのスクリーニングへの応用なども期待されている．第3章-1，第3章-5で新しいプローブ開発の詳細が述べられている．

　一方，蛍光プローブではなく，実際の物質を質量分析で同定しつつ，同時にその位置情報を取得することで，二次元の質量分析情報を構築するという質量分析イメージング技術も利用がはじまっている．プローブなしに分子そのものを検出する手法であり，一度に多数の物質を検出・定量することが可能である．第3章-4に，その詳細とサンプルの前処理の注意点が述べられている．

　質量分析の場合は，イメージングに限らず，前処理は重要である．とりわけ，化学的反応性が高くて不安定なため分析操作の過程で変化してしまう活性分子種の解析においては，前処理

次第で検出の可否が決まってしまう．ポリスルフィド代謝物の検出と定量においては，根気強い前処理の試行錯誤から特異的で感度の高い安定な解析が可能になったといえる．第3章-3にポリスルフィド代謝物・タンパク質のポリスルフィド化の測定法の詳細が述べられている．

細胞や組織の応答を解析するユニークな技術として，光制御型の活性分子放出試薬がある．第3章-2に，光化学反応を利用した一酸化窒素，過酸化水素，硫化水素，一酸化炭素などの放出試薬が開発されつつあることが詳述されている．また，細胞や組織の応答の状態を調べるにはバイオマーカーの同定が重要である．低酸素状態や，代謝疾患などのバイオマーカーの探索，開発については，第3章-6，第3章-7に詳述されている．

おわりに

レドックスバイオロジーのかかわる生理・病態生理の疾患概念を明確に定義することは，レドックス疾患学という新規コンセプトを確立するためとても重要である（**概念図，図3**）．すなわち，レドックス恒常性の破綻がレドックス疾患（病）の主たる要因であるとすれば，その病因論は，生体分子の不可逆的な化学修飾として捉えることができる．また，その不可逆性の防御，修復メカニズムの解明こそが，レドックス疾患の診断，予防（未病），治療につながるといえる．本増刊号では，これまでの酸化ストレスの学問の枠を超えた新しい疾患概念である「レドックス疾患学」について，関連分野の基盤研究と医学・臨床研究分野のトップランナーに，彼らの手掛ける最先端・基盤研究とトランスレーショナル研究・臨床応用を解説いただくことで，レドックスバイオロジーの急速な進展によって，いまようやく黎明期を迎えた，「レドックスメディシン」，あるいは，「レドックス疾患学」の新たな展開を議論したい．

文献

1) Nishida M, et al：Free Radic Biol Med, 109：132-140, 2017
2) Nishida M, et al：Nat Chem Biol, 8：714-724, 2012
3) Ida T, et al：Proc Natl Acad Sci U S A, 111：7606-7611, 2014
4) Akaike T, et al：Nat Commun, 8：1177, 2017
5) 「元素111の新知識」（桜井　弘／著），講談社ブルーバックス，1997
6) 「現代有機硫黄化学」（高田十志和ほか／著），化学同人，2014

＜筆頭著者プロフィール＞
本橋ほづみ：1990年東北大学医学部卒業．同大学院を'96年に修了．筑波大学，米国ノースウェスタン大学を経て，2007年より東北大学大学院医学系研究科准教授．'13年より，東北大学加齢医学研究所教授．大学院時代から一貫して，遺伝子の転写制御機構の解明に挑んでおり，現在はNRF2と疾患の関係を研究．特に，がんの悪性化と慢性炎症におけるNRF2の役割の解明に注力している．最近では，NRF2によるミトコンドリアでのイオウ代謝制御の側面から研究を進めている．

第1章 レドックスバイオロジーの新展開

Ⅰ．新たなレドックス応答分子と代謝シグナル制御

1. 活性イオウによる生体防御応答，エネルギー代謝と寿命制御

澤 智裕，赤池孝章

システインパースルフィドは，システインのチオール側鎖に過剰なイオウ原子が付加したアミノ酸誘導体であり，その強力な還元力・求核性から，活性酸素や親電子物質を分解代謝する「活性イオウ」として機能している．ごく最近，システイニルtRNA合成酵素（cysteinyl-tRNA synthetase：CARS）が，生体内の主要なシステインパースルフィド合成酵素であり，さらにタンパク質翻訳を介したタンパク質ポリスルフィド化をもたらすことが明らかとなった．ミトコンドリア局在型のCARS2から生成したシステインパースルフィドは，電子受容体およびプロトン供与体としてミトコンドリア膜電位を形成することで新規エネルギー代謝経路である「イオウ呼吸」を営み生命活動をコントロールしている．

はじめに

システインパースルフィド（Cys-SSH）は，システインのチオール側鎖（Cys-SH）に，さらに過剰なイオウ原子（S）が付加したアミノ酸誘導体である．これまでは，システインの分解で生じる代謝物であり，積極的な生物機能はほとんど注目されていなかった．そのため，実際の細胞内における存在やその濃度などについてはほとんどわかっていなかった．われわれは，質量分析法を基盤としたシステインパースルフィドおよび関連分子に対する特異的かつ高感度な検出法を構築し，哺乳細胞におけるシステインパースルフィドを解析した結果，マウス，ヒトをはじめ哺乳細胞中に普遍的に存在すること，さらにシステインパースルフィドは，グルタチオンパースルフィド（GSSH）やタンパク質パースルフィド（Prot-SSH）など多彩な分子形態で存在することを世界に先駆けて明らかにした[1]．さらに，パースルフィドは元のチオールにわずかに1つ

[略語]
CARS：cysteinyl-tRNA synthetase
（システイニルtRNA合成酵素）
CBS：cystathione β-synthase
（シスタチオニンβ-シンターゼ）
CPERS：cysteine persulfide synthase
（パースルフィド合成酵素）
CSE：cystathione γ-lyase
（シスタチオニンγ-リアーゼ）
SQR：sulfide:quinone oxidoreductase
（スルフィド：キノンオキシドレダクターゼ）

Reactive sulfur regulation of host defense responses, energy metabolisms, and longevity
Tomohiro Sawa[1]/Takaaki Akaike[2]：Department of Microbiology, Graduate School of Medical Sciences, Kumamoto University[1]/Department of Environmental Medicine and Molecular Toxicology, Tohoku University Graduate School of Medicine[2]（熊本大学大学院生命科学研究部微生物学分野[1]／東北大学大学院医学系研究科環境医学分野[2]）

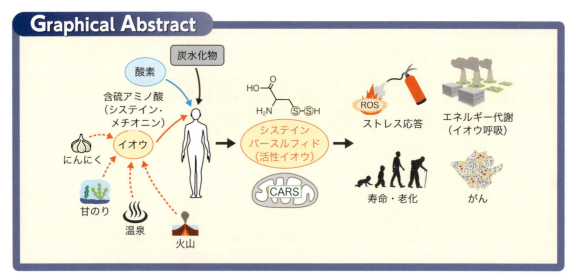

◆CARSによる活性イオウの生成とその多彩な生物機能

含硫アミノ酸であるシステインは，CARSの働きにより活性イオウであるシステインパースルフィドへと変換される．活性イオウは生体防御応答，エネルギー代謝（イオウ呼吸），寿命や老化の制御，がんなど多彩な生物機能の制御にかかわっている．

のイオウ原子が付加しただけにもかかわらず，その還元力や求核性が著しく高まっており，活性酸素のみならず内因性・外因性の親電子物質を強力に分解するいわゆる「活性イオウ」として重要な役割を担っていることを見出した[1)2)]（**Graphical Abstract**）．近年ではさらに，パースルフィドが図1に示すさまざまな生理機能に密接にかかわることが明らかになりつつある．

システインパースルフィドの生成には，イオウ転位反応を司るCBS（cystathione β-synthase）とCSE（cystathione γ-lyase）がかかわることが明らかになっている[1)3)]．これら両酵素はシスチン（システインの酸化体）から直接システインパースルフィドを生成する．一方，これら酵素を欠損させた培養細胞やほとんど発現していない組織（例えば心臓など）においても依然として高いレベルのシステインパースルフィドが検出されることから，いまだ同定されていない内因性かつ普遍的なパースルフィド合成酵素（cysteine persulfide synthase：CPERS）の存在が考えられていた．われわれはごく最近，システインを対応するtRNAにエステル結合させる酵素であるシステイニルtRNA合成酵素（cysteinyl-tRNA synthetase：CARS）が，シスチンではなくシステインを直接基質として用い，し

かも非常に効率よくシステインパースルフィドを合成する活性を有することを見出した[4)]．さらに驚くべきことに，CARSは合成したシステインパースルフィドをtRNAに結合し，タンパク質翻訳を介したタンパク質パースルフィドの生成をもたらすことがわかった[4)]．本稿では，CARSによるシステインパースルフィドの合成とタンパク質への取り込みについてこれまでにわかってきた知見を紹介する．また，CARS由来のシステインパースルフィドのきわめて重要な生理機能として，哺乳類・ヒトにおいて今回はじめて発見されたエネルギー代謝系であるミトコンドリア呼吸鎖における「イオウ呼吸」[4)]についても紹介する．

1 CARSがCPERSだった

CARSはアミノアシルtRNA合成酵素の一種であり，2段階の反応でATPの加水分解と共役してシステインをtRNAに結合させる[5)]．すなわち，1段階目では，システインとATPの反応からシステイニルAMPを合成し，続く2段階目でシステイニルAMPをtRNAの3′末端のアデノシンへと反応させ，最終的にシステイニルtRNAが生成する．上述したように細胞内には非常

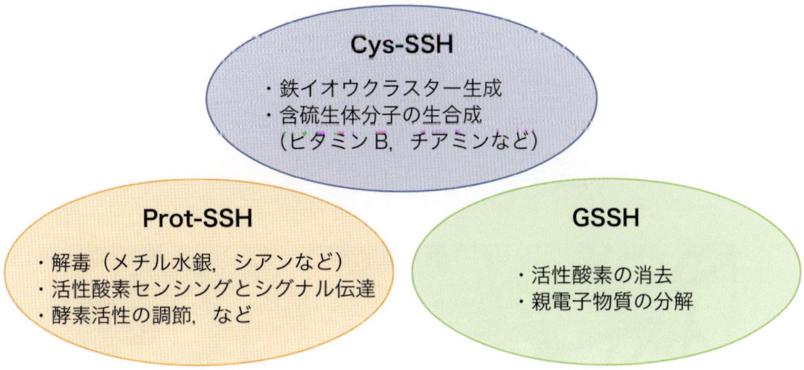

図1　システインパースルフィドの多彩な生理機能
Cys-SSH：システインパースルフィド，GSSH：グルタチオンパースルフィド，Prot-SSH：タンパク質パースルフィド．

に他種類のタンパク質がそのチオール側鎖がパースルフィド化された状態で存在することがわかってきた．このようなタンパク質のパースルフィド化は，タンパク質チオール基へ翻訳後にイオウ転移反応などを介して起こる可能性と，もう1つは翻訳時にパースルフィドが直接取り込まれる可能性が考えられる．これまではタンパク質パースルフィド化は翻訳後修飾としてのみ捉えられており，翻訳時に取り込まれる可能性については全く検討されていなかった．

われわれはまずネガティブコントロールとして，システインを基質としてCARSの反応を行い，生成してくるシステイニルAMPを解析した．CARSは大腸菌由来の組換え体（*Escherichia coli* CARS：EcCARS）を用いた．その結果，非常に驚いたことに，基質としてシステインしか用いていないにもかかわらず，反応産物にはシステイニルtRNAは全体のわずか20％で，残りの80％はシステインパースルフィドや，さらにイオウ原子が2つ（Cys-SSSH），あるいは3つ（Cys-SSSSH）付加したシステインポリスルフィドのtRNA結合体として検出された[4]．さらに解析を進めたところ，反応系にATPを添加しないときには，システインからシステインパースルフィド（ポリスルフィド）が直接生成していることがわかった[4]．後述するさまざまな解析から，CARSこそがCPERSであることが明らかとなった．

2　CARSによるシステインパースルフィドの生成機構

CARSには種を超えて保存されているシステイン残基（EcCARSの場合，C28とC209）があり，それらは亜鉛の結合にかかわり，翻訳活性に必須である．これらC28あるいはC209を変異させるとタンパク質の合成活性はほぼ完全に阻害される[4]．一方，CPERS活性はこれらシステイン変異体においても維持されていた．上述したように，CPERS活性そのものはATPに依存しないが，ピリドキサールリン酸（PLP）の添加により有意に増強することがわかった．一般的にPLPはタンパク質中のリジン残基にシッフ塩基を介して結合し，アミノ基転移反応などの酵素反応の補酵素として重要な役割を担っている[6]．そこでCARSについて再びアミノ酸配列を検索したところ，KIIK（EcCARSではK73，K76）とKMSK（同じくK266，K269）の2つのリジン含有モチーフが非常によく保存されていることがわかった[4]．これらリジンを変異させた組換えEcCARSではCPERS活性の著しい低下がみられた．一方，リジン変異体のタンパク質合成活性は野生型と遜色がなかった．これらのことから，CARSにおいてタンパク質翻訳活性とCPERS活性は独立した機能ドメインに担保されていることが示された[4]．

組換えEcCARSの部分消化サンプルについて，PLP結合の有無を質量分析にて解析したところ，前述したKIIKおよびKMSKに確かにPLPが結合していること

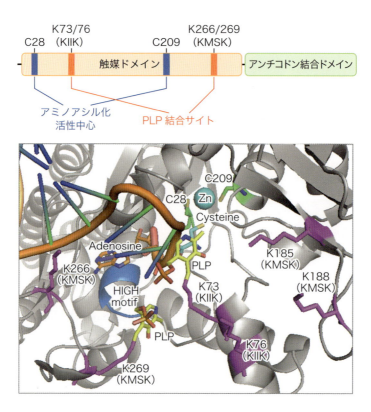

図2 大腸菌システイニルtRNA合成酵素のドメイン構造と三次元構造のコンピューターモデリング
PLP：ピリドキサールリン酸．文献4より改変して転載．

が示された．コンピューターモデリングによるEcCARSの三次元構造から，KIIKとKMSKモチーフにPLPが結合していることが支持された（図2）．

哺乳類では，細胞質に局在するCARS1とミトコンドリア局在型のCARS2の2つの異なるCARSがある[7)8)]．組換え体を用いた検討からは，CARS1，CARS2のいずれもCPERS活性を示すことがわかった．CRISPR/Cas9によりCARS2を欠失したHEK293T細胞を作出し，そのシステインパースルフィド生成を調べたところ，野生型と比べ，CARS2欠損細胞ではパースルフィドレベルが半分以下に減少していた[4)]．さらにCARS2ヘテロ欠損マウスの作製に成功し，そのマウス組織中のパースルフィド量を定量した結果，野生型のマウスに比べ，肝臓や肺など調べた臓器で（ヘテロ欠損にもかかわらず）50％近く減少していた．このことは，マウス個体ではシステインパースルフィドの大部分がCARS2活性に依存して生成していることを強く示唆している[4)]．

3 CARSによる翻訳時パースルフィドの取り込み

上述のようにCARSによりシステインはシステインパースルフィド（ポリスルフィド）へと変換された後，tRNAへと結合される．このようなシステインパースルフィド（ポリスルフィド）結合tRNAがタンパク質合成に利用されるかどうかをさらに検討した．ピューロマイシンはヌクレオシド系抗生物質であり，リボソームに取り込まれた後，タンパク質の伸長反応を阻害してタンパク質合成を阻害する[9)]．ビオチン標識したピューロマイシンでタンパク質合成を停止させると，末端にビオチン化ピューロマイシンを導入したペプチド鎖ができる[9)]．新生ペプチド鎖はリボソームに覆われているため，アルキル化剤で処理してもアルキル化を受けない．そのため，アルキル化剤処理に抵抗性で，かつアビジンビーズで回収できるペプチドは新生鎖ペプチドであるが，これをプロテオミクス解析すると，

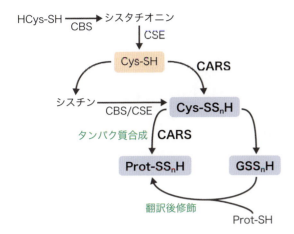

図3　CARSによるシステインパースルフィドの生成とタンパク質への取り込み経路
HCys-SH：ホモシステイン，CBS：cystathionine β-synthase，CSE：cystathionine γ-lyase，Cys-SS$_n$H：システインポリスルフィド，GSS$_n$H：グルタチオンポリスルフィド，Prot-SS$_n$H：タンパク質ポリスルフィド．

大腸菌をモデルとした場合，新生鎖ペプチドの70％近くはパースルフィド化されていることがわかった[4]．以上のことからも，タンパク質のパースルフィド化が，翻訳時にパースルフィドが直接取り込まれる経路によってもたらされることが明らかとなった（図3）．すなわち，翻訳時に，システインパースルフィドが22番目のアミノ酸としてシステインの代わりに利用されることでタンパク質ポリスルフィドが定常的に生成している[4]．

興味深いことに，CARS2から生成したシステインパースルフィドは，細胞質へと遊離されて細胞質でのタンパク質のパースルフィド化に大きく寄与していることがわかった．すなわち，CARS2を欠損したHEK293T細胞やCARS2ヘテロノックアウトマウスの臓器中の全タンパク質中のパースルフィド量を定量したところ，野生型に比べて有意に減少していることが示された．したがって，CARS2は細胞内タンパク質のレドックス応答性の調節に密接にかかわることが予想される．実際，ミトコンドリア局在タンパク質にはパースルフィド化による機能調節を受けるものがあり，それがミトコンドリア機能そのものの制御にかかわることがわかってきた（詳しくは第1章-3を参照）．

4　イオウ呼吸の発見

CARS2に依存したシステインパースルフィド（ポリスルフィド）の生成を詳しく調べてみると，組換え酵素を用いた場合と，HEK293T細胞に発現させた場合で，生成物のプロファイルが大きく異なることがわかってきた．組換え酵素の反応では，システインパースルフィドとトリスルフィドが生成物のほとんどを占め，硫化水素やその酸化物であるチオ硫酸は合わせても10％以下であった．一方，HEK293T細胞の場合，システインパースルフィドの割合が20％以下に減少するとともに，硫化水素とチオ硫酸は逆に80％と顕著に増加した．ミトコンドリア電子伝達系の複合体Ⅲの阻害剤であるアンチマイシンAでHEK293T細胞を処理すると，システインパースルフィドが増加し，そのほぼ同等分の硫化水素が減少した．同じ現象が，エチジウムブロマイド処理によるミトコンドリアDNA欠失によっても起こることを見出した．すなわち，電子伝達系はすみやかにシステインパースルフィドのジスルフィド結合（S-S結合）を還元し，システインと硫化水素を生成していることが示された．このことは言い換えるとシステインパースルフィドが効率よく電子受容体として働いていることを示している．生成したシステインは再びCARS2の基質としてシステインパースルフィドの合成に用いられる．一方，硫化水素はミトコンドリアに局在しているSQR（sulfide:quinone oxidoreductase）によりすみやかに酸化され，さらに下流の酸化代謝経路によりチオ硫酸として代謝されるとともに，酸化による電子が再びユビキノンへと渡されて電子伝達系を構成すると考えられる（図4）．このようにミトコンドリアでCARS2によって生成したシステインパースルフィドは，ミトコンドリア電子伝達系によって厳密に制御された「イオウ呼吸」というべきエネルギー代謝経路の重要な構成分子であることが示唆された．

5　システインパースルフィドによる寿命制御

これまで，栄養飢餓により寿命が延長することが示唆されているが，その分子メカニズムは不明であった．

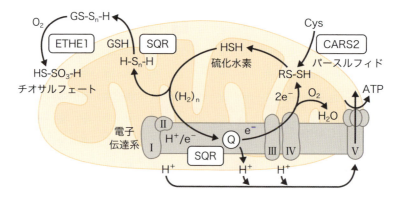

図4 システインパースルフィドによるイオウ呼吸：スルフィド酸化酵素（SQR）を介する膜電位形成とエネルギー代謝
CARS2：mitochondrial cysteinyl-tRNA synthetase, SQR：sulfide:quinone oxidoreductase, ETHE1：ethylmalonic encephalopathy 1 protein (persulfide dioxygenase, mitochondrial).

近年，硫化水素代謝と寿命の関連が示唆されている[10]．すなわち，線虫においてCBS過剰発現株の寿命が延長すること，またCBSノックダウン株の寿命が減少することも示されている．CBSの主酵素産物が硫化水素でなくシステインパースルフィドであることを考慮すると，システインパースルフィドが寿命制御因子であるかもしれない．実際，われわれは寿命研究のモデル生物である出芽酵母において，CARSが寿命調整にかかわっていることを示唆する知見を得ている（未発表データ）．今後，システインパースルフィドや活性イオウ代謝系，すなわち，イオウ呼吸による新たな寿命制御メカニズムの解明が大きな課題であろう．また，活性イオウ・イオウ呼吸によってサポートされる老化防止・長寿効果は，幹細胞生物学などの代謝維持・活性化メカニズムの理解への一筋の光となるであろう．

て驚くべき発見へと展開した．シアノバクテリアが繁栄する以前の環境では，地球上に酸素がほとんど存在せず，生体はイオウを利用したエネルギー代謝をしていたと考えられている[11]．今回の発見は，大酸素化イベント後に大きな進化を遂げた哺乳細胞において，システインパースルフィドを利用した「イオウ呼吸」が重要であることを示している．今後，「イオウ呼吸」を自在に調節し，生体内のエネルギー産生量を増加させることで，老化防止・長寿や慢性難治性の呼吸器や心疾患の予防・治療法の開発へとつながることが期待される．一方，悪性腫瘍（がん）では酸素に依存しないエネルギー代謝が知られているが，これらがんでは「イオウ呼吸」を積極的に利用していることが予想される．今後，イオウ代謝物をがんのバイオマーカーにした診断法や「イオウ呼吸」を制御することによる新しいがん予防や治療法の開発が期待される．

おわりに

好気呼吸によるエネルギー産生では活性酸素の産生は避けることができない．システインパースルフィドあるいはその代謝物であるグルタチオンパースルフィドは，活性酸素を強力に消去する新しい内因性の抗酸化物質として，その生物機能が再発見された「活性イオウ」である．その生成酵素を探索するなかで，ミトコンドリアに局在するCARS2から生成したシステインパースルフィドが「イオウ呼吸」を維持するきわめ

文献

1) Ida T, et al：Proc Natl Acad Sci U S A, 111：7606-7611, 2014
2) Ono K, et al：Free Radic Biol Med, 77：82-94, 2014
3) Nishida M, et al：Nat Chem Biol, 8：714-724, 2012
4) Akaike T, et al：Nat Commun, 8：1177, 2017
5) Avalos J, et al：FEBS Lett, 286：176-180, 1991
6) Stipanuk MH & Ueki I：J Inherit Metab Dis, 34：17-32, 2011
7) Coughlin CR 2nd, et al：J Med Genet, 52：532-540, 2015
8) Hallmann K, et al：Neurology, 83：2183-2187, 2014

9) Aviner R, et al：Nat Protoc, 9：751-760, 2014
10) Hsu PD, et al：Cell, 157：1262-1278, 2014
11) Olson KR & Straub KD：Physiology (Bethesda), 31：60-72, 2016

＜筆頭著者プロフィール＞
澤　智裕：1991年鹿児島大学工学部応用化学科卒業，'96年京都大学大学院工学研究科博士課程単位取得退学，博士（工学）．'96年熊本大学医学部助手（微生物学教室），2000年文部省在外研究（米国NCI），'02年から'05年までWHO国際がん研究機関（IARC）科学官．'14年まで東北大学医学部准教授．'11年から'14年までJSTさきがけ「炎症の慢性化機構の解明と制御」兼任研究員．'14年9月より現職．活性イオウ研究のダイナミックな進展にワクワクしながら研究を楽しんでいます．

第1章 レドックスバイオロジーの新展開

Ⅰ．新たなレドックス応答分子と代謝シグナル制御

2. 活性イオウとNOシグナル

渡邊泰男，居原 秀

従来，活性酸素種（ROS）や一酸化窒素（NO）は，高い親電子性により生体分子に非特異的損傷を与え（酸化ストレス），チオール基を有するグルタチオンなどは，求核性により親電子性を制御する（抗酸化システム）とされてきた．しかし，ROSやNOは直接的，あるいは間接的に二次分子を介したレドックスシグナルの一次分子として機能している．また，生体内に豊富に存在する活性イオウ分子種（RSS）がレドックス制御因子として注目を浴びている．これらの分子の相互作用解析によって，各レドックス疾患に特化した情報ネットワークが明らかにされつつある．

はじめに

ガス状メディエーターであるNOと，システインのチオール基側鎖にイオウ原子がつながった活性イオウ分子種（RSS）であるシステインパースルフィド（CysSSH）は，ともに生体内でアミノ酸から酵素学的に産生される．つまり，NOはアルギニンからNO合成酵素（NO synthase：NOS）によって，CysSSHはシステインからタンパク質翻訳時にシステイニルtRNA合成酵素によって産生される．このCysSSH産生には含硫アミノ酸代謝酵素であるシスタチオニンβ-合成酵素（cystathionine β-synthase：CBS）とシスタチオニンγ-リアーゼ（cystathionine γ-lyase：CSE）によるシステイン産生が細胞でのシステイン供給において重要な役割を果たしている[1]（第1章-1）．また，酸素分子に由来する活性酸素種（ROS）産生には，NADPHオキシダーゼが重要な役割を果たしている（第1章-5）が，興味あることにNOSは基質や補酵素が不足する環境では，NOに加えてROSを産生する酵素でもある（アンカップリング反応※1）．生体内レドックス反応が乱れ，毒性の強い酸化ストレスに晒されるとさまざまな疾患（レドックス疾患）が発症するので，

[略語]
CysSSH：cysteine persulfide
（システインパースルフィド）
NO：nitric oxide（一酸化窒素）
ROS：reactive oxygen species（活性酸素種）
RSS：reactive sulfur species
（活性イオウ分子種）

※1 アンカップリング反応
一般的に，NOSはアルギニンを基質とし，NADPH由来の電子を利用してNOとシトルリンを合成する酵素であることが知られているが，一方で，基質であるアルギニンや補酵素であるテトラヒドロビオプテリンが欠乏すると，NOだけではなくスーパーオキシドや過酸化水素などのROSを産生する．

Reactive sulfur- and nitric oxide-signaling
Yasuo Watanabe[1] /Hideshi Ihara[2]：Department of Pharmacology, Showa Pharmaceutical University[1] /Department of Biological Science, Graduate School of Science, Osaka Prefecture University[2]（昭和薬科大学薬理学[1] ／大阪府立大学大学院理学研究科生物化学[2]）

Graphical Abstract

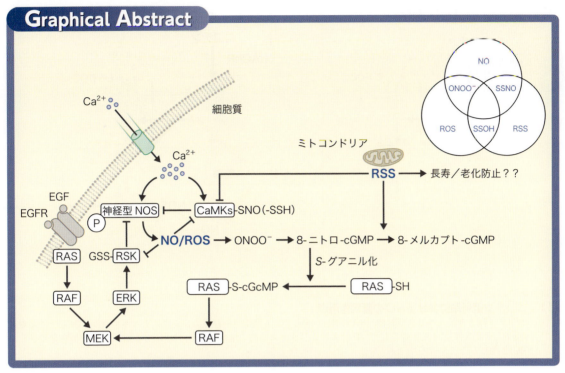

◆NO/ROS/RSSによる細胞内レドックス恒常性維持

各レドックス系の制御機構の解明は，さまざまなレドックス疾患での有用性が期待されている．しかしながら，各レドックス疾患において主因となる酸化ストレス系は単一でないことから，細胞レベルでの機能調節を知るには，情報系の相互作用（情報ネットワーク）を明らかにしなければならない．

本稿では，NO信号系とその調節機構を概説するとともに，新たなNO信号として筆者らが見出した機能分子について紹介する．また，RSSの多彩な生理機能についてNO/ROSシグナル制御の観点から説明する．

1 NOシグナルとその活性制御機構

NOSによるアルギニンの2段階の酸化的代謝によって産生されたNOは，中枢から末梢に至るまでさまざまな生理・病態に関与している．その作用機序は可溶性グアニル酸シクラーゼ（sGC）活性化によるcGMP依存的信号系と非依存的なNO分子を介した可逆的なシステインと非可逆的な芳香族アミノ酸への化学修飾である．可逆的なシステインチオール基の修飾については，数多くのニトロソ化（NO付加）やグルタチオン化されるタンパク質が報告されている．われわれは，ニコチン受容体活性化による細胞内カルシウムイオン流入がNOS発現によるNOを介した可逆的レドックス制御によることを見出し，ニコチン信号系に新たなNO標的分子が存在することを示唆している[2]（図1）．

NOSには神経型，内皮型，誘導型の3種類のアイソフォームが知られ，前者2つのNOSの活性制御には，翻訳後修飾が関与している．内皮型酵素の翻訳後修飾は通常その機能を維持・活性化するが，神経型酵素は多くの場合阻害される．われわれは，神経型酵素の部位特異的リン酸化修飾による活性阻害を見出し[3)4)]，同部位のリン酸化修飾は脳梗塞時のNOによる神経細胞障害を緩和したり[5)]，脊髄梗塞急性期の脊髄ショックを惹起したり[6)]，くも膜下出血時の一過性脳圧亢進による神経細胞障害を緩和することを見出した[7)]．また，パーキンソン病，統合失調症の病態に関与するドーパミン情報伝達効率を制御するリン酸化タンパク質，DARPP-32[※2]（dopamine- and cAMP-regulated phosphoprotein of 32 kDa）のNO-cGMP依存的な

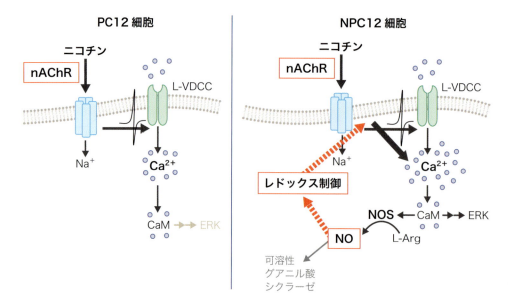

図1　ニコチン信号系におけるNOの新規作用点
ニコチン性アセチルコリン受容体（nAChR）を介した，L型電位依存性カルシウムチャネル（L-VDCC）による細胞内Ca²⁺流入は，NOSが産生したNOによるレドックス制御で増強される．NPC12細胞：NOSを恒常発現させたPC12細胞．

タンパク質リン酸化にもかかわっていることを見出した[8]．さらに，NOSがROSを産生するアンカップリング反応にもこのリン酸化修飾がかかわっていることを見出した[9]（本稿**2**）．このように，神経型酵素の部位特異的リン酸化修飾によるNO産生阻害／ROS産生は脳卒中・神経変性疾患の病態におけるレドックス制御にかかわっている．興味あることに，リン酸化修飾を介してNOS活性を制御しているタンパク質リン酸化酵素のカルシウム・カルモジュリン依存性タンパク質リン酸化酵素やMAPキナーゼ下流分子のリボソーマル-S6-キナーゼ（RSK）の活性が，NOによる可逆的なシステインチオール基の修飾によって制御されている[10)〜12]（**Graphical Abstract**）．つまり，NOSとタンパク質リン酸化酵素は互いに翻訳後修飾を課しながら生理・病態にあわせて活性調節をしているものと考えられる．RSSによるNOSの修飾については，分子レベルでその活性が阻害されることが示されているが[13]，修飾部位ならびに詳細なメカニズムについての解析が必要と思われる．

2 新たなNOシグナル；NO/ROSレドックスシグナル

上述のように，無機ラジカル分子であるNOは，sGCを活性化し，セカンドメッセンジャーであるcGMPの産生を促進する．cGMPは，cGMP依存性プロテインキナーゼ（PKG）を活性化し，下流のリン酸化シグナルへ情報を伝達して生理機能を発揮する．一方でNOは，直接，またはROSと反応して活性窒素酸化種（RNS）へと変換され間接的に核酸，アミノ酸，脂質と反応し化学修飾する．NOによる化学修飾には，ニトロソ化（NO付加），ニトロ化（NO_2付加）が含まれており，生体内でニトロソシステイン，ニトロチロシン，ニトロトリプトファン，ニトロ脂肪酸，ニトログアニンなどが産生されることが報告され，NOのもつ多様な生理活性を発揮するうえで重要な性質であると考えられている．

> **※2　DARPP-32**
> 線条体神経細胞に選択的に存在するリン酸化タンパク質．細胞内のリン酸化・脱リン酸化の調節を介してドーパミン情報伝達効率を制御する．

われわれは，2007年にcGMPのグアニン8位がニトロ化された8-ニトロ-cGMPが生体内で産生されていることを明らかにした[14]．8-ニトロ-cGMPは，cGMPと同様にPKGを活性化する一方で，ホスホジエステラーゼ耐性，細胞膜透過性，親電子性を有するなどcGMPにないユニークな性質をもち，NOシグナルの新たな側面として注目されている．親電子性のレドックス活性を有する8-ニトロ-cGMPは，NOとROSに依存して産生されることから，8-ニトロ-cGMPを介したシグナルは，"NO/ROSレドックスシグナル"とよばれている．

8-ニトロ-cGMPは，NOとROSの反応産物であるRNSによりニトロ化された8-ニトロ-GTPが基質となり，グアニル酸シクラーゼにより産生される．生体内においてNOはNOSの働きにより産生され，ROSはミトコンドリアやNADPHオキシダーゼから産生される．

これまでにNOSの活性制御機構として，カルモジュリンやテトラヒドロビオプテリンなどの補助因子，タンパク質リン酸化などの翻訳後修飾，mRNAのスプライシング変異体の関与が報告され，NO産生活性についての報告が多数なされてきたが，ROS産生に関する報告は少ない．最近，われわれは，神経型NOSのリン酸化[9]やスプライシング変異体[15]が，NO産生だけでなくROS産生の調節も行っていることを明らかにした．つまり，神経型NOSは，NO産生酵素であると同時にROS産生酵素でもあり，両酵素活性を切り替えることにより，NO/ROSシグナルの多機能性を調節している可能性が示唆された．神経型NOSによるROS産生の生物学的重要性は，スプライシング変異体の遺伝子/タンパク質の分子進化学的解析からも支持されている[15]．興味深いことに，細胞内で神経型NOS由来のROS産生が亢進されると，細胞内8-ニトロ-cGMPレベルも上昇する．このことは，神経型NOSがNO/ROSレドックスシグナルの調節酵素であることを示している．

8-ニトロ-cGMPは，その親電子性のためタンパク質システイン残基のチオール基と反応し，cGMP付加体を形成する新規な翻訳後修飾（S-グアニル化）を介して多様な生理活性を発揮している．これまでに，8-ニトロ-cGMPの標的タンパク質として，酸化ストレスセンサータンパク質Keap1（Kelch-like ECH-associated protein 1）[14)16)]，低分子量GTP結合タンパク質H-Ras[17)18)]，ミトコンドリアヒートショックタンパク質60[19)]，PKG[20)]，SNAREタンパク質の1つであるSNAP25[21)]などが同定され，それぞれ，抗酸化ストレス応答，細胞障害，ミトコンドリア膜透過性遷移孔の開閉，リン酸化シグナル，SNARE複合体形成の調節に関与していることが報告されている．今後，NO/ROSレドックスシグナルの新規セカンドメッセンジャーである8-ニトロ-cGMPとそれによる新規翻訳後修飾のS-グアニル化を介した生理・病態機能が明らかになっていくと思われる．

3 NO/ROSレドックスシグナル制御因子としてのRSS

タンパク質構成アミノ酸中の特定のシステインのチオール基の過硫化修飾（S-ポリスルフィド化）は，これまでに数多くのタンパク質で報告されている．近年では，進化的に保存されているtRNAのチオメチル化反応において，RSSは，イオウ供給源とともにこのチオメチル化反応を行う酵素のS-ポリスルフィド化にも関与していることが報告された．さらに，これらのRSSの機能が膵臓からのインスリン分泌能に寄与していることが示唆された[22)]（第2章-3）．われわれは，核内に局在するカルシウム・カルモジュリン依存性タンパク質リン酸化酵素IV※3のRSSによる部位特異的S-ポリスルフィド化修飾によって，下流の遺伝子転写活性が抑制されていることを見出した．さらに，これらの現象が小胞体ストレス時に作動していることを示唆した．つまり，小胞体ストレス時の新規応答システムの1つとして，RSSを介した新規遺伝子転写活性抑制があるのかもしれない[23)]（図2）．興味あることに，S-ポリスルフィド化の標的はタンパク質に限らない．前述の，NO/ROSレドックスシグナルのセカンドメッセンジャーである8-ニトロ-cGMPの代謝機構を探索する

※3　**カルシウム・カルモジュリン依存性タンパク質リン酸化酵素IV**

カルシウム・カルモジュリン複合体によって活性化されるタンパク質リン酸化酵素の1つ．細胞核に局在して，転写因子CREBをリン酸化し活性化して，海馬における記憶学習やT細胞活性化に関与する．

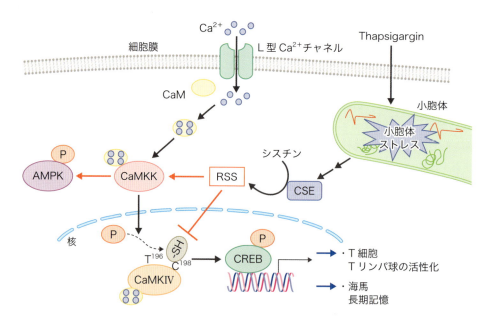

図2 活性イオウ分子によるCaMK Ⅳ活性阻害
カルシウム・カルモデュリン依存性タンパク質リン酸化酵素Ⅳ（CaMK Ⅳ）は、Cys^{198}のS-ポリスルフィド化によって転写活性が阻害される．小胞体ストレス応答によるCSE発現の関与が示唆されている．

なかで，Cys-SSHやグルタチオンパースルフィド（GSSH）などのRSS〔$RS(S)_n$-H〕が，8-ニトロ-cGMPを代謝し，8-メルカプト-cGMPに変換し，そのシグナル機能を制御していることが明らかにされた[18]．RSSは，過剰なイオウ原子により，通常のチオール化合物に比べて高い求核性，抗酸化活性，酸化ストレス耐性を発揮することも明らかにされ，レドックスシグナル制御因子として機能していることが明らかになってきている．

最近，われわれは，RSSが8-ニトロ-cGMPを介したNO/ROSレドックスシグナルを制御している結果を報告した[17]（**図3**）．水俣病の原因物質であるメチル水銀は，環境由来の親電子性分子であり，神経毒性を示すことが知られている．メチル水銀を神経細胞に曝露すると，細胞内で神経型NOSに依存した8-ニトロ-cGMPレベルの上昇，低分子GTPタンパク質の1つであるH-RasのS-グアニル化が認められる．H-Rasにはレドックスアクティブなシステイン（Cys184）が存在し，このCys184はH-Rasの細胞膜ラフトアンカリングに必要なパルミトイル修飾部位でもある．H-RasのCys184のパルミトイル化修飾は，ゴルジ体に存在するH-Rasをエンドソームに移行させ，ユビキチン化を受けることでRasシグナリングを抑制している．8-ニトロ-cGMPによるCys184のS-グアニル化は，H-Rasのエンドソームへの移行を阻害することでRasシグナリングを活性化する．活性化されたH-Rasは，下流のMEK，ERKなどのMAPキナーゼの活性化を介し，細胞障害を誘導する．メチル水銀処理をした細胞内のRSSレベルを，RSS特異的蛍光プローブ（Sulfane Sulfur Probe 4：SSP4）を用いたイメージング解析，高速液体クロマトグラフィー-質量分析装置（HPLC-MS/MS）により定量的に解析した結果，細胞内のRSSの減少が確認された．このとき，8-ニトロ-cGMPとRSSとの反応産物である8-メルカプト-cGMPのレベルも減少していることが，免疫染色，HPLC-MS/MSで確認されていることから，上述の8-ニトロ-cGMPレベルの上昇は，RSSの減少により8-ニトロ-cGMPから8-メルカプト-cGMPへの変換が抑制されたためであると考えられる．細胞をRSSのドナーである四硫化水素で前処理すると，メチル水銀によるRSSの減少は回復し，MAPキナーゼの活性化，細胞毒性も軽減される．RSSが，8-ニトロ-cGMPを8-メルカプ

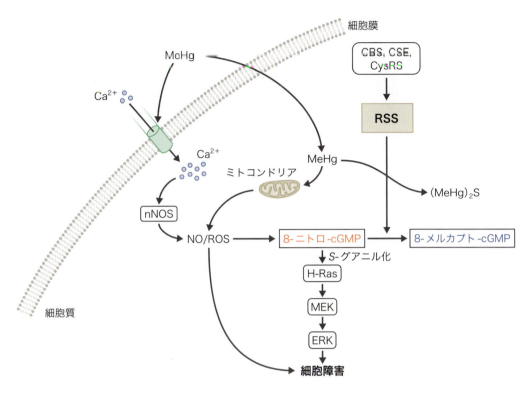

図3　メチル水銀によるNO/ROS/活性イオウ分子シグナルの破綻と細胞毒性
外因性の親電子分子であるメチル水銀は，NO/ROSシグナルを活性化し，セカンドメッセンジャーである8-ニトロ-cGMPレベルを上昇させ，H-RasをS-グアニル化・活性化し，細胞毒性を誘発する．

ト-cGMPに変換することによって，NO/ROSレドックスシグナルを介した細胞障害を抑制している．

おわりに（Graphical Abstract）

NO/ROS/RSSシグナルは，個々に，あるいはネットワークを形成して，細胞機能に重要な役割を果たしていることが明らかになりつつある．NOを産生するNOSは，神経型と内皮型酵素は細胞膜近傍に，誘導型酵素は広く細胞質に局在することによりガス状NOの効率よい代謝に利用されている．ROSは，細胞膜に局在するNADPHオキシダーゼや，ミトコンドリアの呼吸鎖から産生される．RSSは，CSEによって産生されたシステインを基質として，ミトコンドリアで，タンパク質翻訳時にシステイニルtRNA合成酵素が産生し，ミトコンドリア呼吸にかかわる[1]．NO/ROS代謝物であるパーオキシナイトライト（ONOO$^-$）やNO/RSSによるニトロソパースルフィド（SSNO）[24]やROS/RSSによるパーチオスルフェン酸（SSOH）[25]の直接・間接的な機能解析は，それぞれの分子の細胞内在化とあわせて理解されるべきであろう．興味深いことに，栄養飢餓による細胞ならびに個体長寿には，CSEの発現とその活性を介したミトコンドリア呼吸鎖の関与が必要条件であるとされるので[26][27]，CSE-システイン-RSS代謝によるレドックス制御研究が，長寿や老化防止の予防や治療薬開発に寄与することが期待できると同時に，NOやROSシグナルが関与する可能性がある．

文献

1) Akaike T, et al：Nat Commun, 8：1177, 2017
2) Kajiwara A, et al：Nitric Oxide, 34：3-9, 2013
3) Hayashi Y, et al：J Biol Chem, 274：20597-20602, 1999
4) Komeima K, et al：J Biol Chem, 275：28139-28143, 2000
5) Osuka K, et al：J Cereb Blood Flow Metab, 22：1098-1106, 2002
6) Osuka K, et al：Neuroscience, 145：241-247, 2007

7) Makino K, et al：Brain Res, 1616：19-25, 2015
8) Nishi A, et al：Proc Natl Acad Sci U S A, 102：1199-1204, 2005
9) Kasamatsu S, et al：Biochem J, 459：251-263, 2014
10) Song T, et al：Biochem J, 401：391-398, 2007
11) Song T, et al：Biochem J, 412：223-231, 2008
12) Takata T, et al：FEBS Lett, 587：1681-1686, 2013
13) Kubo S, et al：Toxicology, 241：92-97, 2007
14) Sawa T, et al：Nat Chem Biol, 3：727-735, 2007
15) Ihara H, et al：Biochem J, 474：1149-1162, 2017
16) Fujii S, et al：J Biol Chem, 285：23970-23984, 2010
17) Ihara H, et al：Chem Res Toxicol, 30：1673-1684, 2017
18) Nishida M, et al：Nat Chem Biol, 8：714-724, 2012
19) Rahaman MM, et al：Antioxid Redox Signal, 20：295-307, 2014
20) Akashi S, et al：Biochemistry, 55：751-761, 2016
21) Kunieda K, et al：ACS Chem Neurosci, 6：1715-1725, 2015
22) Takahashi N, et al：Nucleic Acids Res, 45：435-445, 2017
23) Takata T, et al：Biochem J, 474：2547-2562, 2017
24) Cortese-Krott MM, et al：Proc Natl Acad Sci U S A, 112：E4651-E4660, 2015
25) Heppner DE, et al：Redox Biol, 14：379-385, 2018
26) Hine C, et al：Cell, 160：132-144, 2015
27) Hine C, et al：Cell Metab, 25：1320-1333.e5, 2017

＜筆頭著者プロフィール＞
渡邊泰男：1987年三重大学医学部卒業，'92年名古屋大学大学院医学研究科修了，博士（医学）．'92年米国オレゴン健康科学大学Vollum研究所博士研究員，'95年名古屋大学医学部助手，'97年同講師，2001年香川大学医学部助教授を経て，'06年より現職．興味：健康長寿/細胞長寿．

第1章 レドックスバイオロジーの新展開

I．新たなレドックス応答分子と代謝シグナル制御

3. 活性イオウによるミトコンドリア機能制御

西田基宏，西村明幸，下田　翔

ミトコンドリアは，細胞が生命活動を営むうえで必須となるエネルギー源（ATP）を産生するオルガネラであり，その品質管理・機能維持はきわめて重要である．最近の研究から，システインパースルフィド（Cys-SSH）やシステインポリスルフィド（Cys-S_nH）に代表される高分子の「活性イオウ」が，ミトコンドリアの形態構造維持に深くかかわることが明らかになってきた．本稿では，活性イオウによるミトコンドリアのエネルギー代謝や品質管理維持の分子制御機構およびその病態生理学的意義について紹介する．

はじめに

ミトコンドリアは，細胞が生命活動を営むうえで必須となるエネルギー源（ATP）を産生する唯一のオルガネラであり，その品質管理は生命機能維持においてきわめて重要である．ミトコンドリアの電子伝達鎖は，生物が好気呼吸を行う際に起こす複数の代謝系の最終段階の反応系であり，酸化還元反応により電子供与体から電子受容体へ電子を移動することで，自由エネルギーをプロトン濃度勾配に変換し，このプロトン濃度勾配を利用してATP合成酵素がATPを生成し，細胞質

[略語]
CARS：cysteinyl tRNA synthetase
CysSSH：cysteine persulfide
（システインパースルフィド）
Drp1：dynamin-related protein 1

への輸送を行う（図1）．好気性生物の電子供与体は有機物質のニコチンアミドアデニンジヌクレオチド（NADH）や電子伝達フラビンタンパク質（ETF），コハク酸，ジヒドロオロト酸（DHO），プロリン，グリセロール3リン酸（G3P）であるが，原核生物がエネルギー源として用いる硫化水素（H_2S/HS^-）からの電子供与を可能とする系（sulfide:quinone oxidoreductase：SQR）も備えている．一方，電子受容体として，好気性生物は電子求引性の強い分子状酸素を利用することで，効率よくH^+勾配をつくり出しATPを産生する．嫌気的環境下では，イオウ（硫酸イオン）や二酸化炭素，硝酸塩などが電子受容体として用いられる．一方で，高濃度のH_2S/HS^-はシトクロムc（Cyt c）酸化酵素の鉄イオンに作用し酵素活性を阻害することで電子伝達を負に制御する．すなわち，イオウは多様な化学的構造・特性をとることで，エネルギー代謝を制

Regulation of mitochondrial functions by reactive persulfide species
Motohiro Nishida[1)2)3)]／Akiyuki Nishimura[1)2)]／Kakeru Shimoda[1)2)]：Division of Cardiocirculatory Signaling, National Institute for Physiological Sciences（Okazaki Institute for Integrative Bioscience）, National Institutes of Natural Sciences[1)]／Department of Physiological Sciences, SOKENDAI（School of Life Science, The Graduate University for Advanced Studies)[2)]／Department of Translational Pharmaceutical Sciences, Graduate School of Pharmaceutical Sciences, Kyushu University[3)]〔自然科学研究機構生理学研究所（岡崎統合バイオサイエンスセンター）心循環シグナル研究部門[1)]／総合研究大学院大学生理科学専攻[2)]／九州大学大学院薬学研究院創薬育薬研究施設統括室[3)]〕

Graphical Abstract

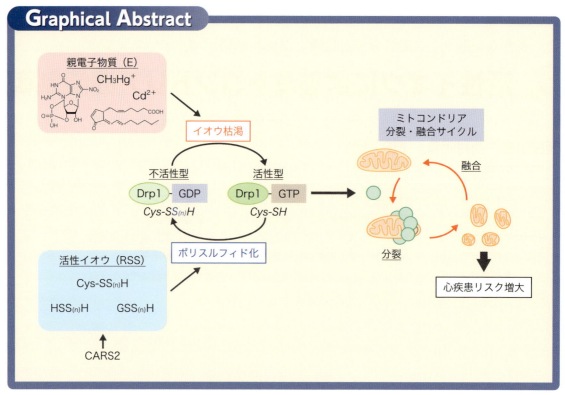

◆ 活性イオウによるミトコンドリア品質管理の分子制御機構

ミトコンドリア分裂促進Gタンパク質 dynamin-related protein 1（Drp1）は内因性に活性イオウ（CysS$_n$H）をもち，この活性イオウは主にCARS2を介して供給される．一方，親電子物質（E）はDrp1からイオウを引き抜くことでDrp1の活性化を惹起する．

御しうる重要な原子であるといえる．最近，赤池らは，好気的環境下で生命活動を営む哺乳類が，システインパースルフィド（Cys-SSH）やシステインポリスルフィド（Cys-S$_n$H）に代表される「活性イオウ」を利用した電子伝達（イオウ呼吸）システムを保持している可能性を示した[1]．われわれはこの共同研究のなかで，タンパク質に含まれる活性イオウがミトコンドリア品質管理を制御することも明らかにした（**Graphical Abstract**）．本稿では，高分子タンパク質中に含まれる活性イオウのミトコンドリア機能制御機構について概説する．

1 活性イオウの生成と代謝

個々の細胞は約2万種ものタンパク質によって機能調節されている．タンパク質を構成するアミノ酸のうち，含硫アミノ酸であるシステイン（Cys）は特に求核性が高く，細胞内外に存在する親電子物質のよい標的となる．ヒトゲノムには約214,000個ものCysがコードされており，そのうち10〜20％程度がレドックス活性の高いCys（生理的pHの状態でプロトンが解離したチオール基）をもつと考えられている[2]．活性酸素（reactive oxygen species：ROS）や活性窒素種（reactive nitrogen species：RNS），およびROSやRNSと生体内の脂質や核酸との反応から生成する親電子性をもった二次代謝物（親電子物質）は，分子内に存在するレドックスアクティブなCysをもつタンパク質（センサータンパク質）と化学的に共有結合することで，センサータンパク質の構造や機能（例えば酵素活性など）を変化させ，これがシグナルとなって下流のエフェクター分子に伝達される[3)4)]．このような活性酸素シグナルにかかわる内因性の親電子物質として，

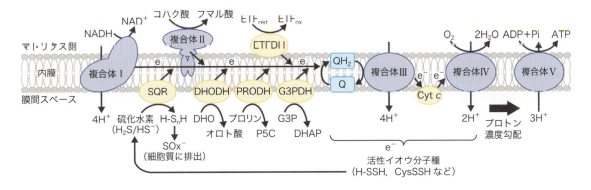

図1　哺乳類のミトコンドリア呼吸代謝におけるイオウ分子の関与
DHODH：ジヒドロオロト酸（DHO）脱水素酵素，PRODH：プロリン脱水素酵素，G3PDH：グリセロール3リン酸（G3P）脱水素酵素，ETFDH：電子伝達フラビンタンパク質（ETF）脱水素酵素，Q：ユビキノン，QH$_2$：ユビキノール，DHAP：ジヒドロキシアセトンリン酸，P5C：Δ1-ピロリン-5-カルボン酸，Cyt c：シトクロムc.

ニトロ化環状ヌクレオチドである8-ニトログアノシン3',5'-環状一リン酸（8-nitro-cGMP），ニトロ化脂肪酸，プロスタグランジンJ$_2$（PGJ$_2$），ヒドロキシノネナールなどが報告されている．ROSやRNSによるタンパク質の翻訳後修飾が可逆的なのに対し，親電子物質はタンパク質と安定した共有（C-S）結合を形成することで，不可逆的な翻訳後修飾を起こす．タンパク質修飾の可逆性が下流へのシグナル伝達の持続性を制御することを考えると，こうした環境内外の親電子物質の複合曝露により誘発されるタンパク質の不可逆的な機能修飾が，疾患発症のリスクを高める原因となることが想定される．

これら親電子物質の代謝・消去を担う内因性物質として注目されてきたのが活性イオウである．猛毒ガスとして知られる硫化水素（H$_2$S）は求核性の高いイオウ原子を含んでおり，血管拡張作用や心拍数低下（人工冬眠誘導），海馬の記憶増強など多彩な薬理学的作用を示すことから，最初は一酸化窒素や一酸化炭素に続く第三のガス状メディエーターではないかと期待された．しかし，H$_2$Sの酸解離定数（pK$_a$）が6.76と低い化学的性質を考えると，生理的pH（7.4付近）の溶液中ではH$_2$Sの80％が硫化水素アニオン（HS$^-$）の形で存在する．そのため，HS$^-$が薬理作用を示す求核活性本体と考えられた．われわれは，心筋梗塞モデルマウスを用いて，低濃度のNaHS投与が心筋梗塞後の8-nitro-cGMP・H-Ras活性化経路を介した心筋早期老化を抑制することで慢性心不全を軽減することを示した[5]．しかし，HS$^-$は試験管内で8-nitro-cGMPと直接反応せず，遷移金属を触媒として共存させた場合のみHS$^-$の求核置換物質（8-SH-cGMP）を生成すること，および細胞内の8-nitro-cGMPを消去するためにNaHSを24時間ほど前処置する必要があることも示された．これらの結果は，H$_2$S/HS$^-$が細胞内でより求核性の高い活性種を形成するための基質となることを強く示唆している．その後，H$_2$S/HS$^-$生成酵素だと信じられてきたシスタチオニンβシンターゼ（CBS）やシスタチオニンγリアーゼ（CSE）が，シスチンを基質にCys-SSHを生成することが赤池らのグループにより明らかにされ，CysSSHを含むタンパク質中ポリスルフィドが親電子物質の直接的な代謝・消去を担う活性イオウ分子種（reactive persulfide species）であることが示された[6]．実際，活性イオウと選択的に反応するmonobromobimaneを用いたアダクトーム解析から，マウス心臓にCysSSHやグルタチオンパースルフィド（GSSH）が数μMレベルで存在することも明らかにされた．しかしその一方で，マウス心臓やラット心筋細胞・心線維芽細胞にCBSやCSEはほとんど存在しないことも明らかとなり，別の生成酵素・経路の存在が示唆された（**図2**）．

こうした背景から，赤池グループは哺乳類の細胞内ミトコンドリアに局在するcysteinyl-tRNA synthetase（CARS2）が活性イオウの主たる生成酵素であることを新たに見出した[1]．CARS2は心臓だけでなく組織普遍的に発現しており，CysSHを基質としてCysSSHを

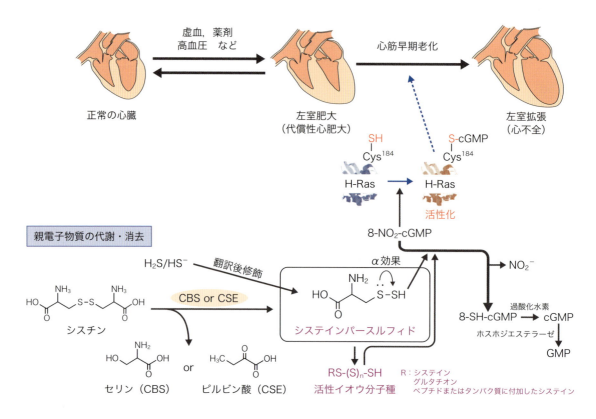

図2 心臓リモデリングにおける親電子物質（8-NO₂-cGMP）の生成を介した心筋早期老化の誘導と活性イオウによる親電子シグナルの抑制調節機構

生成する酵素であることが示された．ミトコンドリアで生成されたCysSSHは図1に示すように，電子受容体となるだけでなく，代謝体として電子供与体であるH₂S/HS⁻を生成するため，ミトコンドリア呼吸代謝にも直接関与する可能性が考えられる．

2 タンパク質活性イオウによるミトコンドリア機能制御

CARS2を欠損させたHEK293T細胞を用いて形態機能を解析した結果，野生型細胞と比べてCARS2欠損細胞ではミトコンドリア面積および数の減少と，それに伴う膜電位や酸素消費速度の低下が観察された[1]．ミトコンドリアの品質管理は分裂と融合のサイクルによって制御されており，分裂・融合ともにレドックス感受性をもつGTP結合タンパク質（Gタンパク質）により厳密に活性調節されている（図3）．ミトコンドリア分裂はダイナミン様Gタンパク質dynamin-related protein 1（Drp1）によって的確に制御されており，ヒトおよびマウスのDrp1タンパク質はNOによりC末端のCys644残基を介して二量体化することで活性化されることが報告されている[7]．われわれはラットDrp1タンパク質を用いて，ヒト・マウスDrp1のCys644に相当するCys624のSH基がポリイオウ化されていることを明らかにした．CARS2欠損細胞ではDrp1のポリイオウ化レベルが著しく低下していた．CARS2欠損細胞に野生型CARS2を発現させるとミトコンドリア分裂とDrp1活性化が顕著に抑制され，これに伴って膜電位や酸素消費速度の低下も回復した．CARS2のtRNA合成酵素活性だけを阻害した変異体（CD）を発現させても同様の回復効果が認められたのに対し，CARS2のパースルフィド生成活性に必要なpyridoxal phosphate（PLP）結合部位のリジンを置換した変異体（KA）を発現させてもミトコンドリア分裂抑制効果は認められなかった．以上の結果より，ミトコンドリア品質管理を制御するDrp1が活性イオウにより活性調

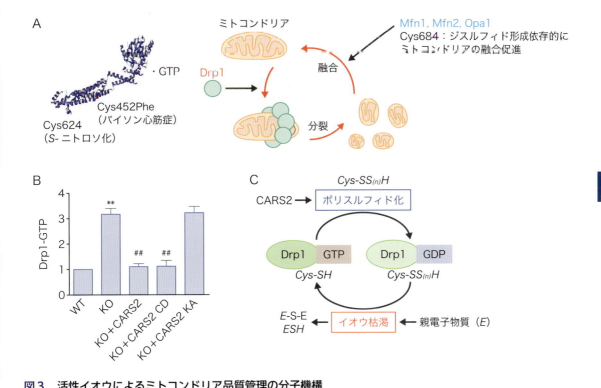

図3 活性イオウによるミトコンドリア品質管理の分子機構
A)ミトコンドリア分裂・融合を制御するレドックス感受性Gタンパク質.左:Drp1の構造とGTP結合部位,活性調節にかかわるCys残基を示す.B)CARS2欠損HEK293T細胞(KO)およびKOにCARS2(野生型または変異体)を発現させた細胞におけるDrp1のGTP結合活性評価.C)活性イオウによるDrp1活性調節の分子メカニズム.

節されていることが明らかとなった.これまでGタンパク質の活性は,GTP/GDP exchange factor(GEF)とGTPase activaing protein(GAP)のバランスでのみ厳密に制御されるものと信じられてきた.本知見は,GタンパクDrp1の活性がCysのポリイオウ化レベルによって調節されるという全く新しい概念を提唱するものである.一方,ミトコンドリア融合促進Gタンパク質であるMfn1, Mfn2, Opa1では顕著なポリイオウ化シグナルが観察されず,CARS2欠損細胞との違いも認められなかった.タンパク質によって定常状態のポリイオウ化レベルが異なることを考えると,Mfn1, Mfn2, Opa1などのタンパク質Cysポリイオウ鎖は,翻訳後すみやかに脱イオウ化されている可能性が考えられる.

3 Drp1のイオウ枯渇による心疾患リスク増加

Drp1ポリイオウ鎖がミトコンドリア分裂活性を制御することから,ミトコンドリア分裂能の低い心筋細胞における活性イオウの病態生理学的役割を解析した.環境中には有機水銀やカドミウムなど,生体に影響を与えるさまざまな親電子物質が存在している.こうした環境因子の複合的曝露蓄積量がⅡ型糖尿病などの疾患リスクを規定する原因となる可能性が示されつつある[8].例えば,水俣病の原因環境汚染物質であるメチル水銀(MeHg)に曝露され続けると,毛髪中の水銀濃度上昇に比例して神経毒性が誘発される.しかし一方で,神経障害発症の閾値用量より50倍も低い用量の毛髪水銀量のヒトの心筋梗塞リスクが2.5倍増加することが疫学調査から明らかにされている[9].神経毒性を誘発しない低用量のMeHgを1週間マウスに曝露させ続けた結果,体重量や尿排泄・食事摂取量,活動機

能になんら変化がなかったものの，大動脈狭窄による圧負荷で誘発される突然死および心不全が顕著に増悪することを明らかにした．MeHg曝露心筋細胞ではDrp1のポリイオウレベルが有意に低下しており，これに伴ってDrp1活性の有意な増加とミトコンドリア過剰分裂が観察された．組換えDrp1タンパク質にMeHgを曝露したものを質量分析で解析した結果，MeHgはDrp1のCys624に結合することが示された．MeHgはイオウを引き抜くことで，親電子性をもたない代謝体(MeHg)$_2$Sを形成し，生体から解毒・代謝される[10]．すなわち，質量分析の結果は，MeHgがCys624のポリイオウ鎖と反応し，イオウを引き抜く可能性を強く示している．MeHg曝露によるDrp1のポリイオウ枯渇やミトコンドリア過剰分裂は，心筋細胞に活性イオウの基質であるNaHSを24時間処置しておくことでほぼ完全に解除された．糖尿病性心筋症や慢性心不全モデルマウスの心機能低下がDrp1阻害によって改善されることや[11]，Drp1のCys452遺伝的変異がパイソン型（たこつぼ）心筋症を発症することが報告されている[12]．これらを統合して考えると，環境汚染物質の長期的曝露によるDrp1タンパク質ポリイオウの枯渇がミトコンドリアの品質を低下させ，血行力学的負荷に対する抵抗性を減弱させる原因となることを強く示唆している．今後，Drp1ポリイオウ鎖に注目した研究をさらに推進することで，環境要因への複合曝露の定量分析や心疾患リスク軽減を主眼とする新たな予防・治療戦略が構築できるかもしれない．

おわりに

CARS2から生成される活性イオウが，ミトコンドリアにおける電子受容や供与への寄与のみならず，Drp1タンパク質パースルフィドを形成することでミトコンドリアの品質管理そのものの調節にも関与することが明らかとなり，生体のエネルギー代謝に大きく貢献する可能性が示されてきた．これに加えて，内因性および外因性の親電子物質と効率よく反応し，その解毒・代謝に寄与することで，心血管系をはじめとするさまざまな組織のレドックス恒常性維持においてもきわめて重要な役割を果たすことも明らかになってきた．こうした活性イオウを軸とする研究のおかげで，われわれは病態特異的なDrp1活性化を阻害する既承認薬の同定にも成功し，ミトコンドリア病への適応拡大を見据えた応用研究も展開できている．一方で，過剰な活性イオウ蓄積はH_2S/HS^-と同様に強い毒性を示すことも容易に想像できる．今後，CARS2遺伝子改変マウスを用いた表現型解析を進めることで，活性イオウの功罪が解き明かされるだろう．

文献

1) Akaike T, et al：Nat Commun, 8：1177, 2017
2) Jones DP：Redox Biol, 5：71-79, 2015
3) Nishida M, et al：Free Radic Biol Med, 109：132-140, 2017
4) Akaike T, et al：J Biochem, 153：131-138, 2013
5) Nishida M, et al：Nat Chem Biol, 8：714-724, 2012
6) Ida T, et al：Proc Natl Acad Sci U S A, 111：7606-7611, 2014
7) Cho DH, et al：Science, 324：102-105, 2009
8) Watson JD：Lancet, 383：841-843, 2014
9) Salonen JT, et al：Circulation, 91：645-655, 1995
10) Yoshida E, et al：Chem Res Toxicol, 24：1633-1635, 2011
11) Song M & Dorn GW II：Cell Metab, 21：195-205, 2015
12) Ashrafian H, et al：PLoS Genet, 6：e1001000, 2010

＜筆頭著者プロフィール＞
西田基宏：2001年3月東京大学大学院薬学系研究科博士課程修了〔博士（薬学）取得〕．その後，自然科学研究機構生理学研究所・助手，九州大学大学院薬学研究院・講師・准教授を経て現職．'13年～'17年さきがけ「疾患代謝」研究員，'15年～名古屋市立大学大学院薬学研究科・連携大学院教授兼任．専門分野：循環薬理学，心血管生理学．

第1章 レドックスバイオロジーの新展開

Ⅰ. 新たなレドックス応答分子と代謝シグナル制御

4. 金属と原子の相互作用を解き明かすラマンイメージング
―原子間振動から読みとるメタボロミクスと疾患

末松　誠，納谷昌之，塩田芽実，山添昇吾，久保亜紀子，菱木貴子，梶村眞弓，加部泰明

> ラマン分光技術はタンパク質内の金属を有する補欠分子と低分子リガンドの相互作用の解明や，代謝システムの「指紋」を包括的に読みとる能力をもつ技術である．また金属微粒子等による微細構造作製技術を駆使した表面増強ラマンイメージング（surface-enhanced Raman spectroscopy imaging：SERS）は質量分析イメージングに並んで代謝システムの病態を把握するために有用な基盤技術である．

はじめに：ラマン分光法とレドックス生命科学

　光が物質に入射して分子に衝突する際，光は散乱される．この散乱光の大部分の成分は入射光と同じ波長をもち，レイリー散乱光とよばれる．一方この散乱光の中にはごくわずかな成分として入射光とは異なる波長をもつ光が含まれている．インドの物理学者であったChandrasekhara Venkata Ramanはこのような入射光とは異なる波長をもつ光の振動数が，標的分子の分子構造に由来する固有振動数と一致することを発見してRaman effect（ラマン効果）と名付け，この発見により1930年にノーベル物理学賞を受賞した[1]．Raman spectroscopy（ラマン分光），あるいは画像化をめざすRaman imaging（ラマンイメージング）はこのような入射光と異なった波長のラマン散乱光を調べることによって，標的となる分子の構造や結晶構造などを解析，あるいは特定の分子の情報を画像化する方法である．ラマン効果は光散乱が入射光に対して一定周波数だけシフトする現象であり，入射光は理論上どんな波長でも構わないものの，通常はラマン散乱光の強度はレイリー散乱光の強度に対してきわめて微弱である．したがって，充分な検出感度を得るためには強

[略語]
ESI-MS：electrospray ionization mass spectrometry（エレクトロスプレーイオン化質量分析）
MALDI：matrix-assisted laser desorption/ionization（マトリクス支援レーザー脱離イオン化法）
SERS：surface-enhanced Raman spectroscopy（表面増強ラマン分光）

Raman imaging for fingerprinting intermolecular vibration in metabolic systems under disease conditions
Makoto Suematsu[1] /Masayuki Naya[2] /Megumi Shiota[2] /Shogo Yamazoe[2] /Akiko Kubo[1] /Takako Hishiki[3] /Mayumi Kajimura[4] /Yasuaki Kabe[1]：Department of Biochemistry, Keio University School of Medicine[1] /Frontier Core-Technology Laboratories, R & D Management Headquarters, FUJIFILM Corporation[2] /Keio University Hospital Clinical and Translational Research Center[3] /Department of Biology, Keio University School of Medicine[4]（慶應義塾大学医学部医化学教室[1] /富士フイルム株式会社R&D統括本部先端コア技術研究所[2] /慶應義塾大学病院臨床研究推進センター[3] /慶應義塾大学医学部生物学教室[4]）

Graphical Abstract

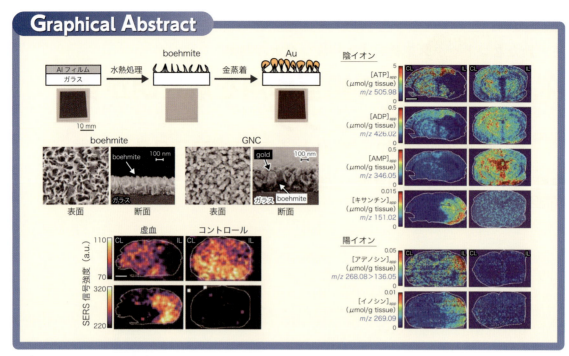

◆金ナノ粒子の造形技術によるgold nanocoral(GNC)基板の作製,およびGNC-SERSイメージングによるマウス脳虚血モデルにおける画像(左下)

右図はGNC-SERSイメージングの連続切片におけるイメージングMSの結果.左下下段のSERSイメージング(736 cm^{-1})はアデニンリングの原子間振動を示すことから,イノシンなどのプリン体を反映することが推定される.

力なレーザー光を大量の試料に照射することが必須であった.

生体内に存在する金属は,タンパク質,酵素の補欠分子を構成する要素であり,これらの生体高分子に機能を付与する役割を担う.われわれは長年にわたり,生体内の極小分子であるガス分子の生理作用を明らかにし,そのメカニズムの解明を進めることによって,Gas Biologyを推進してきた.分子状酸素(O_2)や一酸化窒素(NO),ヘムの分解時に生じる一酸化炭素(CO),主にTCA回路から生成される二酸化炭素(CO_2),さらには含硫アミノ酸の分解により生じる硫化水素(H_2S)などが生理作用を発揮するためには,生体高分子に含有される金属に対する配位結合とそれに伴う構造変化によりもたらされる機能の発現が大きな役割を果たす[2].しかしながら,これらの分子群がin vivoで多彩な生物活性を発揮するメカニズムの包括的な理解はきわめて遅れている.その主たる原因は,ガス分子が極小であるため直接結合能を有する分子を包括的に探索する技術がないためであった.本稿の前半では,この解析の一環として新たに同定された新規のCO応答性タンパク質PGRMC1の構造機能相関とがん細胞の増殖制御機構の新知見について紹介する[3].

代謝システムを構成する低分子代謝物の包括的な解析技術としての質量分析技術が確立した有用技術であることは論を俟たない.特に質量分析イメージングは部位特異的な代謝物の存在を把握するだけでなく,質量標識プローブ($^{13}C_6$-グルコースなど)を投与して一定時間後に細胞,臓器や組織を凍結[4) 5)],あるいはマイクロウェーブ処理をして組織学的に標識代謝物の分布を可視化する技術[6]などにも広く応用されている.またMALDI(matrix-assisted laser desorption/ionization)を用いた質量分析イメージングでは組織内で陽イオン・陰イオンを有する代謝物や微量なホルモンなどは画像化が難しいが,各種の誘導体化の試薬の併用により可視化が可能な代謝物が飛躍的に増えている[7].

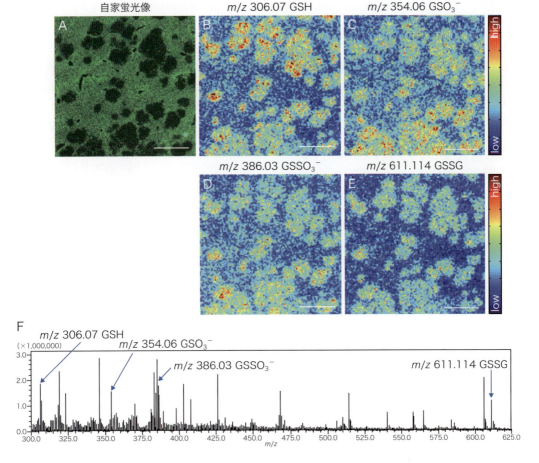

図1　顕微質量分析イメージングによるがんのグルタチオンおよび過硫化物の可視化
ヒト由来大腸がん細胞株（HCT116）を脾臓に注入し，2週間後に肝臓に転移した腫瘍を示す．**A**）肝臓自家蛍光像．黒く抜けているところが転移した大腸がん病巣．bar＝200μm．**B**，**C**，**D**，**E**はそれぞれ還元型グルタチオン（GSH），硫酸グルタチオン（GSO_3^-），過硫酸グルタチオン（$GSSO_3^-$），酸化型グルタチオン（GSSG）とそれぞれのm/zを示す．**F**）画像のもとになったMALDI MSスペクトルを示す．GSH，GSSH（glutathione persulfide）などのかなりの部分はGSO_3^-，$GSSO_3^-$に不可逆的に酸化される．逆にこの性質を使うと，persulfideの検出に利用できることになる．

　一方，強力なレーザー照射を必要とするMALDI質量分析イメージングでは生体内にある代謝物などのあるがままを見過ごし，「酸化的修飾」を受けた状態を見ている可能性が排除できない．またMALDIのシグナルは分子量が大きくなるほど減衰する傾向がある．**図1**にヒト由来担がん肝臓におけるMALDIを用いたイメージングMSのデータを示す．がんはCD44/xCT複合体を介して細胞内に大量のグルタチオンを抱え込むことが知られている．MSスペクトルの解析によって，GSH，GSSGの他にGSO_3^-，$GSSO_3^-$などのピークが同定できる．GSO_3^-はGSHがレーザーの影響で不可逆的に硫酸化した二次産物，$GSSO_3^-$は内因性に生成されたH_2SがGSSGと反応して生成されるGSSH（glutathione persulfide）が酸化されてできたものと考えられる．このような解析結果から，生体内の過硫酸化物を見ることによってH_2Sなどの局所における生成などを間接的に知ることが可能になる[4]．

　一方で，タンパク質に組込まれた金属と低分子の相互作用を解析する，きわめて重要な技術として共鳴ラマン分光法がある．先に述べたCO受容体の1つであるPGRMC1の構造機能相関，特にヘム鉄の微細構造を解明した例を以下に示す．またレドックス状態を人

工的な要因による酸化変性を最小化して画像化する基盤技術として，筆者らは近赤外レーザーを用いた表面増強ラマンイメージング〔SERS（surface-enhanced Raman spectroscopy）imaging〕の有用性に着目している．SERSのレドックス生命科学研究への展開についても触れたい．

1 CO応答性タンパク質PGRMC1の構造機能相関

生体内ではヘム分解酵素であるヘムオキシゲナーゼ（ストレス誘導性のHO-1，構成的に発現しているHO-2の2つのアイソザイムが存在）によって，一過的または恒常的にさまざまな臓器や細胞でCOガスが産生されている．COには血管拡張作用，免疫制御，細胞防御などさまざまな生理作用を示すことが報告されたが[8)9)]，これらの報告は当初，その作用点となる受容体については可溶性グアニル酸シクラーゼ（sGC）活性化作用が，NOに比べてきわめて弱いものの存在することを除いて，きわめて限られた知見しか得られていなかった[10)]．COはラジカル種である分子状酸素（O_2）やNOとは異なり化学的に不活性のため，通常標的となるタンパク質のアミノ酸残基に直接アクセスすることはできず，タンパク質の「隙間」に軸配位子によって固定された補欠分子族であるヘム（鉄）に配位結合することで惹起される構造変化によって機能を発揮する．しかも，CO や O_2 のヘム鉄に対する結合はレドックス制御を受けており，Fe（Ⅱ）には結合するがFe（Ⅲ）には結合しない．COを「餌」として結合するパートナーを探索することは不可能であったが，われわれは，CO感受性のタンパク質を系統的に探索するために，これまで確立してきたアフィニティ精製技術（FGビーズ）を駆使して，ヘム鉄を特異的に認識するタンパク質群をまず網羅的に同定して，候補タンパク質の中からCO応答性候補タンパク質の選定を行うこととした（図2A-a）．この技術によって，従来困難であったタンパク質混合液中から低分子化合物の標的となるタンパク質を，高純度に，高回収効率に，シングルステップで迅速に単離・精製することができる[3)]．

われわれは，COが認識するヘム鉄，および鉄が挿入されていないヘム前駆体ポルフィリンPP（protoporphyrin IX）を比較対照としてリガンドとして用いることによって（図2A-b），ヘム鉄特異的な結合タンパク質の探索を行った．この結果マウス肝臓由来の抽出液を用いて精製したところ，複数のバンドがヘム鉄選択的に結合することが明らかになった．これらのタンパク質をESI-MSによるペプチドシークエンスで同定したところ，特に矢印で示した25 kDa付近のバンドが膜タンパク質PGRMC1（progesterone receptor membrane associated component 1）と同定された（図2A-b 矢印）[3)]．

2 PGRMC1の構造機能相関とCO感受性

PGRMC1は当初乳がんや前立腺がんなどの固形腫瘍で同定され，プロゲステロンが結合する膜タンパク質として機能が推定されていた．しかしながら実際の生理作用と構造機能相関についてはほとんど明らかにされていなかった．そこでわれわれは京都大学・小林拓也准教授との共同研究により，PGRMC1の結晶構造解析を行った．PGRMC1の細胞質領域（a.a.72～195）のヘム結合体タンパク質を調製して結晶化し，ヘム結合性を想起させる赤色結晶が得られ，これをX線結晶構造解析したところ，図2B, 2CのようにPGRMC1の113番目のチロシン残基（Tyr113）を介してヘムがタンパク質表面から露出した形で5配位結合することが明らかになった．ヘムは疎水性の高い補欠分子族のため，通常ヘムタンパク質はヘムを包み込むような形で配位することが多いが，このPGMRC1のヘム配位様式は疎水面が曝露されており不安定に思われた．そこで結晶構造をさらに精査したところ，図2Bに示したようにPGRMC1は露出したヘム分子同士が重なり合う形で会合し，二量体を形成していることがわかった．この二量体はPGRMC1のアミノ酸残基同士の接触がほとんどなく，露出したヘム平面の会合のみで構成されており，このようなユニークなヘムを介したタンパク質の二量体形成は真核生物においてはじめて見出された例であり，このような構造様式を heme-stacking dimer と呼称した[3)]．

ヘムタンパク質とCOの反応性を検証するために，ラマン散乱光の解析はきわめて重要である．図2D, 2Eは

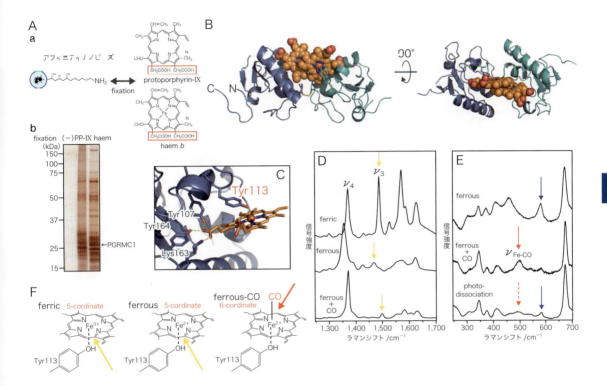

図2 PGRMC1の構造機能相関
A）アフィニティナノビーズを用いたCOガス応答性ヘムタンパク質PGRMC1の同定．B）ヘム依存性二量体形成を示すPGRMC1の結晶構造解析．青とシアンがPGRMC1それぞれ1分子を示し，茶色で示すヘムが互いにstackingして二量体を形成する．C）ヘム近傍の結晶構造解析．ヘムは5配位をとり，第5配位子としてのチロシン（Tyr）113の水酸基がヘム鉄に配位している．D, E）PGRMC1にヘムを添加した系におけるラマンスペクトル解析．高波数側（D）の黄色い矢印がヘム鉄と水酸基（チロシン）の間の振動を反映し，低波数側（E）にはヘムの5配位を示すピーク（青矢印）とFe（Ⅱ）-COの形成による特異的ピーク（$\nu_{Fe\text{-}CO}$）が認められる．Fe（Ⅱ）-COの結合は特異的に光乖離反応を起こす．光照射を行うとこのピークが消失し，青矢印のヘムの5配位の構造が復活することから，COが実際に乖離したことが証明される．F）ラマンスペクトル解析等から考察されるヘム鉄の微細構造の遷移図．文献3より引用．

PGRMC1のヘムを介した二量体の共鳴ラマン散乱光の解析結果である．特定の金属原子とそのリガンドには固有振動数があり，経験的にアサインされたデータをもとに解析を進めていく．図2Dの1,500 cm^{-1}の共鳴ラマンスペクトルの横軸は通常波数（wave number：cm^{-1} カイザーと読む）で表現されるが，図2Dに示すように，PGRMC1のヘム二量体には1,500 cm^{-1}には酸化型ヘムの結合体では大きなシフトが観察され，鉄を還元するとシフトが顕著に弱くなる．ここにCOを結合させても大きな変化は起こらない．このピークは軸配位子として結合しているチロシン残基の水酸基とヘム鉄によって起こる振動である．一方，図2Eは短波数側のスペクトルである．COは三価の鉄には結合しないが，dithioniteで還元したヘム鉄には結合する．最上段はそのヘム鉄が還元された状態である（ferrous）．ここにCOを添加すると，500 cm^{-1}付近に鉄とCOの結合により生じるピークが観察できる（$\nu_{Fe\text{-}CO}$）．COとヘム鉄の結合は「光乖離現象（photo-dissociation）」といって，白色光を照射するとCOが鉄から乖離することが知られており，この実験系でも$\nu_{Fe\text{-}CO}$で示したピークが光乖離で消去することが明らかであった．これらのことからヘム鉄には第5配位子としてチロシンの水酸基が関与し，かつ配位子としてCOが鉄に結合する際に，第5配位のFe-OHが消去されないため，COが第6配位子としてヘム鉄に結合し，安定6配位を構成することが明らかになった（図2F）．PGRMC1

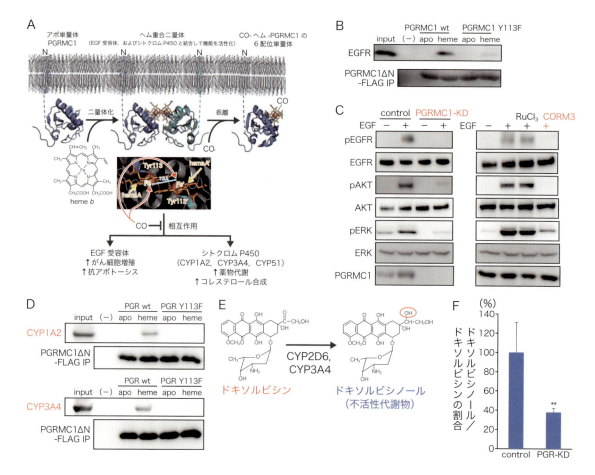

図3 PGRMC1のヘム/COを介した構造機能相関
A) 単量体・二量体遷移のメカニズム．細胞内のヘム量が増加することにより，二量体に大きく平衡が傾く．生理的濃度（数μM）のCOで二量体の乖離が起こりうる．**B**) EGF受容体（EGFR）とPGRMC1の免疫沈降．PGRMC1のapo型は沈降しないがhemeにより二量体化が起こると沈降する．一方Y113F変異体（第5配位子のチロシンがフェニルアラニンに置き換わった変異体）はヘムが固定されず二量体も構成しないので，免疫沈降しない．**C**) EGF-EGF受容体（EGFR）の結合による増殖シグナルのPGRMC1による調節．HCT116細胞における解析．EGFR自己リン酸化，AKTリン酸化，ERKリン酸化はPGRMC1のノックダウンあるいはCO徐放剤（CORM3）の添加によって抑制される．**D**) PGRMC1と2種類のシトクロムP450（CYP1A2，CYP3A4）との免疫沈降．Y113変異体は二量体を形成しないためCYP1A2やCYP3A4とは複合体を形成しない．**E**) ドキソルビシンのシトクロムP450による不活性化．**F**) HCT116細胞におけるドキソルビシノールへの代謝がPGRMC1をノックダウンすると低下する．$**P < 0.01$, Student's t-test. 文献3より引用．

のヘム鉄の界面の鉄にCOが結合すると，2つのヘムの距離がファンデルワールス力の及ばないような長さに乖離し，単量体を形成することも明らかになった．このような劇的な構造変化に伴い，PGRMC1のヘム依存性二量体に特異的に結合するタンパク質がEGF受容体（EGFR）とシトクロムP450であった（**図3A**）．

3 EGF受容体（EGFR）とシトクロムP450：PGRMC1の二量体との相互作用

PGRMC1のヘム依存性の二量体はEGF受容体（EGFR）と結合した．**図3B**に示すように，PGRMC1はアポ型（ヘムのない状態の単量体）ではEGFRと結合しないが，ヘムを加えて完全な二量体形成が起こる

と複合体を形成する．またヘムの配位子としてその固定と二量体形成に貢献しているチロシン残基（Tyr113）の変異体タンパク質では複合体形成が起こらないことから，EGFRとの相互作用にはPGRMC1のヘムによる二量体化が不可欠であることが明らかになった．PGRMC1の二量体とEGFRの相互作用はCOのドナー試薬の添加によっても阻害された（図3C）．PGRMC1を発現しているがん細胞株では，PGRMC1のノックダウン，あるいはCOの処理によって，EGFRの自己リン酸化，および下流のAKT，ERKなどのリン酸化が顕著に抑制されることも解明された．

EGFRの分子標的薬として臨床で使われているエルロチニブの添加によってがん細胞株には用量依存的に細胞死が誘導されるが，PGRMC1の野生型タンパク質を高発現した細胞では細胞死が抑制されることが明らかになった．さらにこのような細胞株の1つであるヒト由来大腸がんHCT116細胞株を超免疫不全NOGマウスの脾臓に移植し，2週間後に肝臓への転移を評価すると，PGRMC1をノックダウンしたHCT116細胞株の腫瘍形成は顕著に抑制されていた．PGRMC1の二量体はシトクロムP450とも相互作用する．図3Aに示すようにコレステロール合成にかかわるP450 1A2（図3D），および薬物代謝にかかわる主要なアイソザイムであるP450 3A4はともにヘムに依存して二量体になったPGRMC1のみが相互作用し，それぞれの酵素活性を活性化することが明らかになった（図3D）．P450 3A4で分解され不活性型になる抗がん剤であるドキソルビシン（図3E）はPGRMC1をノックダウンすると分解が遅くなり，不活性型のドキソルビシノールの生成が抑制された（図3F）．その結果，腫瘍細胞のドキソルビシンに対する感受性はPGRMC1が機能することによって低下しており，本分子の発現が薬剤耐性を誘導していることが明らかになった．すなわち，PGRMC1のヘムを介した二量体形成は，がん細胞においてEGFRを介した細胞増殖シグナルの活性化と，P450を介した抗がん剤の分解（＝薬剤耐性）に寄与することが示された（図3A）．

4 金ナノ粒子の自己組織化によるSERS基板作製とメゾスコピックイメージング

筆者らはERATO「末松ガスバイオロジー」において富士フイルム（株）との共同研究により，自己組織化を利用した金の微細構造作製技術によって，相隣り合う金ナノ粒子の隙間に強力な光の電磁波の増強場をつくるテクノロジーを応用し，数cm四方で電磁波増強効果が均一に現れる特殊基板を開発し，これを低分子代謝物の分子イメージングに応用展開している[11]．図4A-aに示すようにガラス基板上に成膜したアルミニウム薄膜に煮沸などの簡単な処理をかけると，水酸化アルミニウム（boehmite）で構成された生け花の「剣山」のようなランダムな構造の基板ができる（図4A-b）．この基板に真上から金を蒸着すると径が100 nm程度の金ナノ粒子が個々の「とげ」の先端に形成され，図4A-cに示すサンゴのような金ナノ粒子のランダムな配列が広範囲に形成される．このような金ナノ粒子を敷き詰めた基板に特定の波長のレーザー光を照射すると，相隣り合う金ナノ粒子の間隙（gap）に強力な電磁波の増強場（ホットスポット）が発生する．標準試薬であるrhodamine 6Gを用いたラマンシグナルの二次元画像測定の結果から，基板上でほぼ均一な強度でラマン増強が得られることがわかった（図4B-a, b）[11]．また，この基板は基板そのものが光透過性であり，図4Cに示すように入射光を上から照射しても下から照射してもラマンシグナルの増強が同等に得られる．このため，基板上に不透明な組織切片を乗せた場合でも，下から（基板側から）光を照射して広範囲の視野でラマン散乱光を拾うことで，ラマンシグナル強度の組織上の分布を観測することが可能となる．

図4Dはマウスの中大脳動脈結紮（MCA occlusion＝虚血）による脳梗塞モデルの凍結脳切片（冠状断面）をSERS基板にのせて常温真空乾燥し，イメージングを行ったデータである[11]．518 cm^{-1}には健常部で高いSERSシグナルが検出でき，一方736 cm^{-1}には虚血病巣で高いSERSシグナルが検出できる．518 cm^{-1}のシグナルの帰属は未知であるが，736 cm^{-1}には経験的にアデニン環の振動モードが現れることが知られている[12]．ラマンスペクトルでは1種類の代謝物がも

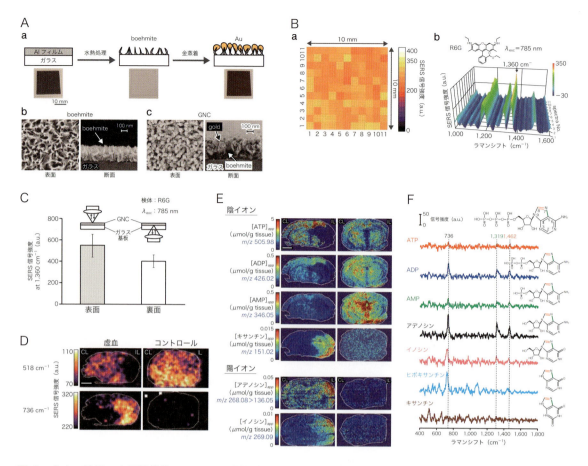

図4 金ナノ粒子の自己組織化によるSERS基板創成とメゾスコピックイメージング
A）a：boehmite上への金蒸着による自己組織化金ナノ粒子を敷き詰めた基板（gold nanocoral：GNC）の形成．b：boehmiteの造形の走査型電子顕微鏡像（表面，断面）．c：金蒸着後の基板の走査型電子顕微鏡像（表面，断面）．B）a：rhodamine 6Gを用いた10 mm四方におけるラマンシグナルの均一性の検証画像．b：画像1ライン分のrhodamine 6Gのラマンスペクトル．画像化を行ったラマンシフト（1,360 cm^{-1}）をはじめとする複数のピークが均一に検出されている．C）rhodamine 6Gの1,360 cm^{-1}のラマンシグナル強度．表面からの測定と裏面からの測定で同程度の信号強度が検出されている．D）マウス脳の中大脳動脈閉塞による脳梗塞モデルでの凍結脳切片を用いたSERSイメージングの例．IL：病側，CL：反対側．E）Dの隣接切片におけるイメージング質量分析の所見，特にアデニンヌクレオチドとその代謝物の分布．F）各種アデニンヌクレオチドの溶液を用いたラマンスペクトルの検討．736 cm^{-1}にアデニン環のピークが観測された．文献11より引用．

つ複数の原子間振動がフィンガープリントとなって検出されるが，生体試料を使う場合には多数の代謝物がもつきわめて多くの原子間振動モードが折り重なるため物質の同定は困難であった．しかしわれわれは脳組織の隣接切片を用いたイメージングMSのデータと比較することによって，SERS画像において梗塞病巣で分布が酷似しているアデニン環を有する代謝物を包括的に探索し（**図4E**），かつ*in vitro*で，ATPをはじめとするアデニン環含有代謝物のSERSスペクトルを個別に解析し（**図4F**），アデノシンやイノシンなどが梗塞巣に蓄積して736 cm^{-1}にピークを生み出している物質であることを見出した．ラマン分光は特定の物質を特異的かつ定量的に拾うことには向いていないが，検体となる試料（組織）の多種多彩な原子間振動モードや多彩な代謝システムの「総体」を拾うことができるユニークな技術である．さらに金ナノ粒子を用いたSERSイメージングでは還元型グルタチオンのチオール（SH）と金の結合による特異的なラマンシフトが

300 cm^{-1}に現れることが知られている[13]．したがって，硫黄を含むいろいろな代謝物をラマン分光技術で解析することによって，代謝システム病態の新しい知見が得られることが期待される．この総説例のように虚血病巣と健常脳組織の違いを描出する，あるいはレドックス状態の異なるがんと非がん部の代謝システムの恒常性の違いを利用して，組織上の代謝システムの成分や秩序が根本的に異なる部位が混在するところでスペクトルパターンの違いから病変部を簡単に識別するような技術も，いずれ出現するものと考える．

謝辞

本総説に記した研究成果を得るにあたり，アフィニティ精製にご協力いただいた東京医科大学・半田 宏教授，結晶構造解析を行っていただいた京都大学・小林拓也准教授，ヘム分光解析をサポートしていただいた北海道大学・石森浩一郎教授と内田毅准教授，タンパク質の重合度解析を行っていただいた大阪大学・内山進准教授の長年のご尽力に深謝申し上げます．

文献

1) Raman CV & Krishnan KS：Nature, 121：501-502, 1928
2) Kajimura M, et al：Antioxid Redox Signal, 13：157-192, 2010
3) Kabe Y, et al：Nat Commun, 7：11030, 2016
4) Yamamoto T, et al：Nat Commun, 5：3480, 2014
5) Shintani T, et al：Hepatology, 49：141-150, 2009
6) Sugiura Y, et al：Sci Rep, 6：32361, 2016
7) Toue S, et al：Proteomics, 14：810-819, 2014
8) Suematsu M, et al：J Clin Invest, 96：2431-2437, 1995
9) Goda N, et al：J Clin Invest, 101：604-612, 1998
10) Suematsu M & Ishimura Y：Hepatology, 31：3-6, 2000
11) Yamazoe S, et al：ACS Nano, 8：5622-5632, 2014
12) Toyama A, et al：J Raman Spectrosc, 25：623-630, 1994
13) Woo Joo S, et al：J Phys Chem B, 104：6218-6224, 2000

＜筆頭著者プロフィール＞

末松　誠：1983年慶應義塾大学医学部を卒業，'88年慶應義塾大学医学部内科学助手を経て'91年カリフォルニア大学サンディエゴ校応用生体医工学部に留学．2001年慶應義塾大学医学部医化学教室教授，'07年文部科学省グローバルCOE生命科学「In vivoヒト代謝システム生物学拠点」拠点代表者．'07年慶應義塾大学医学部長（'15年3月まで）．'09年JST戦略的創造研究推進事業（ERATO）「末松ガスバイオロジープロジェクト」研究統括．'15年4月より国立研究開発法人日本医療研究開発機構・理事長．主要研究分野は代謝生化学，Gas Biology．趣味は天体観測．

第1章 レドックスバイオロジーの新展開

Ⅱ. レドックス応答と細胞機能制御

5. NADPHオキシダーゼ（Nox）によるレドックスシグナル制御

住本英樹

レドックスシグナルの伝達には，活性酸素特に過酸化水素が重要な役割を果たす．過酸化水素は，主として標的タンパク質のシステイン残基を可逆的に酸化することでその活性を変化させる．過酸化水素やスーパーオキシド（過酸化水素の直接の前駆体）を生成するための酵素がNADPHオキシダーゼ（Nox）である．ヒトNoxファミリーにはNox1～Nox5およびDuox1/2が存在する．これらは種々の細胞に存在し，それぞれ異なった機構で調節されている．本稿では，Nox由来の活性酸素によるレドックスシグナル制御と細胞機能調節について述べる．

はじめに

レドックスシグナルすなわち酸化還元反応を介したシグナルの伝達には，活性酸素（ROS）が重要な役割を果たす．ROSは分子状酸素（O_2）に由来する反応性が高い分子の総称であり，酸素分子が1電子還元されて生じるスーパーオキシド（O_2^-）および2電子還元されて生じる過酸化水素（H_2O_2）等を含む（**Graphical Abstract**）．レドックスシグナル制御には，特にH_2O_2が重要である．比較的安定であり，膜透過性も高く拡散しやすい性質をもつからである．

細胞内におけるROSの主な生成源として，ミトコンドリア内膜の呼吸鎖の電子伝達系があり，漏れ出た電子によりO_2^-が副産物として生成する[1]．一方，真の生成物としてROSを生成する酵素としてNADPHオキシダーゼ（NADPH oxidase：Nox）ファミリーがあり，ヒトではNox1～Nox5およびDuox1（dual oxidase 1）とDuox2の7メンバーが存在する（**表**）[2]．これらは分子種ごとに異なる機構で活性調節を受け，H_2O_2あるいはO_2^-（H_2O_2の前駆体）を直接生成する（**Graphical Abstract**）．本稿では，Noxによるレドックスシグナル制御について概説したい．

1 ROSによるレドックスシグナル伝達

H_2O_2によるシグナル伝達の可能性が注目された最初の例は，「H_2O_2を細胞に直接添加すると増殖が促進されるとともにタンパク質のチロシンリン酸化レベルが上昇する」という観察であろう[3,4]．H_2O_2は，主として標的タンパク質内のシステイン残基を酸化してスルフェニル化（C-SOH）する．例えば，PTP1B等のタ

[略語]
Nox：NADPH oxidase（NADPHオキシダーゼ）
Prx：peroxiredoxin（ペルオキシレドキシン）
ROS：reactive oxygen species（活性酸素種）

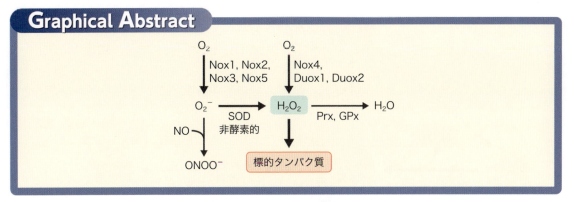

◆NoxによるROS生成とPrxおよびGPxによるH₂O₂の除去

レドックスシグナルは主としてH_2O_2により伝達されると考えられている．Noxファミリーのなかで，Nox1〜Nox3とNox5はO_2^-を，Nox4とDuox1/2はH_2O_2を遊離する．O_2^-は自発的にH_2O_2に変換されるが，スーパーオキシドジスムターゼ（SOD）はこの変換を促進する．このようにNoxにより直接あるいはO_2^-を経て生成されたH_2O_2は，標的タンパク質を酸化してレドックスシグナルを伝達する．一方，H_2O_2の除去（水への還元）は，主としてペルオキシレドキシン（Prx）やグルタチオンペルオキシダーゼ（GPx）により行われる．

表　ヒトNoxファミリー

	会合している膜タンパク質	活性化機構	生成物	特に発現が高い組織・細胞	遺伝病
Nox1	p22^{phox}	Noxo1, Noxa1, Rac	O_2^-	大腸上皮細胞，血管平滑筋細胞	
Nox2	p22^{phox}	p47^{phox}, p67^{phox}, p40^{phox}, Rac	O_2^-	食細胞（好中球など）	慢性肉芽腫症*
Nox3	p22^{phox}	Noxo1 (p47^{phox}), p67^{phox}, Rac	O_2^-	内耳，胎児腎臓	耳石形成不全（齧歯類）
Nox4	p22^{phox}	（－）	H_2O_2	腎臓尿細管上皮細胞，血管内皮細胞	
Nox5	（－）	Ca^{2+}	O_2^-	脾臓，リンパ節，精巣	
Duox1	DuoxA1/2	Ca^{2+}	H_2O_2	甲状腺ろ胞上皮細胞，唾液腺，肺	
Duox2	DuoxA1/2	Ca^{2+}	H_2O_2	甲状腺，大腸	甲状腺機能低下症**

*Nox2（あるいはp22^{phox}, p47^{phox}, p67^{phox}）の遺伝的欠損では好中球の殺菌能が低下し，幼少時から重症な感染症をくり返す．
**甲状腺ホルモン生成に必要な過酸化水素を供給するDuox2の遺伝子異常は，甲状腺機能低下症を引き起こす．

ンパク質チロシンホスファターゼでは，活性部位のシステイン残基がH_2O_2により容易にスルフェニル化され，そのため酵素活性が失われる．これが，細胞へのH_2O_2添加時におけるタンパク質チロシンリン酸化レベルの上昇に大きく寄与すると考えられている．一方O_2^-にはチロシンホスファターゼ等を失活させる作用はない[5]．また，EGF受容体がもつチロシンキナーゼ活性は，活性部位近傍のシステイン残基のスルフェニル化により促進されることが報告されている[6]．したがって，H_2O_2はチロシンホスファターゼの不活性化とEGF受容体チロシンキナーゼの活性化により，相乗的にチロシンリン酸化レベルを上昇させることになる．

H_2O_2は，転写因子の活性化にも関与する．例えば，酸化ストレス応答において主要な役割を果たすマスター転写因子Nrf2は，H_2O_2により活性化される．Nrf2は通常はU3リガーゼタンパク質Keap1と結合してすみやかに分解されているが，H_2O_2によりKeap1のシステイン残基が酸化されるとKeap1はNrf2に結合できなくなるので，Nrf2は核内に移行して転写因子として働くことになる[7]（詳細は第1章-9参照）．

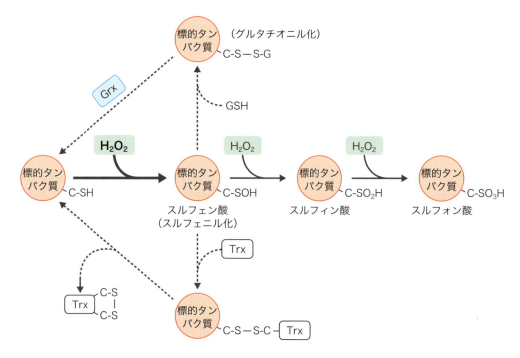

図1　タンパク質システイン残基のH₂O₂による可逆的酸化修飾
システイン残基は，H₂O₂により酸化されてチオール基はスルフェン酸に変換される（スルフェニル化）．これらは，チオレドキシン（Trx）あるいはグルタチオン（GSH）／グルタレドキシン（Grx）系の作用により，もとのチオール基に戻される．過剰なH₂O₂が存在する場合は，スルフェン酸はスルフィン酸さらにはスルフォン酸へと変換される．

　H₂O₂によるシステイン残基のスルフェニル化（およびそれに続くジスルフィド化／スルフェナミド化）は，一般に可逆的である．酸化されたシステイン残基は，チオレドキシン（Trx）の直接作用により還元される（**図1**）[8]．あるいは，スルフェニル化されたシステイン残基とグルタチオン（GSH）の間に生成される混合ジスルフィドは，Trx様タンパク質であるグルタレドキシン（Grx）が作用してシステイン残基へと還元される[8,9]．このような可逆性は，H₂O₂がシグナル分子として働くうえで，きわめて重要な性質といえよう．
　一方O_2^-は，主としてH₂O₂に変換されて働くと考えられる．O_2^-は，スーパーオキシドジスムターゼ（SOD）の作用によりあるいは非酵素的に不均化され，容易にH₂O₂とO₂に変換されるからである．ただしO_2^-は，一酸化窒素（NO）とすみやかに反応してパーオキシナイトライト（$ONOO^-$）を生成してNOの生理活性（血管平滑筋の弛緩作用等）を失わせるが，H₂O₂にはこのような作用はない[10]．

2　H₂O₂の除去：レドックスシグナルの終止

　細胞内におけるH₂O₂の除去は，ペルオキシソームではカタラーゼが担うが，他の部位では主としてペルオキシレドキシン（Prx）により行われる．Prxの活性部位のシステイン残基（C_P）は，H₂O₂によりすみやかにスルフェン酸化され（C_P-SOH），それがもう1つのシステイン残基（C_R）と反応してジスルフィド結合（C_P-S-S-C_R）を形成する．このように酸化型Prxの形成に伴い，H₂O₂は2分子の水となる（**図2A**）．酸化型Prxはチオレドキシン（Trx）の作用で還元型に再生され，触媒サイクルが回ることになる．さらに酸化型Trxは，NADPHを電子供与体とするTrx還元酵素（TrxR）の働きにより還元型に戻される（**図2A**）[11,12]．
　H₂O₂の除去においてPrxに次いで重要なのは，グルタチオンペルオキシダーゼ（GPx）である．GPxは，Prxと同様に1分子のH₂O₂を還元して2分子の水を生成するが，同時に2分子のGSHが酸化される（**図2B**）．酸

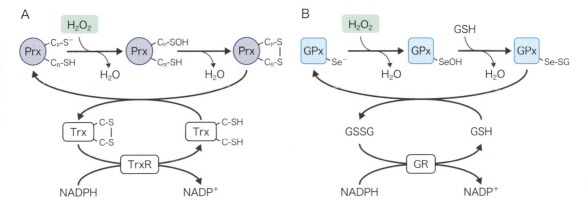

図2 ペルオキシレドキシン（Prx）およびグルタチオンペルオキシダーゼ（GPx）によるH₂O₂の除去
A）PrxによるH₂O₂の水への還元．H_2O_2は，Prxの活性部位にある高反応性のシステイン残基（peroxidatic cysteine：C_P）をスルフェン酸化し（C_P–SOH），それがもう1つのシステイン残基（resolving cysteine：C_R）と反応してジスルフィド結合（C_P-S-S-C_R）を形成する．このようにして，H_2O_2は還元されて2分子の水となり，酸化型Prxが生成する．酸化型Prxはチオレドキシン（Trx）の作用で還元型となり，酸化型TrxはNADPH依存性のTrx還元酵素（TrxR）により還元される．B）GPxによるH₂O₂の水への還元．H_2O_2は，GPxの活性部位にあるセレノシステイン残基（–SeH）を酸化し（–SeOH），同時に1分子の水が生成する．そこに還元型グルタチオン（GSH）が作用して，GPxはセレナジスルフィド化されるとともに，2分子目の水が生成する．さらにもう1分子のGSHによりGPxは還元型に戻され，酸化型グルタチオン（GSSG）が生成する．GSSGはNADPH依存性のグルタチオン還元酵素（GR）により還元され（2分子の）GSHとなる．

化型グルタチオンは，NADPH依存性のグルタチオン還元酵素（GR）の働きで還元型に戻される（**図2B**）[11) 12)]．

このように，無害な水にまで還元する有効な消去系が存在することが，H_2O_2のシグナル分子としての適性に寄与している．また，上記のPrxおよびGPxによるH_2O_2の消去には，ともにNADPH由来の電子が必要である．一方NADPHがNoxによるH_2O_2生成にも使用されていることからわかるように，ROSによるレドックスシグナル伝達はNADPHに依存している．

3 NoxによるROS生成：レドックスシグナルの開始

Nox/Duoxは膜貫通型のタンパク質であり，以下のような共通の構造をもつ（**図3**）．N末端側には6つの膜貫通αヘリックスが存在し（膜貫通領域），ここに2つのヘムが膜平面に対して垂直に並んでいるため，細胞質側から反対側への膜を越えた電子の輸送が可能となる[2)]．膜貫通領域のすぐC末端側には，NADPH結合領域とFAD結合領域をもつ細胞質領域が存在する[2)]．電子は，細胞質側のNADPHから，FADさらには膜貫通領域の2つのヘムを経て，細胞外のO_2へ電子が伝達されることになる（NADPH→FAD→ヘム→ヘム→O_2）（**図3**）．Nox1～Nox3とNox5における直接の生成物はO_2が1電子還元されたO_2^-であり，Nox4とDuox1/2ではO_2は2電子還元されH_2O_2が直接生成する[13)]．また，Nox1～Nox4は膜タンパク質p22^{phox}と，Duox1/2は膜タンパク質DuoxA1/A2と，それぞれヘテロ二量体を形成しているが，Nox5には会合する膜タンパク質は知られていない．

Noxの活性は巧妙に調節されており，ROS生成のためには電子伝達がONにならなければならない（**図3**）．Nox2の活性化には，細胞休止時には細胞質に存在する活性化タンパク質p47^{phox}とp67^{phox}および低分子量Gタンパク質Racが，細胞刺激に応じて膜移行しNox2–p22^{phox}複合体と相互作用する必要がある（食作用時の食胞でのNox2活性化には，さらにp40^{phox}が重要な役割を果たす）．この活性型Nox2複合体の形成には，細胞刺激に応じてリン酸化されたp47^{phox}のp22^{phox}への結合，刺激依存性に形成されたGTP結合型Racのp67^{phox}への会合，さらにRacが会合したp67^{phox}がNox2に直接相互作用することが必要である[14)]．また，

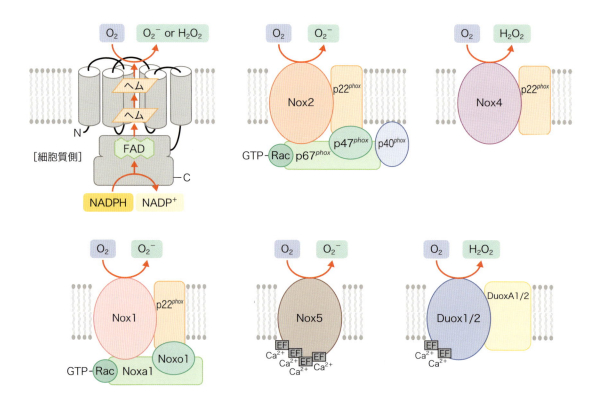

図3　Noxの共通構造とNox/Duoxの活性化型複合体
左上にNoxの共通構造を示す．N末端側には6つの膜貫通αヘリックスが存在し，そこに2つのヘムが膜平面に対して垂直に並んで存在するので，膜を越えて細胞質側から反対側への電子の輸送が可能になっている．膜貫通領域のすぐC末端側には細胞質領域が存在し，そこにNADPH結合部位とFAD結合部位が存在する．このようにして細胞質側のNADPHから細胞外のO_2への電子伝達系が形成されている（NADPH→FAD→ヘム→ヘム→O_2）．さらにそれぞれのNox/Duoxの活性化型複合体を示している．

Nox1の活性化には，Noxa1（p67^{phox}のホモログ）とNoxo1（p47^{phox}のホモログ）の両者が必要である．Nox5とDuox1/2には上記のNox共通領域に加えてN末側延長領域がありEF-ハンド（Ca^{2+}結合モチーフ）が存在するが，細胞刺激により細胞内Ca^{2+}濃度が上昇すると，ここにCa^{2+}が結合して活性化されROS生成に至る．さらにNox5とDuox1/2の直接のリン酸化が活性化を促進する．一方，Nox4はCa^{2+}や活性化タンパク質等による調節を受けず，恒常的にH_2O_2を生成するので，その制御は主としてタンパク質量の調節（転写／翻訳と分解）によりなされる．

4 Noxによるレドックスシグナル制御

Noxは，**表**にあげた発現の高い場所以外にも種々の組織・細胞に発現している．例えば脳神経系には，Nox2を中心にNox4やNox1，Nox3が発現している．アルツハイマー病やパーキンソン病等の神経変性疾患や，脳梗塞部位の近傍でNox2や種々のNoxの発現が亢進していることが知られている[15)16)]．これらの疾患のモデルにおいてNox2欠損マウスでは野生型よりも症状が軽減することから，Nox2によって生成されるROSが病態の増悪に関与すると考えられている．しかし，脳神経系でのNoxの生理的な役割は不明である．

心血管系には主として特にNox1，Nox2，Nox4等が発現している．これらの欠損マウスは，ストレス等がないときは，野生型マウスとほとんど差がない．Nox1は血管平滑筋細胞に豊富に発現しているが，Nox1欠損マウスでは，アンジオテンシンⅡ誘導型の高血圧が抑制されることが知られている．血管内皮細胞由来の

NOが，Nox1由来のO_2^-と反応してONOO$^-$となり，血管平滑筋の弛緩作用が失われることが関与しているのかもしれない[17]．一方，Nox2欠損マウスはアンジオテンシンIIによる心肥大が抑制されることから，Nox2は病的な心肥大に関与するとされている．これには，Nox2由来のH_2O_2によるチロシンホスファターゼ不活性化（それによる増殖シグナルの増強）が関与していると予想されている．このように，Nox1/2由来のROSは，心血管系においても病態の増悪に関与することがわかってきたが，Noxの生理的役割は暫く不明であった[17]．

その後，長期的な圧負荷によって引き起こされる心肥大や心機能不全が，Nox4欠損マウスでは野生型に比べて増悪され，Nox4トランスジェニックマウスでは逆に軽減されることがわかり，Nox4には心筋保護作用があると考えられるようになった[18]．また，血管内皮細胞特異的なNox4トランスジェニックマウスでは虚血後の血管新生が促進されるが，Nox4欠損マウスでは血管新生が抑制されること等が明らかになった[19)20]．低酸素状態ではNox4の発現が亢進し，Nox4依存性に血管内皮細胞成長因子（VEGF）の生成が促進されることが，このNox4による血管新生促進に関与する．ここでのNox4由来のH_2O_2は，NO合成酵素の発現を誘導（血管増殖に貢献するNO生成を促進），Keap1の不活性化（Nrf2タンパク質の安定化），PTP1Bの不活性化（内皮細胞の増殖と血管新生を促進）等に関与すると考えられている．

レドックスシグナルが効果的に伝達されるためには，ROS生成酵素とその標的タンパク質が近傍に存在することが大切である．例えば，血管内皮細胞において，Nox4はPTP1Bとともに主として小胞体（ER）に局在しているので，Nox4由来のH_2O_2は近傍にあるPTP1Bを効率よく不活性化させる（図4）[21]．そのために，VEGF受容体のチロシンリン酸化が維持され，生存のためのシグナルが効果的に流れ続けることとなる．また，種々のストレスに細胞が適切に応答するには，翻訳開始因子であるeIF2のαサブユニット（eIF2α）のセリン残基がリン酸化されることが重要である．このリン酸化により，グローバルな通常のタンパク質合成は抑制されるが，cap非依存性の翻訳は逆に促進される．タンパク質合成が促進されるものに転写因子ATF4

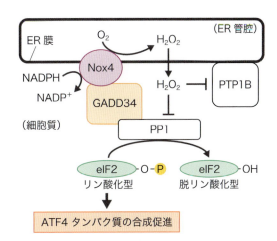

図4　Nox4によるタンパク質ホスファターゼの阻害
Nox4は主として小胞体（ER）に存在し，Nox4由来のH_2O_2はERに局在するチロシンホスファターゼPTP1Bを効率よく酸化して不活性化させる．セリン／スレオニンホスファターゼPP1は，GADD34を介してNox4と複合体を形成しており，やはりNox4由来のH_2O_2によって効果的に不活性化される．詳細は本文参照．

が含まれており，ATF4はストレスに応答し細胞の生存にかかわる多くの遺伝子の発現を促進する．このATF4の合成促進は，セリン／スレオニンホスファターゼPP1がeIF2αを脱リン酸化することで，負に調整されている．興味深いことに，Nox4由来のH_2O_2がPP1に直接作用して不活性化させ，ATF4タンパク質量を増加させることで，細胞の生存を促進し，心臓の虚血再還流傷害を抑制することが報告されている．Nox4はER上でGADD34を介してPP1と複合体を形成しているので，Nox4由来のH_2O_2が効率よくPP1に作用できることになる（図4）[22]．PP1の活性中心はシステイン残基でなくFe^{2+}等をもつ金属中心であるが，H_2O_2はこの金属中心を酸化させPP1活性を阻害する[22]．

Nox4の発現が最も高いのは腎尿細管上皮細胞であるが，その生理的役割はよくわかっていない．Nox4欠損マウスでは急性腎傷害や虚血再還流時の傷害が低下するので，腎臓においても組織保護作用があると考えられている[22)23]．この過程には，Nox4由来のH_2O_2によるPP1不活性化やNrf2活性化（細胞保護的遺伝子の発現を誘導）等が関与すると思われる．また，Nox1は大腸上皮細胞に豊富に発現しているが，その生理的役割もいまだよくわかっていない．傷害時の粘

膜再生において，Nox1由来のROSがPTP-PESTやPTEN等のホスファターゼを不活性化し，上皮細胞の遊走や創傷治癒を促進すると報告されている[24]．

おわりに

ROSは諸刃の剣である．しかるべき場所でしかるべき量生成されたROSはレドックスシグナルとして働き，細胞・組織の恒常性を保つのにあるいはストレスに対応するのに必要である．一方，制御されずに生成されたROSは細胞・組織の傷害に直結する．本稿で述べたように，NoxによるROS生成の種々の細胞・組織における生理的な役割はいまだ不明な点が多い．今後の研究の進展に期待したい．

文献

1) Wong HS, et al：J Biol Chem, 292：16804-16809, 2017
2) Sumimoto H：FEBS J, 275：3249-3277, 2008
3) Holmström KM & Finkel T：Nat Rev Mol Cell Biol, 15：411-421, 2014
4) Rhee SG, et al：J Biol Chem, 287：4403-4410, 2012
5) Juarez JC, et al：Proc Natl Acad Sci U S A, 105：7147-7152, 2008
6) Paulsen CE, et al：Nat Chem Biol, 8：57-64, 2011
7) Suzuki T & Yamamoto M：J Biol Chem, 292：16817-16824, 2017
8) Groitl B & Jakob U：Biochim Biophys Acta, 1844：1335-1343, 2014
9) Allen EM & Mieyal JJ：Antioxid Redox Signal, 17：1748-1763, 2012
10) Radi R：J Biol Chem, 288：26464-26472, 2013
11) Karplus PA：Free Radic Biol Med, 810：183-190, 2015
12) Lu J & Holmgren A：Free Radic Biol Med, 66：75-87, 2014
13) Brandes RP, et al：Free Radic Biol Med, 76：208-226, 2014
14) Matono R, et al：J Biol Chem, 289：24874-24884, 2014
15) Nayernia Z, et al：Antioxid Redox Signal, 20：2815-2837, 2014
16) Ma MW, et al：Mol Neurodegener, 12：7, 2017
17) Nguyen Dinh Cat A, et al：Antioxid Redox Signal, 19：1110-1120, 2013
18) Zhang M, et al：Proc Natl Acad Sci U S A, 107：18121-18126, 2010
19) Craige SM, et al：Circulation, 124：731-740, 2011
20) Schröder K, et al：Circ Res, 110：1217-1225, 2012
21) Chen K, et al：J Cell Biol, 181：1129-1139, 2008
22) Santos CX, et al：EMBO J, 35：319-334, 2016
23) Nlandu-Khodo S, et al：Sci Rep, 6：38598, 2016
24) Leoni G, et al：J Clin Invest, 123：443-454, 2013

＜著者プロフィール＞

住本英樹：1982年九州大学医学部卒業．'85年九州大学大学院医学研究科修了，医学博士．九州大学医学部助手，助教授を経て，'98年九州大学大学院医学系研究科教授（分子病態学分野），2001年九州大学生体防御医学研究所教授，'08年九州大学大学院医学研究院教授（生化学分野：現職）．Noxの活性化や細胞内局在の分子機構，分子のふるまい／modularな分子間相互作用の起源，細胞極性や形を決定する分子機構などに興味がある．

第1章 レドックスバイオロジーの新展開

II. レドックス応答と細胞機能制御

6. レドックス状態変動への生体適応を担うTRPチャネル

黒川竜紀,森 泰生

細胞内のレドックス環境は,抗酸化システムと活性酸素種(ROS)・活性窒素種(RNS)間のバランスにより維持されており,細胞はさまざまな生理機能においてこのレドックスバランスを利用している.その際には,レドックスバランスの変化を感知するセンサー機能,および細胞応答を生じるシグナル伝達のトランスデューサー機能の両者を備えた分子として,TRPチャネルが重要な役割を果たす.TRPチャネルはROS/RNSだけでなく,多種多様な環境変化により活性化する非選択的陽イオンチャネルであり,細胞内へCa^{2+}やNa^+などの陽イオンを流入させることでCa^{2+}シグナルや電気化学的変化を惹起することができる.本稿では,レドックス環境におけるTRPチャネルの活性化機構および生理学的,病理学的重要性を紹介する.

はじめに

生命体は,酸化ストレスから自己を守るために,抗酸化酵素や抗酸化物質などさまざまな防御システムを備えているが,活性酸素種(reactive oxygen species:ROS)の過剰な産生などにより局所的な産生と消去の平衡関係が崩れると,レドックスバランスの破綻に至る.その結果,発がん,糖尿病,動脈硬化,神経変性疾患,リウマチ,虚血再灌流傷害,肺高血圧症などさまざまな疾患を発症する.一方で,ROSまたは活性窒素種(reactive nitrogen species:RNS)は,疾患に関連した負の役割以外にも,酸化還元転写因子NF-κB等を活性化させることにより細胞の免疫応答に関与するなど,近年ではシグナル分子としての重要性も認識されつつある.

このように生体内においてROS/RNSは正と負の生物学的両義性を示すため,ROS/RNSを選択的に感知し細胞シグナルへ変換するシステムが,生命の恒常性にとってきわめて重要になってくる.細胞内レドックス環境の変化を感知する分子としては,イオンチャネ

[略語]
ADPR:ADP-ribose(ADPリボース)
mTOR:mammalian target of rapamycin(哺乳類ラパマイシン標的タンパク質)
nNOS:neuronal nitric oxide synthase(神経型一酸化窒素合成酵素)
OGD:oxygen glucose deprivation(無酸素かつグルコースを除去させた条件)
RNS:reactive nitrogen species(活性窒素種)
ROS:reactive oxygen species(活性酸素種)
TRP:transient receptor potential

TRP channels play a key role in biological adaptation to redox state changes
Tatsuki Kurokawa/Yasuo Mori:Department of Synthetic Chemistry and Biological Chemistry, Graduate School of Engineering, Kyoto University(京都大学大学院工学研究科合成・生物化学専攻)

Graphical Abstract

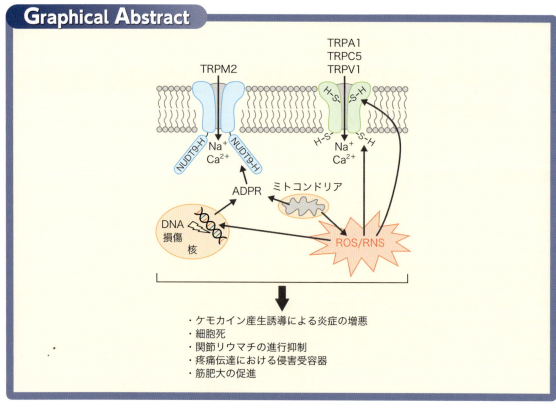

◆ レドックス活性種感受性TRPチャネル群

TRPチャネルは，ROS/RNSにより間接的もしくは直接的なシステイン残基の酸化により活性化され，細胞内へCa^{2+}やNa^+などの陽イオンを流入させることでCa^{2+}シグナルや電気化学的変化を惹起する．レドックス活性種感受性TRPチャネルは生体内で広く発現しており，ROS依存的な細胞機能に関係している．

ル，キナーゼ，転写因子などを含むさまざまなタンパク質が存在するが，特にROS/RNSを感知するセンサーおよび，刺激に対する細胞応答を生じるシグナルトランスデューサー両方を担う分子としてTRP（transient receptor potential）チャネルが注目されている．TRPチャネルはROS/RNSを含む多種多様な環境変化により活性化する非選択的陽イオンチャネルであり，細胞内へCa^{2+}やNa^+などの陽イオンを流入させることで，Ca^{2+}シグナルや電気化学的変化を惹起する[1]〜[3]（**Graphical Abstract**）．本稿では，酸化還元環境におけるTRPチャネルの活性化機構および生理学的，病理学的意義について，TRPM2，TRPM7，TRPC5，TRPV1，TRPA1を例にして紹介する．

1 TRPチャネルとは

TRPチャネルは，脊椎動物において28種類のホモログが同定されており，TRPC（canonical），TRPM（melastatin），TRPV（vanilloid），TRPML（mucolipin），TRPP（polycystin），TPRA（ankyrin）の6つのサブファミリーを構成している（**図1A**）．TRPチャネルは6回膜貫通領域を有しており，ホモあるいはヘテロ四量体を形成することによりイオンチャネルを形成する（**図1B**）．また，細胞質領域のN末端およびC末端側にはそれぞれチャネル活性に重要な構造が存在し，多くのTRPチャネルは，複数の刺激に応答することから，ポリモーダル（polymodal）センサーとして機能する．

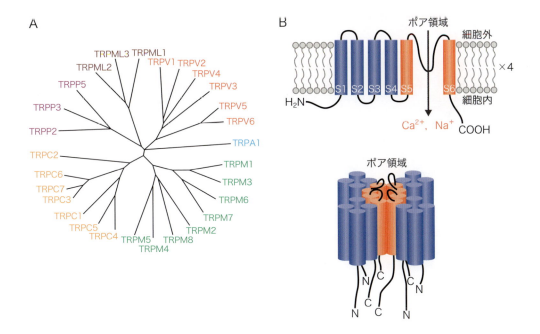

図1　TRPチャネルファミリーの基本構造
A）哺乳類TRPチャネルファミリーの進化系統樹．B）TRPチャネルは6回膜貫通構造で形質膜に存在しており（上図），ホモあるいはヘテロ四量体形成によりイオンチャネルを形成する（下図）．

2 TRPM2

　TRPM2は，C末端のnudix-type motif9-homology（NUDT9-H）モチーフにADP-ribose（ADPR）が結合することにより活性化される．われわれは，TRPM2がROSの1つであるH_2O_2により活性化されることを，TRPチャネルファミリーのなかではじめて明らかにした[4]．ADPR分解酵素の過剰発現や，ADPR産生酵素であるpoly（ADPR）polymerase-1（PARP1）への阻害剤処理によりADPRの産生を抑制すると，TRPM2のH_2O_2による活性化がみられなくなることから，TRPM2の活性化にはADPRを介していると考えられる．一方で，NUDT9-Hモチーフが欠損しているTRPM2スプライシングバリアントでは，ADPRにより活性化されないが，高濃度のH_2O_2に反応することが報告されている．したがって，H_2O_2によるTRPM2の活性化においては，ADPRを介さない独立した活性化機構も存在する可能性が示唆されている．

　TRPM2は温かい温度域で活性化するチャネルだが，これまで，感覚神経には発現が認められず温度知覚には関与しないと考えられてきた．しかし近年，体性神経や自律神経および体温調節中枢である視床下部の神経細胞において，TRPM2が温度センサーとして働くことが報告された[5)6)]．また，TRPM2は活性化物質が存在しない状態では48℃付近の高い温度にしか反応しないが，H_2O_2が産生されると平熱域（37℃）で活性化するなど，温度センサーとしての機能，またH_2O_2との関連も報告されている[7]．さらに，発熱時にROS産生が上昇するという報告もあることから，発熱時において高い脳内温度で産生されたROSにより，TRPM2が制御する経路が活性化され体温の上昇を防いでいるという可能性も示唆されている[8]．

　炎症部位では，集積した好中球やマクロファージから大量のROSが産生される．われわれは，ヒト単球細胞株U937細胞において，ROSによるTRPM2の活性化が好中球遊走を強く誘導するケモカインCXCL8とCXCL2の産生に重要であることを見出した[9]．H_2O_2により活性化されたTRPM2は細胞内にCa^{2+}を流入させ，Pyk2/Ras/Erk/NF-κBといったシグナル伝達経路を介してCXCL8の発現を誘導する（**図2**）．また，われわれは，ヒトの潰瘍性大腸炎に類似した大腸炎モデルであるデキストラン硫酸ナトリウム誘発モデルを用

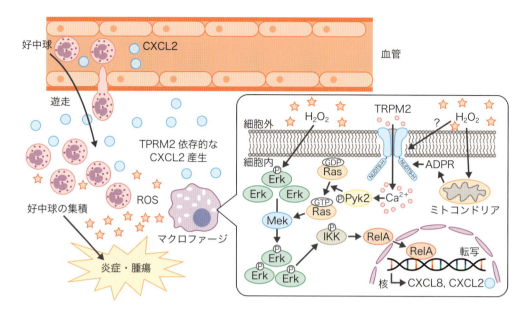

図2　過酸化水素によるTRPM2活性化を介したCXCL8産生機構
過酸化水素（H_2O_2）はミトコンドリアからのADPRを誘導し，TRPM2の活性化を介して細胞内へのCa^{2+}流入を引き起こす．細胞内Ca^{2+}濃度の上昇によりCa^{2+}依存性チロシンキナーゼPyk2の活性化が誘導され，Rasを介してErkの活性化の増幅を引き起こす．増幅されたErkシグナルはRelAを核内に移行させ，マクロファージにおいてCXCL2（CXCL8）の産生を誘導する．そして，CXCL2は炎症部位である大腸へ好中球を遊走させ，集積した好中球は潰瘍の形成など病態の悪化を引き起こす．

いることにより，マクロファージではTRPM2依存的なCXCL2産生誘導が炎症部位への好中球の遊走を引き起こし，炎症を増悪させていることを見出した（**図2**）．一方，Perraudらにより感染防御における自然免疫にとってTRPM2は枢要であることも示されており[10]，生理的に重要な炎症反応が慢性炎症などの病態へと変じる際に，TRPM2がどのような挙動をとるかは非常に興味深い．

3 TRPM7

さまざまな組織広範に分布しているTRPM7は，細胞質領域のC末端側にセリン・スレオニンキナーゼドメインをもっており，細胞内Mg^{2+}-ATP濃度に制御される．TRPM7を欠失させた変異細胞は，細胞内Mg^{2+}欠乏や細胞の成長停止を引き起こし，24時間以内に細胞死に至ることが知られている．また，TPRM7は，脳虚血状態を反映する無酸素およびグルコースを除去させた状態（oxygen glucose deprivation：OGD）では，培養神経細胞が産生するROSやRNSによってTRPM7が活性化されることにより細胞死を引き起こすことが報告されている．TRPM7の発現をノックダウンさせた大脳皮質神経細胞では，OGD下で誘導される細胞死が有意に減少することから，虚血時に誘導される神経細胞死にTRPM7が重要な役割を果たしていることが示唆されている．また，海馬のTRPM7を特異的にノックダウンさせたところ，脳虚血時の神経細胞死が抑制され，恐怖，空間記憶などの機能損失も抑制された[11]．以上の結果より，脳虚血によって惹起される遅延性神経細胞死にTRPM7を介したシグナル伝達機構が重要であることが示唆される．

4 TRPC5

TRPC5は，リン脂質の加水分解酵素であるホスホリパーゼCに関連した受容体活性化型Ca^{2+}チャネルとしてマウスの脳からクローニングされた分子であり[12]，脳の他にも血管内皮などで発現が認められている．わ

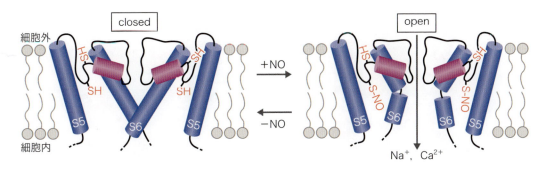

図3　システイン残基を介したTRPC5の活性化制御機構
　一酸化窒素（NO）が細胞質側から遊離のCys553に近づきニトロシル化が起こる．このシステイン残基の直接修飾がチャネルの開口を引き起こす．また，ニトロシル化されたCys553に対して遊離のCys558が求核攻撃しジスルフィド結合を形成し，チャネルを開口状態で安定化しているものと考えられる．

れわれは，TRPC5がH_2O_2による酸化，一酸化窒素NOによるニトロシル化，親電子物質のマイケル付加反応等，酸化的な修飾付加反応を介して活性化することを見出した[13]．また，システイン残基の変異体を用いた標識実験および細胞内Ca^{2+}濃度測定により，ポア領域に存在する553番目および558番目のシステイン残基（Cys553とCys558）が，NOを介したTRPC5の活性化に重要な役割を担っていることを明らかにした（**図3**）．さらに他のグループから，Cys176/178のグルタチオン化によりTRPC5が活性化されると報告されている[14]．興味深いことに，TRPC5ではCys553とCys558間でジフルフィド結合を形成し，還元剤や細胞外チオレドキシンによりこの結合が切断されることでチャネルが開くことや[15]，このCys553とCys558を含むジフルフィド結合は，TRPC5の四量体形成やトラフィッキングに重要であるという報告もされている[16]．このようにCys553とCys558において異なる結果が報告されている理由として，TRPC5は酸化・還元反応両方が可能なスルフェン酸など中間状態の酸化状態のシステイン残基を保持している可能性や，TRPC5のサブユニット間でCys553とCys558が異なる酸化状態にある可能性が考えられる．

　関節リウマチでは，チオレドキシンの細胞外濃度が特に高くなっており，関節リウマチ患者から得られた分泌性の線維芽細胞様滑膜細胞ではTRPC5の発現がみられる．また，チオレドキシンによるTRPC5の活性化を阻害すると分泌能を増強し，チオレドキシンによる分泌抑制が損なわれたことから，TRPC5は関節リウマ

チの進行を抑制する役割を担っていると考えられる[15]．

5　TRPV1

　TRPV1は，感覚神経細胞に発現が認められ，熱刺激（＞43℃），化学刺激といった侵害刺激により活性化し，疼痛伝達における侵害受容器として機能していることが知られている．これらの刺激に加えて，われわれは，HEK細胞に発現させたTRPV1がH_2O_2とNOにより活性化されることを見出した[13]．前述したTRPC5のCys553とCys558に相当するシステイン残基（Cys616とCys621）に変異を加えると，TRPV1におけるH_2O_2もしくはNOによる活性化が減少することから，TRPV1においてもこれらシステイン残基は重要であると示唆されている．しかし，2つのシステイン残基に同時に変異を加えた変異体においても，NOに誘導されるCa^{2+}流入が報告されており，どのシステイン残基が酸化感受性に重要であるかはまだ議論が残る．

　最近われわれは，ヒトTRPV1（hTRPV1）の258番目（Cys258）と742番目のシステイン残基（Cys742）間で，サブユニット間のジスルフィド結合を形成していることを見出した[17]．これらシステイン残基をセリン残基に置換したC258SもしくはC742S hTRPV1ではタンパク質の安定性が減少していたことから，このサブユニット間のジスルフィド結合は，チャネルの安定化に重要であることが示唆された．興味深いことに，このC258S hTRPV1では，酸化剤による活性化はみられなくなっていた．さらに，質量分析計による解析

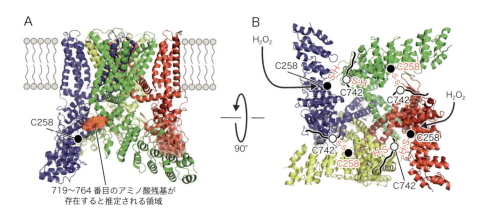

図4 システイン残基を介したTRPV1の複合体形成と活性化調節機構
ratTRPV1（PDB ID：3J5P）から予想したhumanTRPV1の構造．四量体を構成する単量体をそれぞれ，青色，緑色，黄色，赤色で示す．**A**）横から見たところ．Cys258を黒丸，Cys742が含まれると予想されるC末端領域を赤で示す．**B**）細胞質側から見たところ．Cys258を黒丸，C末端領域と予想される領域に存在するCys742を白丸で示す．Cys258は，酸化を感知する役割（黒字）とジスルフィド結合により構造を安定化させる役割（赤字）の2つの機能を有している．

により，Cys258は酸化物に対して高い感受性を示した．以上の結果より，Cys258は酸化を感知する役割とジスルフィド結合により構造を安定化させる2つの機能を有していることが示された（**図4**）．

TRPV1は痛覚過敏に関係しているが，NOやペルオキシ亜硝酸ONOO$^-$に対する感受性をもつことから，筋肥大との関係も報告されている[18]．筋肥大誘導モデルでは，負荷の開始直後にNO合成酵素のサブタイプであるneuronal nitric oxide synthase（nNOS）が活性化されることによりONOO$^-$の産生が促進され，ONOO$^-$により活性化されたTRPV1を介した細胞内Ca^{2+}濃度の上昇を誘起される．この細胞内Ca^{2+}濃度の上昇によりタンパク質合成系を制御するmammalian target of rapamycin（mTOR）が活性化され，筋肥大が促進される．TRPV1のアゴニストであるカプサイシンを投与すると，mTORは活性化し筋肥大は促進され脱負荷および除神経による筋委縮は軽減されることから，TRPV1は筋委縮の治療において新たなターゲットとなると考えられる．

6 TRPA1

TRPA1は次亜塩素酸OCl$^-$，H$_2$O$_2$，オゾン，NO，ONOO$^-$などのROS/RNSによるシステイン残基の修飾により活性化される．この反応にはヒトTRPA1のCys421, Cys621, Cys641, Cys665が重要であると報告されている．一方，ROSとRNSは不飽和脂肪酸と反応することにより，4-hydroxynonenal（4-HNE），4-hydroxyhexenal（4-HHE），4-oxononenal（4-ONE），ニトロオレイン酸（9-OA-NO$_2$）などの高反応性親電子物質を産生する．これらの物質は，システイン残基の酸化的修飾反応を介してTRPA1を活性化することが報告されている．これらに加えて，内因性の炎症関連親電子物質15-deoxy-$\Delta^{12,14}$-prostaglandin J$_2$（15d-PGJ$_2$）もTRPA1を活性化させ，この反応にCys621が重要であると報告されている[19]．*Trpa1* KOマウスを使った実験では，H$_2$O$_2$, 15d-PGJ$_2$, 4-HNEはTRPA1の活性化を介して痛みを引き起こすことが報告されていることから，TRPA1は病態時における炎症性疼痛にも関与していることが示唆されている．

また，TRPA1は，気管支肺C線維に発現しており，ワサビ成分のアレルイソチオシアネート，シナモンに含まれるシンナムアルデヒド，低酸素やROSなどの刺激物を感知する[20]．シンナムアルデヒドや汚染物質であるアクロレインによりモルモットは咳を誘発されるが，この反応はTRPA1のアンタゴニストにより抑制される．さらに，OCl$^-$やH$_2$O$_2$をエアゾル化しマウスに吸入させると呼吸回数の低下を引き起こすが，TRPA1

欠損マウスではこのような変化はみられない．これらのことからTRPA1は生理的な炎症反応を引き起こすために，気道において空気中の刺激物や汚染物質を感知する役割を担うと考えられている．

おわりに

　レドックス活性種感受性TRPチャネルは広範に生体内で発現しており，細胞死，ケモカイン産生，ROS感知などROS依存的な細胞機能に関係している．さらに，近年これらの役割に加えて，虚血再灌流傷害，神経変性疾患，精神障害，血管透過性亢進，痒み感など新たな役割が明らかになってきている．TRPチャネルの発現とROS/RNSの産生は生体内で広範囲でみられることから，TRPチャネルの酸化還元感受性は，まだ同定されていない多くの生体内現象にかかわっていると考えられる．よって，生体内におけるROS感受性TRPチャネルの機能解明は，生理学的，病理学的に今後重要な課題であり，生体の恒常性維持や，疾患のメカニズムの解明につながっていくことが期待できる．

文献

1) Kozai D, et al：Antioxid Redox Signal, 21：971-986, 2014
2) Ogawa N, et al：Cell Calcium, 60：115-122, 2016
3) Kurokawa T & Mori Y：Anti-aging Medicine, 11：705-712, 2015
4) Hara Y, et al：Mol Cell, 9：163-173, 2002
5) Song K, et al：Science, 353：1393-1398, 2016
6) Tan CH & McNaughton PA：Nature, 536：460-463, 2016
7) Kashio M, et al：Proc Natl Acad Sci U S A, 109：6745-6750, 2012
8) Kamm GB & Siemens J：Temperature (Austin), 4：21-23, 2017
9) Yamamoto S, et al：Nat Med, 14：738-747, 2008
10) Knowles H, et al：Proc Natl Acad Sci U S A, 108：11578-11583, 2011
11) Sun HS, et al：Nat Neurosci, 12：1300-1307, 2009
12) Okada T, et al：J Biol Chem, 273：10279-10287, 1998
13) Yoshida T, et al：Nat Chem Biol, 2：596-607, 2006
14) Hong C, et al：Brain, 138：3030-3047, 2015
15) Xu SZ, et al：Nature, 451：69-72, 2008
16) Hong C, et al：Pflugers Arch, 467：703-712, 2015
17) Ogawa N, et al：J Biol Chem, 291：4197-4210, 2016
18) Ito N, et al：Nat Med, 19：101-106, 2013
19) Takahashi N, et al：Channels, 2：287-298, 2008
20) Takahashi N, et al：Nat Chem Biol, 7：701-711, 2011

＜筆頭著者プロフィール＞
黒川竜紀：2005年，九州工業大学大学院情報工学研究科博士後期課程，情報工学博士（坂本順司研究室）．'05〜'08年，岡崎統合バイオサイエンスセンター研究員（岡村康司研究室）．'08〜'11年，大阪大学大学院医学系研究科研究員（同研究室）．'11〜'17年，京都大学大学院工学研究科助教（森泰生研究室）．'17年10月より大分大学医学部准教授（小野克重研究室）．イオンチャネルの構造と機能に興味があります．

第1章 レドックスバイオロジーの新展開

Ⅱ. レドックス応答と細胞機能制御

7. ASK1キナーゼによるレドックスシグナル制御
―多彩な翻訳後修飾を介したシグナル制御とその破綻による疾患

松沢　厚，一條秀憲

> 細胞は，常にレドックス環境の変化に曝されており，その変化を正確に捉え，適切に応答することで，細胞死・増殖等の細胞機能の恒常的なバランスを保持している．その破綻はさまざまな疾患の原因となるため，レドックスシグナルの厳密な制御による適切なレドックス応答の誘導は生命維持に不可欠である．本稿では，レドックス応答シグナルの司令塔として働くASK1キナーゼの活性化がレドックス変化に応じて多彩な翻訳後修飾を介して厳密に制御される新たな機構と，その異常を原因とするがん等の疾患との関連について最近の知見を概説した．

はじめに

　細胞は常にレドックス環境の変化に曝されており，この変化に適応していくためには，その変化を正確に感知し，適切なレドックス応答を迅速に誘導する必要がある．このようにレドックス変化を感知して細胞内へ情報を伝達し，その変化に応じて最適な応答を誘導することがレドックスシグナルの1つの役割である．レドックスシグナルは，基本的な細胞機能や，細胞死・増殖といった重要な細胞応答のバランスを調節し，細胞内の恒常性の維持，すなわち生命活動に不可欠である．したがって，その破綻はがんや免疫疾患などさまざまな疾患の原因となる．

　長い生物進化の過程で，生物はレドックスストレスを含む多様なストレスに応答するための情報伝達網として，キナーゼによるタンパク質リン酸化システムを用いて，ストレスに応じた細胞応答の誘導を可能にし，さまざまな環境変化やストレスに適応し，生命活動を維持してきた．そのなかでもMAPキナーゼ（MAPK）経路は，MAPK→MAP2K→MAP3Kからなるリン酸化カスケードであり，細胞内外の環境変化に応じてシグナルのバランスを微調整することができる．特に最

[略語]
ASK1：apoptosis signal-regulating kinase 1
MAPK：mitogen-activated protein kinase
PRMT1：protein arginine methyltransferase 1
TLR4：Toll-like receptor 4
TRAF2：TNF receptor-associated factor 2
TRIM48：tripartite motif 48
USP9X：ubiquitin specific peptidase 9, X-linked

Graphical Abstract

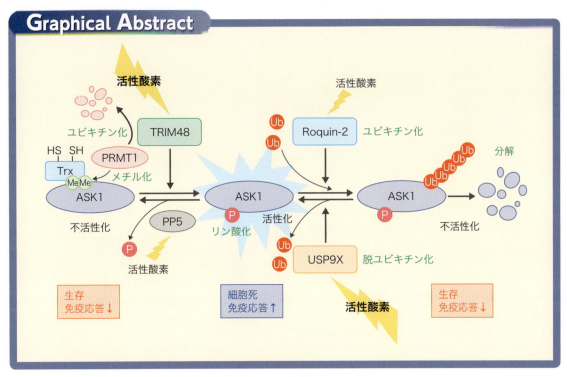

◆ 多彩な翻訳後修飾によるレドックスシグナルの制御機構

　レドックスシグナルは多彩な翻訳後修飾によって厳密な制御を受けている．ユビキチン化・メチル化・リン酸化関連酵素群は，多様な翻訳後修飾の制御を介して相互作用し，レドックス変化や活性酸素などのレドックス関連分子種によるレドックスストレスの強さ・長さに応じてシグナルを微調整し，細胞死や免疫応答といったレドックス応答を適切に誘導していると考えられる．その破綻が，がんや免疫疾患などレドックスストレスを起因としたさまざまな疾患につながる．多彩な翻訳後修飾によるレドックスシグナル制御機構の詳細な理解が，それらの疾患の病態解明や治療戦略開発に重要である．

　上流のMAP3Kは，多様なストレスを感知して細胞内で情報を伝達する重要なシグナル分子であり，その1つがレドックスシグナルにおいて中心的な役割を果たすASK1（apoptosis signal-regulating kinase 1）である[1) 2)]．

　ASK1は活性酸素やレドックス変化に応答して，細胞死や炎症といったレドックス応答を誘導するキナーゼである．したがって，ASK1の活性化制御は厳密に行われなければならない．実際，ASK1制御の破綻は，免疫疾患やがん，神経変性疾患などのさまざまな疾患につながることがわかってきた．そこで本稿では，レドックス応答キナーゼASK1を介したレドックスシグナルの厳密な制御のしくみと，その異常によって引き起こされる疾患について概説する（**Graphical Abstract**）．

1 レドックス応答キナーゼASK1とレドックス変化に応じた活性制御機構

　近年，活性酸素や活性酸化窒素種，さらに活性イオウ分子種を含むレドックス関連分子種がレドックスストレスを誘起・調節するだけでなく，さまざまなシグナル分子を標的とした修飾を介して生理的なシグナルメディエーターとして機能することがわかってきた．これがレドックスシグナルである．レドックス関連分子種は，その毒性と生理的メディエーターとしての有用性が表裏一体であり，レドックスシグナルは厳密な制御が不可欠なシステムである．この厳密な制御システムで重要な役割を担うのが，レドックス応答キナーゼASK1である．

　ASK1は，活性酸素などで誘起されるレドックススト

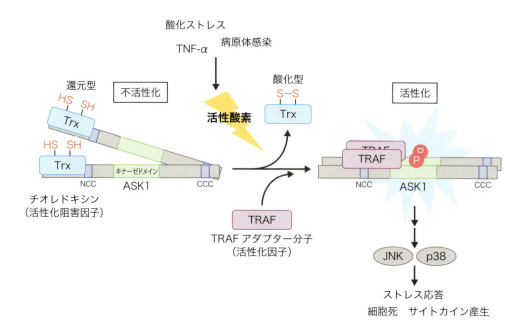

図1　レドックス応答キナーゼASK1の活性制御機構
ASK1は通常状態でC末端側コイルドコイル領域（CCC）を介して多量体を形成するが，レドックス応答分子Trxの還元型と結合して不活性されている．酸化ストレスや病原体感染時に産生される活性酸素などのレドックス関連分子種によって，Trxは酸化型となりASK1から解離すると，ASK1活性化因子であるTRAFがASK1に結合する．ASK1はN末端側コイルドコイル領域（NCC）同士の多量体化と自己リン酸化によって強く活性化し，下流のJNK，p38を介して細胞死やサイトカイン産生を誘導する．

レスに応答して活性化し，ストレス応答MAPKであるJNK，p38の活性化を介して，その情報を細胞内へと伝達するMAP3Kである[2)～4)]．ASK1は，アポトーシスに代表される細胞死や炎症・免疫応答といった重要なレドックス応答を誘導することがわかってきた[1) 2) 5)～9)]．ASK1がレドックス変化に応答できるしくみを理解するうえで重要な点は，それぞれ負と正の制御因子チオレドキシン（Trx）とTRAF（TNF receptor-associated factor）2およびTRAF6によってASK1が活性制御を受けることである．Trxは，レドックス変化を感知する2つのシステインを分子内に有しており，酸化ストレス依存的にシステインのSH基同士のジスルフィド結合が形成されてコンフォメーションが大きく変化する．Trxは，通常状態では還元型としてASK1と結合し，その活性を阻害しているが，酸化ストレスやレドックス状態が酸化側へ変化すると酸化型となりASK1から解離する[5)]．Trxの阻害作用から解放されたASK1は，TNF-αやTLR4（Toll-like receptor 4）などの受容体アダプター分子であるTRAF2，TRAF6との結合を介して多量体化し，自

己リン酸化により活性化する[7) 8)]（図1）．このようにASK1-Trxシステムは，物理化学的なレドックスシグナルを生物学的情報としてのキナーゼシグナルに変換する分子スイッチとして機能し，レドックス変化に応じたシグナルのバランス制御によって適切なレドックス応答の誘導が可能となる．

2 ASK1による細胞死や免疫応答の誘導と疾患

われわれが樹立したASK1欠損マウス由来の細胞では，酸化ストレスやTNF-α刺激で産生した活性酸素で誘導されるJNK，p38の持続的活性化の成分が低下し，それに伴いアポトーシスによる細胞死が著しく減少していた．この結果は，ASK1は酸化ストレス誘導性細胞死に必須であり，ASK1依存的なJNK，p38の持続的活性化が細胞死誘導に重要であることを示している[6)]．その細胞死誘導機構については，下流のJNKによるリン酸化を介した抗アポトーシス分子Bcl-2の不活化と，ミ

トコンドリア依存的細胞死誘導経路の活性化が確認されている[10) 11)]．ASK1依存的な酸化ストレス誘導性細胞死は，神経変性疾患での神経細胞死や，心不全，虚血性臓器障害，糖尿病など多様な疾患に関与する．

さらにわれわれは，ASK1がレドックスシグナルを介して病原体感染にも応答し，炎症や免疫応答を誘導することを見出した[7)]．免疫応答を誘導するTLR4受容体リガンドである細菌構成成分リポポリサッカライド（LPS）は，シグナルメディエーターとしての活性酸素の産生を介してASK1-p38経路を活性化する．ASK1欠損の樹状細胞や脾細胞ではLPS誘導のサイトカイン産生が低下しており，またASK1欠損マウスはLPS誘導の敗血症モデルでの過剰な炎症反応による個体死に耐性を示した[7)]．このようにASK1は，レドックスシグナルを介して感染防御応答に寄与しており，ASK1の過剰な活性化は炎症増悪化や自己免疫疾患につながると考えられる．実際に，自己免疫疾患モデルの1つで，炎症亢進による中枢神経の脱髄が原因で起こる多発性硬化症モデルでは，神経炎症と脱髄の抑制がASK1欠損マウスで認められた[12)]．

一方で，炎症反応の終結や病原体の感染拡大阻止のために誘導される免疫細胞の細胞死をASK1は促進する．炎症部位に放出されたATPによるマクロファージの細胞死には活性酸素産生を介したASK1-p38経路の活性化が必須であり[13)]，またFas誘導性のマクロファージ細胞死には，ASK1-p38経路によるアポトーシス抑制因子FLIPsのリン酸化を介した分解亢進が重要である[14)]．さらに最近，免疫細胞中でのヒト免疫不全ウイルスの増殖を，ASK1はウイルス分子に結合して抑制し，ウイルス感染拡大を阻止することがわかった[15)]．このようにASK1は，病原体感染をレドックス関連分子種の濃度やレドックス状態，すなわちレドックスストレスというパラメーターに変換して感知することで，炎症誘導や細胞死などの多様な応答反応を，感染ストレスの強さや状況に応じて使い分け，病原体感染に対処していると考えられる（図2）．

3 ユビキチン化関連酵素によるASK1活性化のバランス制御

このようにASK1は，活性酸素やレドックス変化に

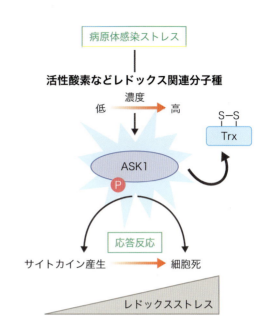

図2 ASK1によるレドックスシグナルの誘導
ASK1は，病原体感染ストレスの強さを，病原体認識受容体の下流で産生されるシグナルメディエーターとしての活性酸素などのレドックス関連分子種の濃度やレドックス変化として感知し，そのストレスに応じた適切なレドックスシグナルを誘導する．感染ストレスが弱い場合，ASK1はサイトカイン産生により免疫応答を活性化させるが，感染ストレスが強く長く続けば細胞死を誘導し，感染拡大の阻止や免疫応答を終結させる方向に働く．いずれも生体にとって感染防御応答であり，このような細胞の状況に応じた多彩な生理作用の誘導が生体恒常性維持に重要である．

応じてレドックスシグナルを制御し，最適なレドックス応答を誘導しなければならないため，ASK1活性化を微調整する厳密な制御機構が必要である．

最近われわれは，酸化ストレス依存的にASK1に結合する分子として脱ユビキチン[※1]化酵素USP9X（ubiquitin-specific peptidase 9, X-linked）を同定した[16)]．ASK1は，酸化ストレス依存的に結合するPP5ホスファターゼにより脱リン酸化され不活性化されるが[17)]，それとは別に，ASK1は活性化に伴いポリユビキチン化され，プロテアソーム分解により不活性化さ

> **※1 ユビキチン**
> 76アミノ酸からなるタンパク質で，標的タンパク質への共有結合により，その機能を修飾する．特にユビキチンの48番目のリジンに連なるポリユビキチン鎖修飾を受けたタンパク質は，プロテアソームにより認識・分解される．

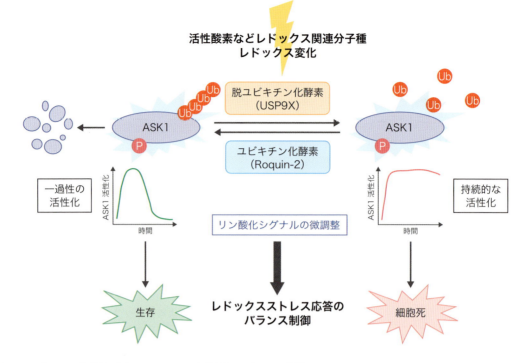

図3　ユビキチン化関連酵素によるASK1活性化のバランス制御
レドックス状態に応じて，脱ユビキチン化酵素USP9Xを介した脱ユビキチン化によるASK1の持続的活性化で細胞死が誘導される一方，ユビキチン化酵素Roquin-2によるASK1のユビキチン化分解で活性化が一過性となると生存シグナルが優位になると考えられる．このようにユビキチン化関連酵素によるレドックスシグナルの厳密なバランス制御が，細胞死などの適切なレドックス応答の誘導に重要である．

れることが判明した．USP9Xは，酸化ストレス依存的にASK1に結合し，ASK1を脱ユビキチン化することで，その分解を抑制し，ASK1を持続的に活性化させることがわかった．実際，USP9X欠損細胞ではASK1の持続的活性化が起こらず，酸化ストレス誘導性細胞死は抑制された．このようにASK1のユビキチン化は，その活性制御機構に重要であることがわかったが，一方でASK1特異的なユビキチン化酵素は不明であった．

そこで，ユビキチン化関連分子のsiRNAライブラリーを用いたスクリーニングにより，酸化ストレス依存的なASK1特異的ユビキチン化酵素としてRoquin-2（別名RC3H2）を同定した[18]．実際に，Roquin-2のノックダウンで酸化ストレス依存的なASK1と下流のJNK, p38の持続的活性化と細胞死が増強することから，通常ではRoquin-2がこれらの持続的活性化を抑え，酸化ストレス誘導性細胞死を抑制していることが明らかとなった．

Roquin-2を欠損した線虫は，ASK1の分解が抑制されるため，ASK1の活性化が亢進し，緑膿菌感染に対する抵抗性が高まる[18]．このようにRoquin-2はASK1のユビキチン化を介して，酸化ストレス誘導性の細胞死や感染防御応答など，多様なレドックス応答シグナルを制御していると考えられる．このようにレドックス状態に応じて，USP9Xを介した脱ユビキチン化によるASK1の持続的活性化で細胞死といったレドックス応答が誘導される一方，Roquin-2によるASK1のユビキチン化分解で活性化が一過性となると生存シグナルが優位になると考えられ，そのシグナルのバランスが厳密に制御されていることがわかってきた（**図3**）．

4　多彩な翻訳後修飾によるASK1活性制御機構

われわれは上記スクリーニングの過程で，Roquin-2

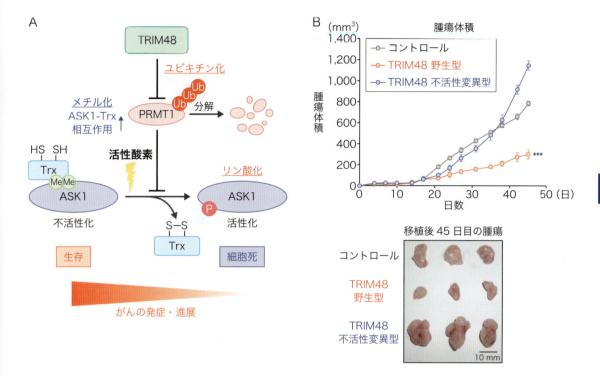

図4 TRIM48によるASK1活性化促進機構とがん発症・進展の抑制作用
A) TRIM48によるASK1活性化促進機構．PRMT1はASK1のメチル化により，ASK1阻害分子TrxとASK1との結合を増強し，ASK1活性化を阻害する．TRIM48は，このPRMT1をユビキチン化分解してASK1メチル化を低下させ，TrxとASK1との結合を解離させることで，酸化ストレス誘導性のASK1活性化と細胞死を促進する．TRIM48を高発現したがんでは，ASK1活性化の促進により細胞死が誘導され，増殖が著しく抑制されることから，TRIM48は抗がん作用をもつ．B) TRIM48によるがん発症・進展の抑制作用．ヒト肺がん由来A549細胞にTRIM48の野生型およびユビキチン化酵素活性を欠失させた不活性変異型を安定発現させた後，ヌードマウスに皮下移植を行い，腫瘍形成を経時的に観察するという，がん細胞の皮下移植実験を行った．上は経時的な腫瘍体積（腫瘍形成）を比較したグラフであり，下は移植後45日目の摘出腫瘍の撮影像の代表例を示した．コントロールおよびTRIM48不活性変異型の発現細胞と比較し，野生型の発現細胞では腫瘍形成が顕著に抑制された．平均値±SEM（コントロール，TRIM48野生型：n＝6，TRIM48不活性変異型：n＝5）．＊＊＊：$p<0.001$．文献19より引用．

とは別に，ASK1のユビキチン化を亢進させるTRIM48 (tripartite motif 48)※2という新規ユビキチン化酵素を同定した[19]．TRIM48は全く機能不明な分子であったが，興味深いことに，TRIM48の欠損細胞では，酸化ストレスによるASK1の活性化が著しく減弱すること，またTRIM48の過剰発現でASK1の活性化が亢進することから，TRIM48はASK1の活性化促進分子であると考えられた．また，Roquin-2欠損細胞では，

TRIM48の過剰発現によるASK1ユビキチン化の亢進が認められなかったことから，TRIM48がASK1の活性化を促進することで，間接的にRoquin-2を介したASK1ユビキチン化が亢進したと考えられる．

さらにわれわれは，TRIM48の実際のユビキチン化基質として，ASK1のメチル化酵素として報告されていたPRMT1 (protein arginine methyltransferase 1)を同定した．PRMT1はASK1のメチル化を介して，前述のASK1阻害分子TrxとASK1との結合を増強し，間接的にASK1活性化を阻害する分子である[20]．実際にTRIM48は，PRMT1をユビキチン化分解してASK1のメチル化を低下させ，TrxとASK1との結合を解離させることで，ASK1の活性化促進分子として機能し，

> **※2 TRIM48**
> TRIMファミリー分子に属する，機能不明なRING型ユビキチン化酵素の1つである．ヒトでは60種以上あるTRIMファミリー分子のいくつかは，ユビキチン化酵素として機能し，ウイルス防御や免疫制御にかかわる．

酸化ストレス誘導性細胞死を促進することが明らかとなった（**図4A**）[19]．

このようにASK1の活性化は，リン酸化に加えて，ユビキチン化やメチル化など多彩な翻訳後修飾を介して厳密に制御されることがわかってきた．レドックスストレスに応じた，ユビキチン化・メチル化関連酵素群によるリン酸化シグナルの微調整のしくみが，細胞死や炎症などのレドックス応答のバランス制御や適切な誘導に重要であり，その破綻がさまざまな疾患につながると考えられる．実際，ヒト肺がん由来A549細胞にTRIM48の野生型およびユビキチン化酵素活性を欠失させた不活性変異型を安定発現させた後，ヌードマウスに皮下移植を行い，腫瘍形成を経時的に観察するという，がん細胞の皮下移植実験を行うと，コントロールおよびTRIM48不活性変異型の発現細胞と比較し，野生型の発現細胞では，細胞死が促進され，腫瘍形成が顕著に抑制されることが判明した（**図4B**）[19]．

がんの発症・進展に寄与するPRMT1は，さまざまながんで発現上昇が観察されるが，そのメカニズムは全く不明である．本研究では，PRMT1分解に関与する候補分子としてTRIM48をはじめて同定し，TRIM48の異常によるASK1活性制御機構の破綻が腫瘍形成促進にかかわる可能性を示したという意味でも興味深い．さらに，Roquin-2やUSP9Xは，それぞれ自己免疫疾患やがんの原因遺伝子であることが報告されており[21,22]，われわれの結果も含め，これらの翻訳後修飾関連酵素が，細胞死や炎症といったレドックス応答の異常を原因とする多様な疾患に対する新たな治療標的となる可能性が考えられる．

おわりに

好気性生物は酸素利用によるエネルギー効率化と引き換えに，活性酸素の毒性とレドックス環境変化に曝されることになり，レドックス感知機構を発達させるとともに，シグナルメディエーターとしての活性酸素といったレドックス関連分子種によるシグナル伝達のしくみを独自に進化させ，獲得してきたと考えられる．しかし，このようなレドックスシグナルのシステムは，有害・有用性が表裏一体で，厳密な制御が不可欠であり，この厳密な制御を行ううえで最適なしくみが，ASK1などのレドックスシグナル分子の多彩な翻訳後修飾であったと考えられる．翻訳後修飾は多くのバリエーションをもち，1つのシグナル分子に対する修飾の組合わせで無数のパターンを生み出すことが可能である．このしくみにより，細胞はレドックス変化に応じてシグナルを微調整し，適切な応答を誘導できる．この制御の破綻ががんなどの疾患の原因であり，多彩な翻訳後修飾によるレドックスシグナル制御機構の詳細な理解が，レドックスストレスを起因とした多くの疾患の病態解明につながるものと期待している．

文献

1) Ichijo H, et al：Science, 275：90-94, 1997
2) Matsuzawa A & Ichijo H：Biochim Biophys Acta, 1780：1325-1336, 2008
3) Kyriakis JM & Avruch J：Physiol Rev, 92：689-737, 2012
4) Takeda K, et al：Antioxid Redox Signal, 15：719-761, 2011
5) Saito M, et al：EMBO J, 17：2596-2606, 1998
6) Tobiume K, et al：EMBO Rep, 2：222-228, 2001
7) Matsuzawa A, et al：Nat Immunol, 6：587-592, 2005
8) Noguchi T, et al：J Biol Chem, 280：37033-37040, 2005
9) Nishitoh H, et al：Genes Dev, 22：1451-1464, 2008
10) Yamamoto K, et al：Mol Cell Biol, 19：8469-8478, 1999
11) Hatai T, et al：J Biol Chem, 275：26576-26581, 2000
12) Guo X, et al：EMBO Mol Med, 2：504-515, 2010
13) Noguchi T, et al：J Biol Chem, 283：7657-7665, 2008
14) Kundu M, et al：Nat Immunol, 10：918-926, 2009
15) Miyakawa K, et al：Nat Commun, 6：6945, 2015
16) Nagai H, et al：Mol Cell, 36：805-818, 2009
17) Morita K, et al：EMBO J, 20：6028-6036, 2001
18) Maruyama T, et al：Sci Signal, 7：ra8, 2014
19) Hirata Y, et al：Cell Rep, 21：2447-2457, 2017
20) Cho JH, et al：Cell Death Differ, 19：859-870, 2012
21) Leppek K, et al：Cell, 153：869-881, 2013
22) Schwickart M, et al：Nature, 463：103-107, 2010

＜筆頭著者プロフィール＞
松沢　厚：1992年東京大学薬学部薬学科卒業．'97年同大学院薬学系研究科博士課程修了（井上圭三教授），薬学博士．同年～2002年キッセイ薬品工業中央研究所，'99～'02年東京医科歯科大学出向．'02年より東京大学大学院薬学系研究科細胞情報学教室（一條秀憲教授）助教，'08年より同准教授．その間'06～'08年カリフォルニア大学サンディエゴ校（Michael Karin教授）へ留学．'14年より東北大学大学院薬学研究科衛生化学分野教授．生命維持に不可欠な，レドックス変化や感染など多様なストレスに対する応答シグナルの巧みなバランス制御のしくみを捉えたい．

第1章 レドックスバイオロジーの新展開

Ⅱ．レドックス応答と細胞機能制御

8. 糖代謝とレドックス制御

久下周佐，色川隼人

真核細胞は，取り込んだ糖質，脂質，タンパク質よりエネルギー（ATP）を得る分解（異化）反応と，細胞構築用の分子を生合成（同化）する反応のバランスを保ちながら恒常性を維持し増殖する．これら代謝反応の中心が解糖系とTCAサイクルである．その上流にはニコチンアミドアデニンジヌクレオチドリン酸（NADPH）の産生系がある．NADPHは過酸化水素（H_2O_2）などの活性酸素種（ROS）を消去するためのプロトン供与体である．一方，下流には呼吸鎖があり，呼吸の過程で産生されるROSはさまざまなストレスに応答して上昇することが知られている．最近，ROSがシグナル分子として解糖系を制御しNADPHの産生を増強するシステムが明らかになってきた．

はじめに：解糖系と糖新生

解糖系はグルコースをピルビン酸に分解する反応である．ピルビン酸はミトコンドリアに輸送されアセチルCoAに変換後TCAサイクルの代謝回転を促す（図1）．これにより合成されたNADHおよび$FADH_2$の電子は，酸素分子に渡され，その過程でミトコンドリア内膜の内外で形成されるプロトンの濃度勾配がプロトンポンプを駆動しATP合成につながる．一方，糖質が不足すると肝細胞や出芽酵母細胞では糖新生に移行する．糖原性アミノ酸は，ピルビン酸やTCAサイクルの代謝物に変換されオキサロ酢酸を経由してホスホエノールピルビン酸（PEP）を合成して，解糖と逆の反応でグルコース6-リン酸を生合成する．解糖系の代謝方向を制御するためには2つの解糖系の不可逆反応の調節が重要な役割を果たす．すなわちフルクトース6-リン酸（F6P）→フルクトース1,6-ビスリン酸（FBP）はPFK（phosphofructokinase）により，PEP→ピルビン酸の反応はPK（pyruvate kinase）により触媒されるが，糖新生時にはPFKはATPにより抑制され，PKはATPの上昇およびアロステリック活性化物質のFBPの低下により抑制されることが教科書レベルで記載されている．しかし，最近の研究により，がん細胞においてPK活性を抑制するさまざまなシステムが解明され，細胞増殖における重要性が指摘されている．がん細胞は多量のグルコースを取り込んで解糖を促進する

[略語]
GAPDH：glyceraldehyde-3-phosphate dehydrogenase
（グリセルアルデヒド-3-リン酸脱水素酵素）
NADPH：nicotinamide adenine dinucleotide phosphate
（ニコチンアミドアデニンジヌクレオチドリン酸）
ROS：reactive oxygen species（活性酸素種）

Carbohydrate metabolism and redox regulation
Shusuke Kuge/Hayato Irokawa：Department of Microbiology, Faculty of Pharmaceutical Sciences, Tohoku Medical and Pharmaceutical University（東北医科薬科大学薬学部微生物学教室）

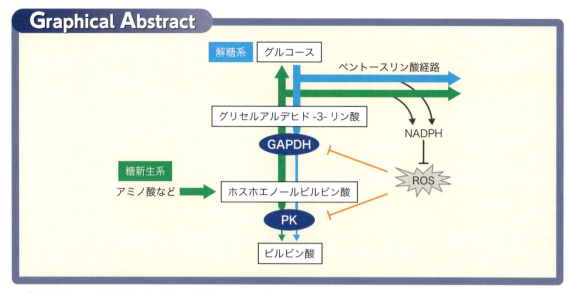

◆解糖系および糖新生系の新たな制御メカニズム
解糖系の流れを青矢印で示し，糖新生系の流れを緑矢印で示した．GAPDH：グリセルアルデヒド-3-リン酸脱水素酵素，PK：ピルビン酸キナーゼ．

一方，TCAサイクルを抑制し細胞構築用の分子の生合成を促進する（ワールブルク効果）．この特徴的な代謝が細胞増殖を促進すると考えられている．がん細胞や増殖のさかんな細胞においてはPK分子種のなかでも活性抑制機構を備えたPKM2を優位に発現することが報告され[1]，これを契機にさかんに研究が行われることになった．

モデル真核生物である出芽酵母は糖代謝や酸化ストレス応答の基礎研究に大いに貢献してきた．出芽酵母は酸素が十分に存在していてもグルコースを解糖して増殖することから，がん細胞の糖代謝と非常によく似ており，また遺伝的解析のしやすさからも，ワールブルク効果を理解するうえで強力なモデルとなりうる．解糖系のほとんどの酵素はヒトおよび出芽酵母に共通しており，Tosatoらも2013年の総説のなかでその有用性について言及している[2]．実際にROSによる解糖系のレドックス制御研究の多くは出芽酵母を用いて行われている．

1 代謝とROSの制御

解糖系はエネルギー産生経路であると同時に，さまざまな細胞構成成分を合成する同化反応につながる．ペントースリン酸経路はグルコース解糖系の枝分かれ経路の1つであり，核酸塩基やリボース，NADPHの合成を担っている．NADPHは脂質の合成のみならず，グルタチオンやチオレドキシンの還元に必要で，細胞のレドックスバランスの維持に不可欠な補酵素である．ペントースリン酸経路は酸化的経路と非酸化的経路からなり，NADPHの合成は酸化的経路のG6PD（glucose-6-phosphate dehydrogenase）とPGD（phosphogluconate dehydrogenase）が担う（図1）．出芽酵母を用いた解析では，G6PDを欠損した株ではH_2O_2感受性が増大することから，ペントースリン酸経路に由来するNADPHが酸化ストレス負荷時に重要であることがわかる[3]．

代謝反応はROSの産生とその制御機構に密接に寄与する．ミトコンドリアの呼吸鎖により酸素を水に還元する過程で，その部分還元体であるROSが産生される．また，腫瘍組織内は低酸素，低栄養の環境下でやはりミトコンドリア由来のROS濃度が高いことが知られている．そのため細胞はROSを消去しその毒性を軽減する酸化ストレス応答機構を備えている．解糖系の酵素群は細胞内に常に多量に存在することから，酵素

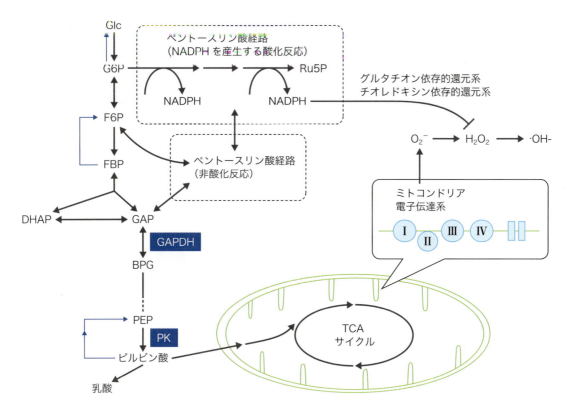

図1 糖代謝（グルコースの異化代謝と同化代謝）

解糖系のグルコース（Glc）からグルコース6-リン酸（G6P），フルクトース6-リン酸（F6P），フルクトース1,6-ビスリン酸（FBP），グリセルアルデヒド-3-リン酸（GAP），1,3-ビスホスホグリセリン酸（BPG），ホスホエノールピルビン酸（PEP），ピルビン酸に至る可逆的な経路を示す．G6PよりNADPHおよび核酸を合成するペントースリン酸経路とミトコンドリアの代謝経路のTCAサイクルおよび呼吸鎖を示す．ジヒドロアセトンリン酸（DHAP）およびリブロース5-リン酸（Ru5P）を示す．両方向の矢印は可逆反応で，色つきの矢印は別の酵素による糖新生時の反応である．

活性を制御するエフェクターの存在や翻訳後の修飾で活性制御される必要がある．最近の研究から，ROSも解糖系を抑制しNADPHの産生を誘導する役割があることが明らかにされてきた（**Graphical Abstract**）．解糖系の2つの酵素，GAPDH（glyceraldehyde-3-phosphate dehydrogenase）およびPKの酵素活性がROSによる特定のシステイン残基が酸化されることで低下することが明らかになってきた．GAPDHは解糖系後半のグリセルアルデヒド3-リン酸（GAP）を1,3-ビスホスホグリセリン酸（BPG）に変換する可逆反応を触媒する酵素である（図1）．

2 GAPDHのROSによる制御

酸化ストレスで制御されるタンパク質のH_2O_2との反応性は$k = 1 \sim 10\ M^{-1}s^{-1}$で決して高くはない．一方，GAPDHの活性中心のCys152（152番目のシステイン残基）のH_2O_2との反応性は$k = 10^2 \sim 10^3\ M^{-1}s^{-1}$と比較的高い．GAPDHは豊富に存在するタンパク質で活性中心Cys152の細胞内濃度は1 mMに達すると見積もられている．GAPDHがROSにより失活することは以前より知られていたが，Cys152が酵素触媒反応の活性中心であることから，その生物学的な意義に関しては不明であった．最近，GAPDHの立体構造のCys152の近傍のポケットにH_2O_2が入り込み，いくつかの残基のプロトンの連続的移動により

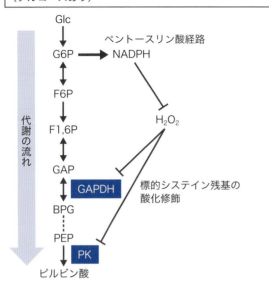
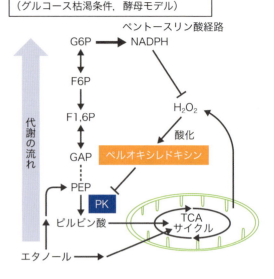

図2 ROS（過酸化水素）によるレドックス制御
A）グルコース代謝時（異化代謝時）に酸化ストレスを受けるとGAPDHおよびPKM2（ヒトPK）が酸化され，それらの酵素活性が低下する．その結果，代謝の流れが滞るためにペントースリン酸経路の流れが誘導されNADPHの合成が誘導される．NADPHはチオレドキシンやグルタチオンの還元のプロトンドナーになり過酸化水素を消去に働く．B）出芽酵母のピルビン酸キナーゼは同化代謝（糖新生）時にレドックス制御される．ペルオキシレドキシンが過酸化水素の受容体として働き，PYK1（酵母PK）の活性を抑制する．PK活性を抑制することで糖新生（G6P），NADPHの合成を促進する．

Cys152がスルフェン酸に酸化されることが明らかにされた[4]．また，GAPDHの活性を維持した状態でCys152の酸化が起こらないヒトGAPDH変異体が作製され，これを発現した酵母細胞のH_2O_2ストレス下でのNADPHの産生および生存率が低下した．このことからGAPDHのCys152がH_2O_2センサーとなって解糖系の流れを遅延させ，その結果ペントースリン酸経路への流れを亢進しNADPH産生量を増加した可能性が考えられている（**図2A**）[4]．

3 ピルビン酸キナーゼ（PK）のROSによる制御

糖代謝のレドックス制御で注目すべきは，解糖系の律速酵素の1つであるピルビン酸キナーゼ（PK）だ．GruningらはPKの発現量を制御した出芽酵母を作製し（高発現PK株および低発現PK株），酸化ストレスの感受性を比較したところ，高発現PK株の感受性が高いことを明らかにした[5]．これは，PK活性が低い方が基質であるPEPが蓄積し，PEPより上流の代謝経路が抑制されることでペントースリン酸経路が活性化されるためである．では，酸化ストレス存在時のPK活性の抑制はどのようにして行われているだろうか？筆者らは，グルコースが枯渇して糖新生にスイッチするときに細胞内ROS濃度が高いこと，糖新生時に酸化ストレス負荷したときのPK活性抑制が，新たな機構で引き起こされることを示してきた．詳細な説明は省くが，H_2O_2が酵母の主要ペルオキシレドキシンであるTsa1を酸化し，酸化されたTsa1がPKに結合，複合体を形成することでPK活性が抑制されるという機構である（**図2B**）．この制御は特にグルコースの枯渇下や主要炭素源がエタノールなどの非発酵性炭素源の場合に顕著で（ミトコンドリア呼吸鎖の活性化により内因性のROSが増加），解糖系の抑制というよりもむしろ

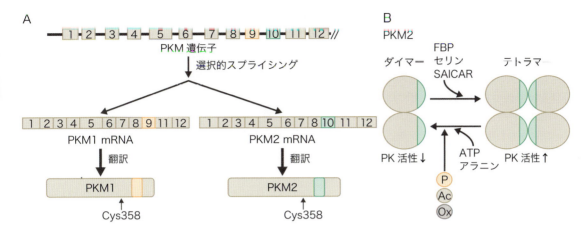

図3 PKM2の制御機構
A) PKM1とPKM2は同一遺伝子より転写されたmRNAのスプライシングの違いで，PKM1はコーディング領域の9番目のエキソンを，PKM2は10番目のエキソンをもつ．Cys358は7番目のエキソンに存在する．**B)** PKM2は不活性型のダイマーと活性型のテトラマーの形成により制御されている．2つのダイマー間の接合部分はPKM2固有のエキソンに由来するアミノ酸配列部位で構成されている．PKM2のPK活性はFBPに加え新生プリン合成の中間体であるSAICARや3-ホスホグリセリン酸より生合成されるセリンなどが結合し促進する．一方，ピルビン酸より生合成されるアラニンはPK活性を抑制する．翻訳後修飾としては，c-SrcやERK1/2による105番目のチロシンリン残基のリン酸化（P）や305番目のリジン残基のアセチル化（Ac）などによりそのPK活性は抑制される．さらに，358番目のシステイン残基が酸化されることで活性は抑制されるが，筆者らは新たに他のシステイン残基も酸化（Ox）される可能性を見出しつつある．

糖新生の活性化に寄与している可能性が考えられた．筆者らは，H_2O_2 との反応性が高い（$k = 10^5 \sim 10^7$ $M^{-1} s^{-1}$）ペルオキシレドキシンが，H_2O_2 受容体として働くPKの活性を制御するという新しい糖代謝のレドックス制御機構を提唱している[6]（図2B）．

このような出芽酵母研究の結果から，酸化ストレス負荷時のPK活性抑制機構とその意義について明らかになりつつある．それではヒト細胞ではどうだろうか？ヒトのPKは*PKLR*遺伝子にコードされるPKLとPKR，*PKM*遺伝子にコードされるPKM1とPKM2の4つのアイソフォームが存在する．PKL，PKRおよびPKM1は組織特異的に発現するが，PKM2は全身に広く発現している．PKM1とPKM2は同一遺伝子より選択的スプライシングにより1つのエキソン（PKM1は9番目をもち，PKM2は10番目をもつ）のみの違いで，立体構造上ダイマー間の接地面に集中する23アミノ酸のみが異なる（図3A）．2008年にChristofkらが，がん細胞のグルコース代謝に，PKM1ではなくPKM2の発現が重要であることを報告[1]して以来，がん細胞におけるPKM2の活性制御機構の解明がさかんに行われ，さま

ざまな因子や修飾がPKM2の活性を制御することがわかってきた（図3B）．しかし，がん細胞にとって必ずしもPKM2が重要であるというわけでもなく議論が分かれているのが現状である[7]．いずれにしろ，がん細胞ではグルコース代謝が亢進しROSレベルが高いという事実から，がん細胞のPKM2のレドックス制御は非常に興味深い．AnastasiouらはPKM2のレドックス制御ががん細胞の増殖に重要であることを示す論文を2011年に報告した[8]．この報告によれば，PKM2のCys358が，diamideというチオール基の酸化剤で修飾され，PK酵素活性が低下，解糖系が抑制されることでペントースリン酸経路からの効率的なNADPH産生が起こり酸化ストレス応答に寄与するというものであった．前述したPK活性の人工的な抑制が酸化ストレス抵抗性に寄与するという出芽酵母研究ともよく一致する．さらにこの論文ではdiamideの処理だけでなく低酸素培養でもPKM2の酸化が起きること，またXenograftマウスモデルにおいてPKM2レドックス制御が腫瘍形成に重要であることも示した非常に説得力のある研究であった．ではPKのレドックス制御研究はこれ

で完結だろうか？Cys358 は常にテトラマーを形成し活性のある PKM1 にも保存されており，活性中心の近くに存在する．Cys358 の酸化はダイマー間の相互作用にどのように寄与するのか，疑問な点が多い．筆者らは Anastasiou らとは異なる，PKM2 のシステイン残基の酸化を探ったところ，H_2O_2 により PKM2 は Cys358 を含む複数のシステイン残基が酸化されることを明らかにしつつある（投稿準備中）．今後この点も含めて PKM2 の酸化様式とがん化した細胞の糖代謝の制御に関して解析する必要がある．

がん細胞や正常細胞における PKM2 の役割には不明な点がある．最近，がん細胞以外での PKM2 の機能が注目されている．Qi らは，PKM2 の活性化が糖尿病性腎障害の増悪を防ぐことを明らかにした[9]．糖尿病性腎障害の増悪には，高グルコース条件下で発生したROS が PKM2 の Cys358 を酸化し，不活化することが関与すると報告している．PKM2 のレドックス制御はがん細胞以外でも重要な役割をもっていることがはじめて示された．

おわりに

正常細胞における PKM2 の役割を理解し応用につなげるためには，PKM2 の Cys 残基の酸化の分子機構の解明とその生理的な意義付けを解明する必要がある．例えば PKM2 の酸化制御の糖新生時の役割に関して追及する必要があろう．

文献

1) Christofk HR, et al：Nature, 452：230-233, 2008
2) Tosato V, et al：Front Oncol, 2：212, 2012
3) Minard KI & McAlister-Henn L：J Biol Chem, 280：39890-39896, 2005
4) Peralta D, et al：Nat Chem Biol, 11：156-163, 2015
5) Grüning NM, et al：Cell Metab, 14：415-427, 2011
6) Irokawa H, et al：Sci Rep, 6：33536, 2016
7) Dayton TL, et al：EMBO Rep, 17：1721-1730, 2016
8) Anastasiou D, et al：Science, 334：1278-1283, 2011
9) Qi W, et al：Nat Med, 23：753-762, 2017

<筆頭著者プロフィール>
久下周佐：薬学博士．英国がん研究所（旧 ICRF）で酵母の酸化ストレス感知転写因子を発見し，その後その制御機構を中心にレドックス制御機構の研究を推進してきた．ペルオキシレドキシンによる酸化ストレスの感知機構やチオール・ジスルフィド連続的な交換反応でストレスシグナルの持続性の確保（増幅）を起こすことを明らかにしてきた．現在は，色川隼人博士とともに哺乳動物細胞の酸化ストレス感知・制御機構とその生理的な意義について研究を推進している．

第1章 レドックスバイオロジーの新展開

Ⅲ. レドックスとストレス応答

9. Keap1による多様なストレス感知機構

鈴木隆史，山本雅之

酸化ストレスや外来異物に対する生体応答系の破綻はさまざまな疾患の原因となる．親電子性毒物や酸化ストレスに曝されると，生体は一群の生体防御遺伝子の発現を転写レベルで誘導して応答する．転写因子Nrf2とその抑制性制御因子Keap1がこの生体防御機構の中心的役割を担う．近年，親電子ストレスセンサーとしてのKeap1の機能解析が進み，Keap1は反応性システイン残基を使い分けて多様なストレスに応答する分子機構を基盤とすることが明らかになった．本稿では進捗著しいKeap1のストレス感知機構の現状を紹介したい．

はじめに

酸化ストレスや外来異物・毒物に対する生体応答系の破綻は，種々の疾患発症にかかわることが知られている．生体はこのような疾患発症を未然に防ぐ目的で，環境由来ストレスに対してすばやく応答し，恒常性を維持するしくみを保持している．この生体防御機構の中心的役割を担っているのがKeap1-Nrf2系である．Nrf2活性化による生体防御機能の強力な増強作用は近年大きな注目を浴びており，さまざまな疾患の予防・治療への応用をめざして多彩なNrf2誘導剤の開発が進んでいる．しかし，Keap1-Nrf2系がどのようにしてストレス刺激を感知してNrf2を活性化しているのか，その調節機構にはいまだ不明な点が多く，同系の詳細な機能解明が重要課題となっている．

[略語]
ARE：antioxidant responsive element
　（抗酸化剤応答配列）
EpRE：electrophile-responsive element
　（親電子性物質応答配列）
Keap1：Kelch-like ECH-associated protein 1

1 Nrf2の機能

Nrf2は塩基性領域－ロイシンジッパー（b-Zip）構造をもつ転写因子であり，親電子性物質や活性酸素種などのさまざまな反応性分子種に細胞が曝されると，核に移行して蓄積する．核蓄積したNrf2は，小Maf群因子とヘテロ二量体を形成して，抗酸化剤応答配列（antioxidant responsive element：ARE）あるいは親電子性物質応答配列（electrophile-responsive element：EpRE）に結合する[1]（**Graphical Abstract**）．AREやEpREを他のNF-E2結合配列などと総称してCsMBEともよぶ[2]．Nrf2ノックアウト（KO）マウスでは，種々の生体防御遺伝子の発現が顕著に減少していることから，Nrf2が生体防御遺伝子群の発現誘導に重要な貢献をしていることが実証された[3]．Nrf2の標的遺伝子群は網羅的遺伝子発現解析やクロマチン免疫

Multiple stress-sensing mechanism by Keap1
Takafumi Suzuki/Masayuki Yamamoto：Department of Medical Biochemistry, Tohoku University Graduate School of Medicine（東北大学大学院医学系研究科医化学分野）

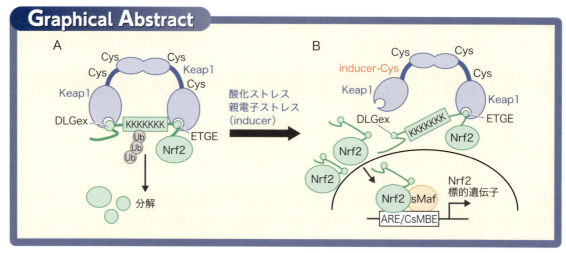

◆Keap1-Nrf2システムの概略

A）通常状態ではKeap1はホモ二量体を形成し，1分子のNrf2と2つの結合モチーフ（DLGexモチーフとETGEモチーフ）を介して結合し，Nrf2のユビキチン化を促進する．ユビキチン化されたNrf2は，プロテアソームによってすみやかに分解される．B）細胞が酸化ストレスや親電子性物質による刺激を受けると，Nrf2はKeap1による抑制から解放され（脱抑制制御），核内に蓄積する．蓄積したNrf2は，小Maf群因子とともにARE/CsMBE配列に結合し，一群の生体防御遺伝子の発現を誘導する．

沈降次世代シークエンス（ChIP-seq）解析などにより詳細に調べられている．具体的には，親電子性物質を直接解毒するグルタチオンS-トランスフェラーゼ（GST），NAD（P）H：キノンオキシドレダクダーゼ（NQO1）などの解毒酵素群，グルタチオン合成にかかわる酵素，ヘムオキシダーゼ1（HO-1）やチオレドキシン還元酵素などの酸化ストレス防御に働く酵素群をコードする遺伝子が多い[4]．最近，Nrf2はインターロイキン6（IL6）やIL1bなどの炎症性サイトカイン遺伝子の転写誘導を抑制することが明らかになり，抗炎症作用も注目されている[5]．実際に，Nrf2 KOマウスは，化学発がん[6]，虚血再灌流障害[7]，炎症性疾患[8]などさまざまな疾患に高感受性を示す．これらの証拠から，Nrf2は生体防御機構の中心を担う鍵となる転写因子であることが理解される．

2 Keap1によるNrf2の分解抑制とその脱抑制

Keap1（<u>K</u>elch-like <u>E</u>CH-<u>a</u>ssociated protein 1）は，当初Nrf2転写活性の抑制に関与するNeh2領域に結合する因子として同定された（**図1**）[9]．また，Keap1はCullin 3（Cul3）と複合体を形成してユビキチンE3リガーゼとして働き，Nrf2をユビキチン化する[10]．ユビキチン化されたNrf2はすみやかにプロテアソームによって分解される．一方，細胞を親電子性物質などで処理すると，Keap1-Cul3複合体によるNrf2のユビキチン化が停止する[11]．親電子性物質の多くはKeap1の高反応性システイン残基を修飾するため[12]，親電子ストレスを感知したKeap1の変化がNrf2のユビキチン化反応の停止を引き起こすものと考えられる．親電子性物質処理によってKeap1-Nrf2相互作用の解離やKeap1の細胞内局在変化は観察されないことから，親電子ストレスを感知したKeap1は何かしらの立体構造変化を引き起こし，その結果，Nrf2のユビキチン化反応が停止すると考えられる（詳細は後述）[13]．このように，細胞はストレスにすみやかに応答するために，通常からNrf2を合成しては分解するというメカニズムを採用しているが，ストレス状況下では，分解を止めることですばやくNrf2のタンパク質量を増加させ標的遺伝子を活性化できる．この脱抑制制御モデルは，水門（floodgate）が水量を調節するように，核周囲に局在するKeap1が核中に流入するNrf2量をストレス刺激に応じて調節することでNrf2活性を制御していると

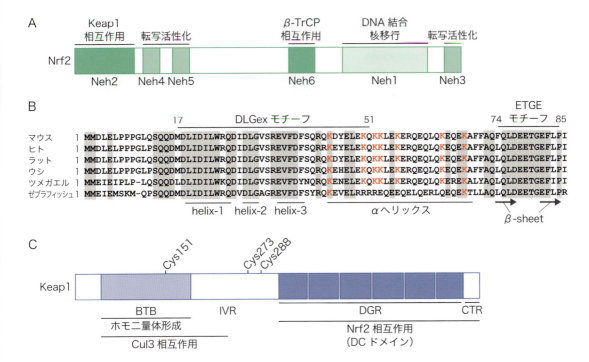

図1 Nrf2とKeap1の分子構造
A）Nrf2の分子構造．Neh1ドメインはCNC b-Zip領域に対応し，DNA結合，二量体形成，および核移行に関与する．Keap1はNeh2ドメインと結合する．Neh3〜5ドメインは転写活性化に関与する．Neh6はβ-TrCPと相互作用する．B）Neh2ドメインのアミノ酸配列．DLGexモチーフは，3つのヘリックス構造を含む．ETGEモチーフは2つのβシートを含む．2つの結合モチーフの間に，ユビキチン化されるリジン残基（K：赤字）が並ぶ．なお，この結合モチーフは脊椎動物種間でよく保存されている．C）Keap1の分子構造．BTBドメインは，Keap1のホモ二量体形成に関与する．Cul3結合には，BTBドメインおよびIVRドメインの前半が関与する．Nrf2はDCドメイン（DGR/CTR）に結合する．高反応性システイン残基Cys151はBTBドメインに，Cys273/Cys288はIVRドメインに位置する．

考えられる（洪水調整水門モデル）（図2）[13]．

3 Keap1のストレスセンサー機能

多くのNrf2活性化剤がシステイン残基のチオール（SH）基との間で反応性の高い物質である．Keap1はシステインに富んだ分子であり，そのなかのいくつかの残基は親電子性物質に対する反応性が非常に高い[12]．この事象から，Nrf2誘導剤が直接Keap1のシステイン残基に作用することで，Nrf2に対するKeap1の分解抑制が解除されるものと考えられる．実際に，Keap1の151番目システイン残基（Cys151）は親電子性物質に対する反応性が高く[14]，Cys151をセリンに置換したC151S変異体は一群の親電子性物質に応答してNrf2を活性化する能力が著しく減弱化していることが示された[15]．このC151S変異体は，培養細胞へのトランスフェクションのみならず，トランスジェニックレスキュー法[15][16]やCRISPRを用いたノックインマウス[17]の作製により実証されている．Keap1 Cys151依存型Nrf2誘導剤には，ブロッコリー新芽に含まれるsulforaphane（SFN）や最近多発性硬化症の治療薬として認可されたdimethylfumarate（DMF）などが含まれる（図3，クラス1）[17]．

一方，Keap1のCys273とCys288も試験管内で親電子性物質と高い反応性を示すシステイン残基である[12]．Cys151の場合と同様に，常套に従って，これらのシステイン残基をセリンあるいはアラニンに置換した変異体を作製すると，これらの変異体はNrf2を抑制する能力を失う[15]．すなわち，この結果はCys273とCys288はKeap1がNrf2を抑制する活性に重要であることを示唆する．しかし，センサー機能すなわち脱抑制機能を検証するためには定常状態でNrf2が抑制さ

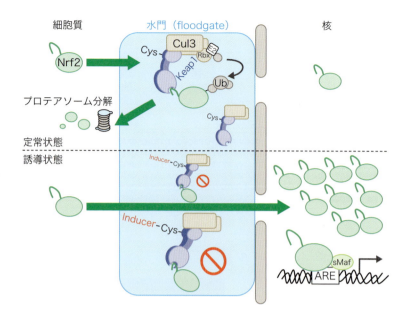

図2　Keap1-Nrf2系による水門（floodgate）モデル
定常状態では，核周囲に存在するKeap1-Cul3複合体がNrf2をユビキチン化し，プロテアソームを介した分解を行う．酸化ストレスや親電子性の刺激に反応して，Keap1は立体構造変化を引き起こし，Nrf2のユビキチン化を停止する．安定化したNrf2は核内へ流入し，ARE配列を介して標的遺伝子を活性化する．このようなKeap1によるNrf2量の制御は，水門による水量の調節と似ている．

れている必要があり，これらの変異体を用いてCys273とCys288が親電子性物質のセンサーであることを機能的に検証することは技術的にできない[15]．

この問題を乗り越えるために，Cys273とCys288をセリンやアラニン以外のアミノ酸に網羅的に置換して，Keap1のNrf2抑制活性を失わない変異体の創出を試みた[17]．その結果，Cys273あるいはCys288を特定のアミノ酸に置換した場合は，野生型と同様にNrf2を抑制できることを見出した．具体的には，Cys273をメチオニンあるいはトリプトファンに置換した変異体，Cys288をグルタミン酸，アスパラギン酸あるいはアルギニンに置換したKeap1変異体はいずれもNrf2抑制活性を保持していた．

これらのうち，Cys288をグルタミン酸に置換したKeap1のC288E変異体を安定発現する細胞株を作製して，親電子性物質に応答してNrf2を活性化する能力を調べたところ，C288E変異体発現細胞では15-deoxy-$\Delta^{12,14}$-prostaglandin J$_2$（15d-PGJ$_2$）処理によるNrf2活性化が著明に減弱化した．この結果は，CRISPRゲノム編集系を用いたC288Eノックインマウスを作製した実験によっても実証された[17]．これらのことから，Cys288は15d-PGJ$_2$に対するセンサーであることが明らかになった（図3，クラス2）．

ところで，C151S/C273W/C288E変異体を発現する安定発現細胞株も作製して，さまざまなNrf2誘導剤を検討してみた．その結果，ニトロ脂肪酸nitro-octadec-9-enoic acid（OA-NO$_2$），過酸化脂質分解物4-hydroxy-2-nonenal（4-HNE），三価ヒ素（As^{3+}）によるNrf2活性化が減弱化した．このことから，これらのNrf2誘導剤の感知には，この3つのシステイン残基Cys151/Cys273/Cys288のすべてが重要であることが理解される（図3，クラス3）[17]．さらに，これら3つのシステイン残基を同時に欠失してもNrf2活性化に影響のないNrf2誘導剤として，過酸化水素などが同定された（図3，クラス4）[17]．おそらく過酸化水素などの活性酸素種はこの3つ以外のシステイン残基を介してKeap1によって感知されていると考えられる．現在，私たちはKeap1の活性酸素種センサーの同定に取り組んでいる．

新しいタイプのNrf2誘導剤として，Keap1-Nrf2の

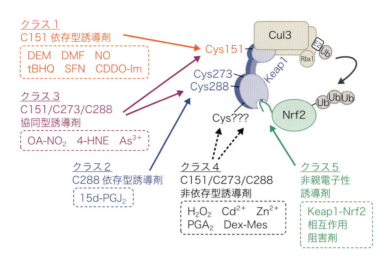

図3　Keap1による多様なストレス感知機構
Keap1を標的とするNrf2誘導剤は少なくとも5つのクラスに分類される．クラス1）Cys151依存型，クラス2）Cys288依存型，クラス3）Cys151/273/288協同型，クラス4）Cys151/273/288非依存型，クラス5）非親電子性Keap1-Nrf2相互作用阻害型に分類される．tBHQ：tert-butyl hydroquinone，DEM：diethylmaleate，DMF：dimethylfumarate，SFN：sulforaphane，NO：nitric oxide，CDDO：1-［2-cyano-3,12-dioxooleana-1,9（11）-dien-28-oyl］，CDDO-Im：CDDO-imidazol，OA-NO$_2$：nitrooctadec-9-enoic acid，4-HNE：4-hydroxy-nonenal，15d-PGJ$_2$：15-deoxy-D12,14-prostaglandin J$_2$，H$_2$O$_2$：hydrogen peroxide，PGA$_2$：prostaglandin A$_2$，Dex-Mes：dexamethasone 21-mesylate．

相互作用を阻害する非親電子性の化合物の開発が近年さかんに進められている[18]．大量の親電子性物質はグルタチオンと反応し細胞毒性を生じるため，その用量に注意が必要である．そこで，Keap1-Nrf2のタンパク質間相互作用を阻害する非親電子性の化合物によってNrf2分解を阻害し，より毒性の少ない安全なNrf2誘導剤の開発をめざすものである．今後この次世代型Nrf2誘導剤の臨床応用が期待される（図3，クラス5）．

これらの知見をまとめると，Nrf2誘導剤は少なくとも5つのタイプ，すなわち，①Cys151依存型，②Cys288依存型，③Cys151/273/288協同型，④Cys151/273/288非依存型，⑤非親電子性Keap1-Nrf2相互作用阻害型に分類される（図3）[17]．このように，Keap1は多様なストレス感知機構を備えもつことで，生物が過酷な生存競争を生き残るためにさまざまなタイプのストレス刺激に応答してNrf2を活性化する術を獲得したと考えられる．

5　Nrf2活性化のメカニズム

いかなるメカニズムにより，親電子性物質はシステイン残基修飾によるNrf2のユビキチン化反応を止めるのかは，本システム研究に残されている重要課題の1つである．親電子性物質処理によってKeap1-Nrf2相互作用の解離やKeap1の細胞内局在変化は観察されないことから，親電子ストレスを感知したKeap1は何かしらの立体構造変化を引き起こし，その結果，Nrf2のユビキチン化反応が停止するものと考えられる[13]．これまでにKeap1の結晶構造解析は，Nrf2結合に重要なDC（double glycine repeat/C-terminal region）ドメイン[19,20]およびBTB（broad complex-tramtrack-bric a brac）ドメイン[21]について報告があるが，これらのドメインの構造情報だけでは親電子性物質処理による立体構造変化は説明できない．おそらく，両ドメイン間をつなぐintervending region（IVR）がKeap1の機能変化の鍵を握るものと考えられるが，IVRドメインの構造解析は未達成である．私たちは，この答えを導くにはKeap1全長の構造解析が重要と考える．

Cys273/Cys288はIVRドメイン内に位置し，前述のようにこのシステイン残基がKeap1活性の維持に重要であることは変異体の実験から明らかである[17]．私たちはCys273/Cys288の親電子性物質による修飾が，

IVRドメインの構造変化を引き起こすのに重要な貢献をしているものと予想している．IVRドメインの立体構造変化がどのようにNrf2ユビキチン化に影響するのかについて，私たちは「閂と蝶番（hinge & latch）仮説」を提唱している[22]．Nrf2のNeh2ドメインにある2つの結合モチーフ（DLGexとETGEモチーフ）を介してKeap1はNrf2と結合するが，その2つの結合モチーフの間にはαヘリックスが存在しており，ユビキチン化される7つのリジン残基がその片側に集中して存在している（**図1B**）．Nrf2が両方の結合モチーフを用いてKeap1に結合することにより，Neh2ドメインは両端を固定し，中央のリジン残基がユビキチン化反応に対して適切な距離や位置関係を保持するように調節しているものと予想される．Cys273/Cys288が修飾されると，Cul3-Keap1-Nrf2複合体全体の立体構造変換が起こり，結合親和性が弱いDLGexモチーフがKeap1から離れる．その結果，ユビキチン化反応に十分な距離や位置関係をKeap1-Cul3複合体が維持できなくなり，Nrf2の分解が止まるものと考えられる．

Cys151はKeap1のBTBドメインに位置する．Cys151依存型Nrf2誘導剤によるNrf2活性化メカニズムの最も有力な仮説はKeap1-Cul3相互作用の阻害によるものと考えられる[21]．しかし，この仮説についてはいまだに明快な実験的証明は得られておらず[12]，今後，Keap1-Cul3複合体の構造機能連関の解析が重要である．

おわりに

Keap1分子を創薬標的とするNrf2誘導剤は疾患予防・治療などへの応用が期待されており，国内外で多くの創薬・開発研究が進んでいる．この点で，Keap1のNrf2誘導作用をもつ化学物質の感知機構を構造生物学的に理解することは，Nrf2誘導剤の創薬・開発に有益な情報を与えるものと期待される．他方で，現在認可されているNrf2誘導剤は，特異性などについて十分な検討がなされていないことも否めない．今後，Keap1タンパク質の全長構造情報を得ることができれば，その情報をもとに，より標的疾患への特異性の高いNrf2誘導剤の開発が可能になるものと期待される．

文献

1) Suzuki T & Yamamoto M：J Biol Chem, 292：16817-16824, 2017
2) Otsuki A, et al：Free Radic Biol Med, 91：45-57, 2016
3) Itoh K, et al：Biochem Biophys Res Commun, 236：313-322, 1997
4) Suzuki T, et al：Trends Pharmacol Sci, 34：340-346, 2013
5) Kobayashi EH, et al：Nat Commun, 7：11624, 2016
6) Taguchi K & Yamamoto M：Front Oncol, 7：85, 2017
7) Nezu M, et al：Am J Nephrol, 45：473-483, 2017
8) Keleku-Lukwete, et al：Antioxid Redox Signal, in press (2018)
9) Itoh K, et al：Genes Dev, 13：76-86, 1999
10) Kobayashi A, et al：Mol Cell Biol, 24：7130-7139, 2004
11) Kobayashi A, et al：Mol Cell Biol, 26：221-229, 2006
12) Dinkova-Kostova AT, et al：Proc Natl Acad Sci U S A, 99：11908-11913, 2002
13) Iso T, et al：Mol Cell Biol, 36：3100-3112, 2016
14) Eggler AL, et al：Proc Natl Acad Sci U S A, 102：10070-10075, 2005
15) Yamamoto T, et al：Mol Cell Biol, 28：2758-2770, 2008
16) Takaya K, et al：Free Radic Biol Med, 53：817-827, 2012
17) Saito R, et al：Mol Cell Biol, 36：271-284, 2016
18) Davies TG, et al：J Med Chem, 59：3991-4006, 2016
19) Padmanabhan B, et al：Mol Cell, 21：689-700, 2006
20) Fukutomi T, et al：Mol Cell Biol, 34：832-846, 2014
21) Cleasby A, et al：PLoS One, 9：e98896, 2014
22) Tong KI, et al：Biol Chem, 387：1311-1320, 2006

＜筆頭著者プロフィール＞
鈴木隆史：筑波大学大学院人間総合科学研究科修了．大学院時代から一貫して山本雅之教授と協力して，Keap1-Nrf2系の研究に従事．多くの共同研究者と協力しながら，生化学，分子生物学，マウス発生工学，タンパク質構造解析と多様な手段を駆使して，Keap1-Nrf2系の分子メカニズム解明をめざしている．

第1章 レドックスバイオロジーの新展開

Ⅲ. レドックスとストレス応答

10. レドックス制御による小胞体恒常性維持機構の解明
―還元反応の場としての小胞体

潮田 亮

小胞体は核周囲を取り囲む網目状の膜系のオルガネラである．小胞体は，分泌タンパク質や膜タンパク質のフォールディングの場として，また，カルシウムイオンの貯蔵庫としての役割などがある．小胞体内腔のレドックス環境は，サイトゾルと比較して酸化的なレドックス環境である．われわれはこの酸化的環境のなかでジスルフィド還元酵素として働くERdj5を同定し，その還元力が小胞体の恒常性維持に深くかかわることを明らかにした（Graphical Abstract）．これまで酸化反応の場として考えられていた小胞体で，還元活性にどのような意義があるのだろうか？

はじめに

小胞体にはさまざまな分子シャペロン[※1]やジスルフィド酸化異性化酵素が存在し，タンパク質のフォールディングの場としての役割を果たしている．分泌タンパク質や膜タンパク質など，小胞体には細胞全体でつくられた実に約1/3という大量のタンパク質が挿入される．そのため，タンパク質品質管理は小胞体内腔の恒常性を維持するために大変重要である．また，小胞体は細胞内カルシウムイオンの貯蔵庫としての役割もあり，サイトゾルと比較すると約1万倍ものカルシウムイオンが貯蔵されている．小胞体内腔のカルシウムイオンは小胞体に存在するさまざまな分子シャペロンや酵素群の活性に必要とされ，小胞体恒常性維持に重要である．また，小胞体環境の特筆すべきもう1つの特徴は，サイトゾルと比較して非常に酸化的なレドックス環境であるといえる．この酸化的なレドックス環境はタンパク質の立体構造形成に必要なジスルフィド結合にとって非常に有利な環境であるといえる．このように「タンパク質品質管理」，「カルシウム恒常性」，そして「レドックス制御」という3つの主要な環境要因がそれぞれでバランスを取り合い，またクロストークすることにより，小胞体の恒常性が正常に保たれる（図1）．小胞体内腔の恒常性破綻（小胞体ストレス[※2]）は，これらの環境要因がバランスを失うことによって生じると言えよう．これら，小胞体恒常性の破綻はアルツハイマー病に代表される神経変性疾患や2型糖尿

[略語]
ER：endoplasmic reticulum（小胞体）
ERAD：ER associated degradation（小胞体関連分解）

※1 分子シャペロン
タンパク質のフォールディングを介助し，適切なフォールディング状態に導くタンパク質の総称．小胞体にはBiPやカルネキシン，カルレティキュリンなどさまざまな分子シャペロンが存在する．

Maintenance of ER homeostasis by redox regulation
Ryo Ushioda：Laboratory of Molecular and Cellular Biology, Department of Molecular Biosciences, Faculty of Life Sciences, Kyoto Sangyo University（京都産業大学総合生命科学部生命システム学科分子細胞生物学研究室）

Graphical Abstract

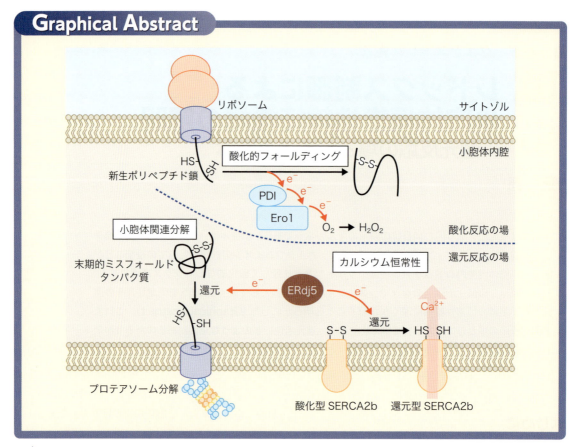

◆ 還元反応の場としての小胞体

　小胞体はリボソームから合成された新生ポリペプチド鎖のフォールディングの場であり，立体構造形成に重要なジスルフィド結合形成はPDIをはじめとしたPDIファミリーが基質から電子を奪い，Ero1を介した酸素分子への電子伝達によって触媒される．このため，小胞体内腔のレドックス環境がサイトゾルと比較して非常に酸化的なことはこの反応にとっては有利であり，これまで小胞体は酸化反応の場として注目されていた．筆者らはこのような環境中でジスルフィド還元酵素として働くERdj5を同定した．ERdj5の還元活性は，タンパク質品質管理に重要な小胞体関連分解において，末期的ミスフォールドタンパク質のジスルフィド結合切断にかかわり，サイトゾルへの逆行輸送促進に寄与することを見出した．またカルシウムポンプSERCA2bのジスルフィド結合切断を触媒することで，ポンプ活性を促進し，カルシウム恒常性にも深くかかわることを明らかにした．小胞体恒常性の維持にとって，「還元反応の場」としての小胞体が今，注目されている．

病などの代謝異常病といった重篤な病気の原因になりうることも知られている．

　本稿では，これまで酸化的な小胞体で見つかっていなかったジスルフィド還元酵素ERdj5が，これら3つの環境要因のクロストークを担い，小胞体内腔の恒常性維持に重要な役割を果たすことを見出したのでここで解説したい．

> **※2　小胞体ストレス**
> 正常なフォールディングが獲得できなかったタンパク質が小胞体に蓄積し，小胞体に負荷がかかる状態．これを解消するために，細胞には小胞体ストレス応答が備わり，ストレスを回避する．小胞体関連分解はその戦略の1つである．

1 酸化的フォールディングによるタンパク質品質管理

　リボソームから合成された新規合成タンパク質は，小胞体内腔に挿入されると糖鎖付加やリン酸化など

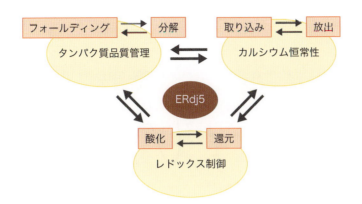

図1 小胞体の恒常性
小胞体における特徴的な3つの環境要因「タンパク質品質管理」,「カルシウム恒常性」そして「レドックス制御」を示す.タンパク質品質管理は「フォールディング」と「分解」で,カルシウムイオンの恒常性はカルシウムイオンの「取り込み」と「放出」で,レドックス環境は「酸化」と「還元」でバランスをとり,またそれぞれがクロストークをなして小胞体の恒常性が保たれる.還元酵素ERdj5はそれぞれのクロストークを担う重要因子である.

種々の修飾を受けることが知られている.システインを介したジスルフィド形成もタンパク質の立体構造形成に必要な翻訳後修飾であるといえる[1].小胞体内腔のレドックス環境は一般的にサイトゾルと比較して酸化的な環境であるといわれており,このことがタンパク質の立体構造形成の場として,小胞体が有利であるとされる理由の1つである.レドックス環境を構築する酸化型グルタチオン(GSSG)と還元型グルタチオン(GSH)との比が小胞体内腔ではGSSG:GSH=1:1〜1:3であるのに対し,サイトゾルではGSSG:GSH=1:10〜1:100とされ,小胞体において酸化型グルタチオンの割合が多いことが酸化的環境をつくる要因である(図2).

また,PDIやERp57に代表される20種類以上の酸化還元酵素が小胞体に存在し,チオール基の酸化および異性化を触媒している[2].これら酸化異性化酵素がどのように役割を分担しているのか,また基質特異性に関しては不明な点が多いが,それぞれのパートナータンパク質がその機能的差異や機能制御を生み出す例があり,興味深い.例えばERp57はレクチン型分子シャペロンであるカルネキシンまたはカルレティキュリンと相互作用し,糖タンパク質のジスルフィド結合形成または異性化に寄与している.また,P5は小胞体の主要な分子シャペロンであるBiPと強く相互作用し,BiPが認識するタンパク質の構造形成に寄与している

ことが予想される[3].

それぞれの酸化還元酵素への酸化力の供給は,酸化型グルタチオンまたはFADをコファクターとするEro1(哺乳類細胞ではEro1α/β,酵母ではEro1p)によってもたらされる[4〜6].Ero1は小胞体の主要な酸化異性化酵素であるPDIと強く相互作用をし,PDIから電子を受け取り,PDIに酸化力を提供する.PDIから受け取った電子は,Ero1からFADを介して分子状酸素に電子を受け渡し,過酸化水素をつくることで終結する.Ero1から他の酸化還元酵素への酸化力の供給は詳細が不明であったが,最近,Ero1-PDI複合体をハブとして多くの小胞体酸化還元酵素がネットワークを形成し,酸化カスケードを構築していることが報告された[7].Ero1-PDIを中心としたレドックスネットワークは最終的にそれぞれの基質タンパク質のジスルフィド結合形成を触媒し,タンパク質の立体構造形成を介助することができる.このことにより,多くの酸化還元酵素に酸化力が供給されることで,より広範な基質のジスルフィド結合の形成に寄与することが可能となる.

2 還元酵素ERdj5を介した糖タンパク質の小胞体関連分解

このように小胞体の酸化的な環境はタンパク質の構造形成に必要なジスルフィド結合の形成にとって有利

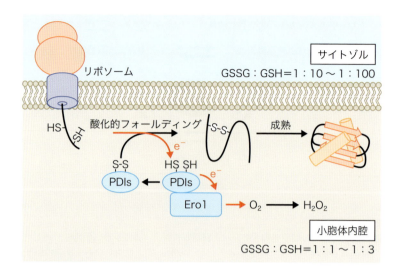

図2　Ero1-PDIによる酸化的フォールディング
リボソームから合成された新生ポリペプチドは小胞体に挿入されると酸化的フォールディングにより立体構造を獲得し，成熟タンパク質へとフォールディングがなされる．このときPDIファミリー（PDIs）は基質から電子（e^-）を奪い，Ero1に電子を受け渡す．Ero1はFADを介して分子状酸素に電子を受け渡し，過酸化水素（H_2O_2）が産生される．サイトゾルと比較すると酸化型グルタチオンの比が高く，この酸化的環境が酸化的フォールディングには有利な環境といえる．

な環境であり，小胞体の恒常性維持に必要である．われわれは，小胞体内腔のERdj5が還元酵素としての活性をもつことを，2008年にはじめて報告した[8]．ERdj5はJドメインと4つの活性中心Cys-X-X-Cysを含むチオレドキシン様ドメインをもち，Jタンパク質ファミリーおよびチオレドキシンファミリーに属している．JドメインはHsp70ファミリータンパク質と結合し，ATPase活性を促進する機能を有する．ERdj5は小胞体では主要なHsp70ファミリーBiPと結合し，BiPのATPase活性を促進する．また，4つのチオレドキシン様ドメインはジスルフィド結合の酸化還元反応を触媒するドメインである．

ERdj5のもつ還元活性は小胞体における酸化的フォールディングとは逆行する反応であるといえる．これまで全く知られていなかった小胞体における還元活性の意義について明らかにするため，ERdj5の相互作用因子の解析を行った．われわれはyeast two-hybrid法および免疫沈降実験から，ERdj5が以前にわれわれが同定したEDEM（ER-degradation enhancing α-mannosidase like protein）というレクチン様タンパク質と結合することを明らかにした．

EDEMはタンパク質のN型糖鎖構造を認識し，小胞体内腔のタンパク質品質管理の1つである小胞体関連分解（endoplasmic reticulum associated degradation：ERAD）にかかわることがわれわれのグループからすでに報告されていた[9,10]．

ERADは，どうしてもフォールディングできない末期的な変性タンパク質を小胞体から逆行輸送チャネルを介してサイトゾルへ排出し，サイトゾルのユビキチン・プロテアソーム系で分解させる一連のタンパク質品質管理を指す．これは小胞体ストレス応答における重要なタンパク質品質管理システムの1つであり，ERADが正常に働かなければ小胞体内腔にミスフォールドタンパク質が凝集し，小胞体内腔の恒常性破綻につながる[11]．

N型糖鎖付加タンパク質の品質管理は実に巧妙であり，タンパク質のフォールディングは糖タンパク質のもつ糖鎖によって監視されている．図3に示す通り，小胞体内腔に糖タンパク質が挿入されると直後にOST（oligosaccharyltransferase）によって$Glc_3Man_9GlcNAc_2$構造（Glc：グルコース，Man：マンノース，GlcNAc：N-アセチルグルコサミン）の

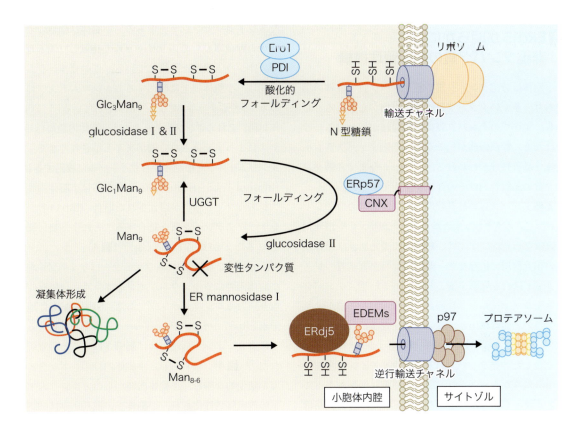

図3　ERdj5を介した糖タンパク質のERAD
小胞体に挿入された新生タンパク質は小胞体の分子シャペロンや酸化還元酵素によってフォールディングが試みられる．しかし，末期的にミスフォールドしてしまったタンパク質は速やかに小胞体からサイトゾルへ逆行輸送され，サイトゾルのユビキチン・プロテアソーム系で分解されなければならない（ERAD）．ERdj5はEDEMと複合体をつくり，EDEMが認識したミスフォールドタンパク質のジスルフィド結合を還元する．ERdj5はBiPのATPase活性を促進し，BiPはADP型BiPとして基質と強く結合し，ミスフォールドタンパク質が逆行輸送チャネルまでリクルートされる．

N型糖鎖付加を受けることになる．その後，この糖鎖は小胞体に局在するglucosidaseやmannosidaseによって糖鎖のトリミングを受ける．このとき，フォールディングできず，小胞体内腔での滞留時間が延びればN型糖鎖のトリミングが進むことになり，N型糖鎖のトリミングはまさに"フォールディングタイマー"の役割を果たしている[11]．EDEMはトリミングの進んだ糖鎖構造をもつタンパク質を，これ以上はフォールディングできない末期的なミスフォールドタンパク質として認識し，基質を逆行輸送チャネルまでリクルートする．EDEMを介した巧妙な基質選択により，タンパク質フォールディングの場と分解の場が小胞体内腔で切り離されることになる．

EDEMが基質を認識した後，基質は逆行輸送チャネルを介して小胞体からサイトゾルへ逆行輸送されるが，ジスルフィド結合による立体構造形成またはオリゴマー化は，小胞体からサイトゾルへの逆行輸送において逆行輸送チャネルを通過する物理的障害となり，分解を遅延させることが知られていた．しかし，酸化的な小胞体内腔ですでに架かっているジスルフィド結合を還元するメカニズムは長年不明であった．還元酵素ERdj5はEDEMと結合し，EDEMが認識したミスフォールドタンパク質のジスルフィド結合を選択的に切断することが証明された[8)12)]（図3）．このことは，ジスルフィド結合で構造形成したタンパク質の立体障害を低減させ，逆行輸送チャネルを介した輸送を効率化しているというERADにおける全く新しいメカニズムを提唱したこととなった．

3 ERdj5が明らかにした非糖タンパク質の品質管理機構

　小胞体は分泌タンパク質や膜タンパク質の成熟の場であり，多くのタンパク質に糖鎖修飾がなされる．しかし，すべてのタンパク質に糖鎖付加が行われるわけではなく，糖鎖修飾が起こらない非糖タンパク質も小胞体で品質管理が行われる．しかし，今まで非糖タンパク質の品質管理はその詳細が不明であった．

　非糖タンパク質の品質管理はレクチン型の分子シャペロン（カルネキシンやカルレティキュリン）やEDEMとは独立している．しかし，ERdj5の還元活性はEDEMとの相互作用に依存せず，非糖タンパク質基質のジスルフィド結合を切断することがわかった[13]．タンパク質はミスフォールドした場合，疎水性アミノ酸がタンパク質の表面に露出し，この疎水性表面が分子シャペロンの標的になる．小胞体の主要な分子シャペロンBiPと結合した非糖タンパク質基質はJドメインを介してERdj5にリクルートされ，ERdj5の還元活性によってジスルフィド結合が解離する．還元以降の分解経路は糖タンパク質の場合と同じであるが，小胞体関連分解には，糖タンパク質と非糖タンパク質に対して，独立した2つの経路があることが明らかになった[13]．

　さらに興味深いことに，小胞体ストレスが惹起された場合，糖タンパク質基質は非糖タンパク質経路で分解されることもわかり，非糖タンパク質経路が糖タンパク質基質経路のバックアップとして働くことがわかった．糖タンパク質の品質管理は厳密であるが，小胞体ストレス下では多くのミスフォールドタンパク質に対応するために，そのロバストネスを確保するために非糖タンパク質経路が存在していることが示唆される[13]．

4 レドックス制御による小胞体カルシウム恒常性

　小胞体内腔ではじめて見つかった還元酵素ERdj5の還元活性はタンパク質品質管理において重要な役割を果たすことを示した．最近，われわれはもう1つの環境要因であるカルシウム恒常性においてもERdj5の還元活性が重要な役割を果たすことを明らかにした．

　細胞内のカルシウムイオンはさまざまな生命現象のセカンドメッセンジャーである．小胞体は細胞のカルシウム貯蔵庫として，サイトゾルと比較して約1万倍のカルシウム濃度を保持している．このカルシウム恒常性は，小胞体膜上に存在するカルシウムポンプおよびカルシウムチャネルによって制御されている[14]．2000年以降，これらポンプやチャネルは小胞体内腔のレドックスによって制御される例が次々と示されてきた．カルシウムイオンを小胞体からサイトゾルに放出するIP3 (inositol 1,4,5-trisphospate) 受容体は小胞体内腔側のジスルフィド結合が還元された場合，ERp44というレドックスタンパク質と結合することにより負に制御されることが知られている[15]（図4）．また，P型ATPase[※3]であるSERCAファミリーはサイトゾルから小胞体内腔にカルシウムイオンをエネルギー依存的に取り込むカルシウムポンプである．SERCA2bは酸化酵素ERp57が小胞体内腔側のチオール基を酸化することにより，ポンプ活性が負に制御されることが報告された[16]（図4）．これらは，小胞体内腔のレドックス環境が酸化的な場合，小胞体内腔からのカルシウムイオンの放出は活性化され，小胞体への取り込みは抑制され，小胞体内腔のカルシウムイオンは減少する方向に傾く．また，還元的環境の場合はその逆となる．ERdj5の発見以前では，小胞体内腔では還元酵素の存在は明らかにされておらず，これらカルシウム制御にかかわる小胞体内腔の還元メカニズムもやはり不明であった．

　われわれはSERCAファミリーのなかで最も組織分布が広く，ユビキタスに発現するSERCA2bに着目し，還元酵素ERdj5の影響を観察した．SERCA2bの小胞体内腔側のシステインは2カ所のみであり，以前の報告からこのシステインがジスルフィド結合を形成し，ポンプ活性が負に制御される．われわれの解析から，ERdj5はこの2つのシステインが形成するジスルフィド結合を自身の還元活性で開裂することが証明された．われわれはSERCA2bによる小胞体内腔へのカルシウムイオンの取り込みを直接的に観察する系を確立し，カルシウムイオンの取り込みに対するERdj5の重要性

※3　P型ATPase
ATPaseの分類の1つ．ATP加水分解の過程で，生じたリン酸基が酵素自体に結合し，リン酸化された酵素が生じるATPaseはこれに分類される．

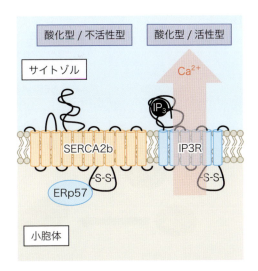
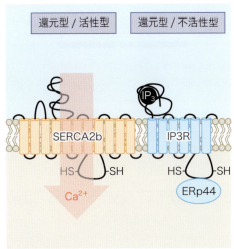

図4　カルシウムポンプSERCA2bおよびIP3受容体のレドックス制御
SERCA2bは酸化酵素ERp57により酸化されるとポンプ活性が負に制御される．また，IP3受容体は還元型がERp44と結合することにより，チャネル活性が負に制御される．しかし，その還元メカニズムは明らかにされていなかった．

を調べた．細胞を界面活性剤であるジギトニンで透過処理し，EGTAで細胞のカルシウムをすべてキレートした．その後，ATPとカルシウムイオンを加えることでSERCA依存的な小胞体内腔へのカルシウム取り込みを観察した（このとき，小胞体にはカルシウムイオンプローブfura-2を導入し，小胞体のカルシウム濃度を測定する）．**図5A**で示す通り，ERdj5ヘテロ細胞と比べてERdj5欠損細胞において，カルシウムイオンの取り込みが劇的に減少することがわかった．また，ERdj5欠損細胞では小胞体内腔のカルシウム濃度が定常的に減少していることを示した．これらの結果より，ERdj5はSERCA2bのジスルフィド結合を切断し，SERCA2bのポンプ活性を促進することを明らかにした[17]．また一連の研究から，ERdj5の新しい性質が見出された．ERdj5は通常，単量体で存在するが，環境中のカルシウム濃度が高くなるとホモ多量体化し，SERCA2bから解離することが示された．以前の報告で，小胞体の主要な酸化異性化酵素であるPDIは，小胞体のカルシウムイオン濃度低下に伴い，カルレティキュリンなどの分子シャペロンと複合体を形成し，その活性が極端に低下する[18]．PDIとは異なりERdj5は，カルシウム濃度が低下しても機能することが示されており，カルシウムイオン濃度が低い環境中では小胞体内腔のレドックス環境が酸化環境から還元環境へとシ

フトする可能性が示唆される．このことにより，**図5B**に示すように小胞体内腔のカルシウム濃度が低下した場合，ERdj5は単量体としてSERCA2bのジスルフィド結合を切断し，カルシウム濃度を上昇させる．一度，カルシウム濃度が回復すると，ERdj5は多量体化し，SERCA2bから解離し，ERp57など酸化酵素によって再び酸化されることになる（**図5B**）．このような巧妙なメカニズムで小胞体内腔のカルシウム恒常性が維持されることを証明した[17]．

おわりに

これまで酸化反応の場として理解されてきた小胞体は還元反応の場としての重要性に注目が集まりつつある．ERdj5のジスルフィド還元活性による「レドックス制御」は小胞体内腔の「タンパク質品質管理」，「カルシウム恒常性」に重要な役割を果たし，まさにERdj5はそれぞれのクロストークの実体を担う重要因子と考えられている．

ERdj5はEDEMなどと結合することでミスフォールドタンパク質を選択的に還元する．また，環境中のカルシウム濃度が低下した場合に，ERdj5は単量体化し，SERCA2bを還元し，活性化する．このように，還元活性は小胞体内腔で時空間的に，そして厳密に制御さ

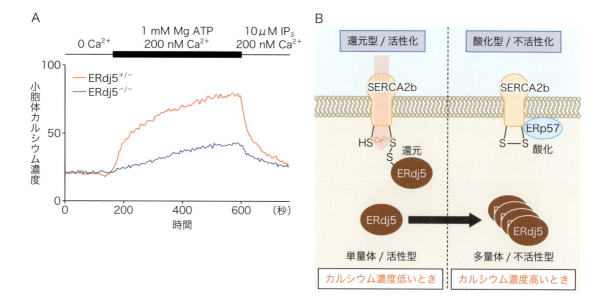

図5 ERdj5によるSERCA2bを介したカルシウム恒常性維持機構
A) 小胞体内腔への効率のよいカルシウム取り込みにはERdj5の還元活性が必要である．カルシウムプローブfura-2を小胞体に導入し，カルシウムの取り込みを観察した．SERCAファミリーを介したATP依存的なカルシウム取り込み能は，ERdj5欠損により著しく低下している（文献17より改変して転載）．B) カルシウム濃度に応じたERdj5によるSERCA2bの活性化メカニズムとフィードバック機構．小胞体内腔のカルシウム濃度が低い場合，ERdj5は単量体として存在し，SERCA2bのジスルフィド結合を還元し，カルシウム取り込みを促進する．一度，カルシウム濃度が回復するとERdj5は多量体化し，SERCA2bと解離する．SERCA2bはERp57などにより酸化され，不活性化する．

れ，必要なときにのみ発揮されることになる．これらは，酸化的環境中で，還元環境が一過的・局所的に構成されることを示唆するものである．このことは，これまで酸化的環境として一様に捉えられてきた小胞体内腔のレドックス環境の概念にパラダイムシフトをもたらすものである．その還元環境がどのように構成されるかは大変興味深く，すなわち，酸化的環境とされる小胞体でどのようにERdj5が還元活性を得るのか，現在，われわれはERdj5の還元ドナーの同定と還元メカニズムの解明に挑戦しているところである．

文献

1) Appenzeller-Herzog C：J Cell Sci, 124：847-855, 2011
2) Ellgaard L & Ruddock LW：EMBO Rep, 6：28-32, 2005
3) Jessop CE, et al：J Cell Sci, 122：4287-4295, 2009
4) Frand AR & Kaiser CA：Mol Cell, 1：161-170, 1998
5) Pollard MG et al：Mol Cell, 1：171-182, 1998
6) Appenzeller-Herzog C, et al：EMBO J, 29：3318-3329, 2010
7) Araki K, et al：J Cell Biol, 202：861-874, 2013
8) Ushioda R, et al：Science, 321：569-572, 2008
9) Hosokawa N, et al：EMBO Rep, 2：415-422, 2001
10) Oda Y, et al：Science, 299：1394-1397, 2003
11) Ushioda R & Nagata K：Methods Enzymol, 490：235-258, 2011
12) Hagiwara M, et al：Mol Cell, 41：432-444, 2011
13) Ushioda R, et al：Mol Biol Cell, 24：3155-3163, 2013
14) Berridge MJ, et al：Nat Rev Mol Cell Biol, 4：517-529, 2003
15) Higo T, et al：Cell, 120：85-98, 2005
16) Li Y & Camacho P：J Cell Biol, 164：35-46, 2004
17) Ushioda R, et al：Proc Natl Acad Sci U S A, 113：E6055-E6063, 2016
18) Avezov E, et al：J Cell Biol, 201：337-349, 2013

＜著者プロフィール＞
潮田 亮：京都大学大学院理学研究科博士後期課程修了，京都大学再生医科学研究所博士研究員，学振特別研究員（PD）を経て，現職．タンパク質品質管理，レドックス制御，カルシウムホメオスタシスという小胞体の環境維持にかかわる環境要因とそのクロストークから，小胞体恒常性維持機構を解明したいと考えております．

第1章 レドックスバイオロジーの新展開

Ⅲ. レドックスとストレス応答

11. チオレドキシンファミリーとエネルギー代謝

久堀 徹

> チオレドキシンは，生物界に普遍的に存在する，細胞内の酸化還元制御の中心的な役割を担っているタンパク質である．光合成生物の場合には，光合成電子伝達系で生じる還元力を受け取り，他の酵素タンパク質に還元力を伝達することで，これらの生理活性を制御する，あるいは活性酸素除去系を直接駆動するなど，還元力の供給と分配を行っており，エネルギー代謝制御システムとしてきわめて重要である．今世紀に入り，このチオレドキシンの生理的な重要性が次々と明らかにされ，細胞内の代謝調節因子としての多様な機能が注目されている．

はじめに

　チオレドキシンは，タンパク質上のチオール（SH基）の酸化還元（レドックス）状態を制御するタンパク質因子として1964年に発見されその機能から命名された，分子量1万強の小さなタンパク質である．原核生物から真核の動植物にまで広く存在しており，また，その機能部位として2つのCys残基を含むWCGPC配列を基本とする活性中心の配列をもつこと，さらに，チオレドキシンフォールドとよばれる安定な構造をもつことなどを特徴としている．チオレドキシンは基質特異性のある通常の酵素とは異なり，さまざまなタンパク質の酸化還元に関与することが知られているが，どのようなタンパク質を還元または酸化するのか，その全体像は長く明らかではなかった．2000年以降，ゲノム情報の蓄積と質量分析技術の発達に合わせて，チオレドキシンによって還元されるタンパク質（チオレドキシン標的タンパク質）の網羅的な解析が行われ，細胞内の代謝の調節因子としての多岐にわたる役割が注目されるようになってきた．

1 チオレドキシン標的タンパク質

1）クラシックな解析

　生体内のデオキシリボヌクレオチドの生合成過程を研究していたReichardは，大腸菌の抽出物に含まれるあるタンパク質がヌクレオチドの酸化還元反応に重要な因子であることを発見し，チオールのレドックスにかかわるタンパク質という意味で，チオレドキシンと

[略語]
FNR：ferredoxin–NADP$^+$ reductase
（フェレドキシン -NADP 還元酵素）
FTR：ferredoxin–thioredoxin reductase
（フェレドキシン-チオレドキシン還元酵素）
NTR：NADPH–thioredoxin reductase
（NADPH-チオレドキシン還元酵素）

Thioredoxin: its relevance to energy metabolism
Toru Hisabori：Laboratory for Chemistry and Life Science, Institute of Innovative Research, Tokyo Institute of Technology（東京工業大学科学技術創成研究院化学生命科学研究所）

Graphical Abstract

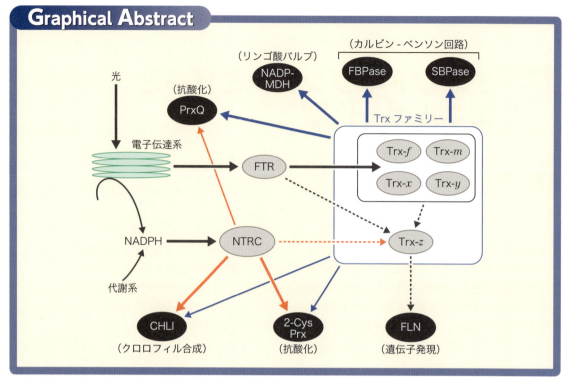

◆ シロイヌナズナ葉緑体内のレドックスネットワーク
光合成電子伝達系で生成した還元力はチオレドキシンを介してさまざまなシステム・タンパク質に分配され，その機能調節などに働いている．また，光合成で生じたNADPHもNTRCを介して還元力の供給源となり，還元力がさまざまなシステム・タンパク質に供給される．文献14より引用．

命名した（1964年）[1]．その後，乳酸菌（1966年）[2]，哺乳類細胞（1967年）[3]，酵母（1970年）[4]といろいろな生物種で次々にチオレドキシンの存在が確認された．さらに，1977年には真核単細胞緑藻であるユーグレナ[5]で，1976年には緑色植物[6]において，チオレドキシンが光依存の酵素活性化の調節因子であることが明らかにされた．Reichardの発見以来，チオレドキシンが還元力を供給する相手のタンパク質として，デオキシリボヌクレオチドの生合成に重要なリボヌクレオチド-二リン酸レダクターゼが研究されてきた．しかし，植物のチオレドキシンが見つかって以降は，特に光合成生物において，光条件下での炭素同化系の酵素群の調節に果たすチオレドキシンの重要性がアメリカのBuchananらを中心に活発に研究された．そして，エネルギー代謝系の制御因子としてのチオレドキシンの重要性が認識されるようになり，光合成電子伝達系から還元力を供給されたチオレドキシンが炭素固定経路であるCalvin-Benson回路の4つの酵素および葉緑体型のATP合成酵素を還元し，これらを活性化する，というモデルが確立した[7]．同時期に，細菌や哺乳類のチオレドキシンについても，チオレドキシンにより還元される新たな酵素が報告されている．

一方，1988年になって，Rheeらは，活性酸素によるタンパク質の酸化を保護するタンパク質としてペルオキシレドキシンを発見した[8]．その後の研究で，ペルオキシレドキシンは，チオレドキシンなどから還元力を受け取って過酸化水素の還元を行うことや，その反応機構と機能に重要なシステインの数によって，2-Cys型，1-Cys型，PrxQ型，atypical 2-Cys型の4つに分類されることがわかった．そして，ペルオキシレドキシンも，チオレドキシンと同様，生物界にきわめて普遍的に，かつ，細胞内に大量に存在するレドックスタンパク質であることが明らかにされている．

2）網羅的解析法の確立

1990年代に入り，遺伝子解析技術の進歩によって，生物の全ゲノムの解析がさかんに行われるようになり，個々の生物がもっているタンパク質情報のデータベース化が急激に進んだ．同時に，MALDI-TOF MS技術の発展によって，生物のもっているタンパク質の網羅的な解析が可能になった．このような技術進歩を利用して，それまで個々のタンパク質の相互作用の形でしか解析が進められていなかった「チオレドキシンが還元力を供給する相手タンパク質」の研究も急速に発展した．

ⅰ）レドックス二次元電気泳動法

2001年にBuchananらは，蛍光性のチオール修飾試薬であるモノブロモビマン（mBBr）を利用して，タンパク質上のSH基を修飾し，チオレドキシン特異的に還元されるタンパク質を二次元展開して検出する方法を発表した（2001年，図1A）[9]．この方法では，チオレドキシンによる還元処理を行った試料と行わなかった試料を，一次元目に非還元状態，二次元目に還元状態でSDS-ポリアクリルアミドゲル電気泳動法（SDS-PAGE）で分離することで，チオレドキシン特異的に還元されるタンパク質をゲルの対角線から外れたスポットとして検出する．Buchananらは，この方法でピーナッツから複数のアレルゲンタンパク質をチオレドキシン特異的な標的タンパク質として同定している．

ⅱ）チオレドキシンアフィニティクロマトグラフィー法

1999年にフランスのVerdoucqらは，出芽酵母のチオレドキシンの活性部位にある2つのCysの一方をSerに置換したチオレドキシンを持つ変異株を作製した．そして，この酵母から細胞質のタンパク質を抽出したところ，チオレドキシンが特異的に1-Cys型ペルオキシレドキシンと分子間ジスルフィド結合を形成した形で得られることを見出した[10]．これは，チオレドキシンの機能部位のCysの変異によって，チオレドキシンによる還元過程の中間体を得た最初の報告である．同じころ，筆者のグループは，葉緑体チオレドキシンを用いて同様のCys→Ser変異体タンパク質を作製し，これをゲル担体に固定して固定化チオレドキシンと標的タンパク質間で分子間ジスルフィド結合を形成させることで，特異的にチオレドキシン標的タンパク質を精製する方法（チオレドキシンアフィニティクロマトグラフィー法）を確立した（図1B）[11]．研究開始当初は，捕捉された葉緑体タンパク質の同定が非常に困難であったが，この研究開始直後にシロイヌナズナの全ゲノムが解読されたことで，チオレドキシンに捕捉されたタンパク質の解析を急速に進めることができた．2001年にわれわれがこのクロマトグラフィー法を発表した後，この方法は大腸菌，緑色植物ミトコンドリア，緑色植物細胞質，シアノバクテリア，緑藻などさまざまな生物種のタンパク質に適用され，チオレドキシンの標的候補タンパク質に関する情報が急速に蓄積された．

2 チオレドキシンを還元するタンパク質とチオレドキシン

一方，ゲノム情報が解読されたことで，これまでさまざまな生物種から生化学的に単離されることで同定されていたチオレドキシンおよびその還元酵素に関しても，次々に新しい知見が得られるようになった．哺乳類については，チオレドキシンアイソフォームは細胞質型とミトコンドリア型の2種類に限られている．ところが，光環境に適応している光合成生物の場合には，比較的構成が単純なシアノバクテリアでも4種から8種，緑色植物では20種類以上のアイソフォーム・チオレドキシン様タンパク質が存在することが明らかにされている[12]．これらが，どのような標的タンパク質に還元力を供給しているのか，その全容の解明が待たれる．

動物や細菌の場合には，NADPHを還元力の起点とするNADPH-チオレドキシン還元酵素（NTR）が，チオレドキシンへの唯一の還元力供給経路である．ところが，光合成生物の場合には，光合成電子伝達系によって還元力を受けるフェレドキシンを起点とするフェレドキシン-チオレドキシン還元酵素（FTR）の経路，NADPHを起点とするNTRの経路の2種類がある．これら2つの経路は，いずれも，光照射下，葉緑体が光合成を行う条件でエネルギー代謝が活発なときに必要な酵素を適切に制御するために必要な機構，および，光合成が行えない暗所で適切な酵素の活性を制御するために重要な機構と考えられる．さらに，最近になってNTRとチオレドキシンが融合したハイブリッド酵素であるNTRCが，シアノバクテリアや緑色植物で発見された．

A a. チオレドキシンの標的タンパク質の還元とmBBrによる標識

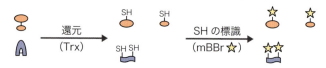

b. 二次元電気泳動法

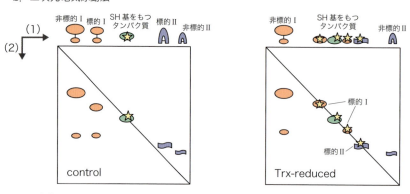

（1）＝非還元条件での泳動，（2）＝還元条件での泳動

B チオレドキシンアフィニティクロマトグラフィーの概念図

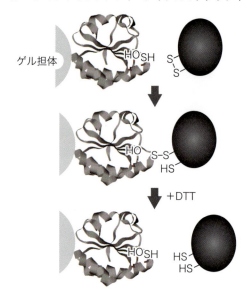

図1　チオレドキシン標的タンパク質の網羅的解析
A）SH修飾試薬と非還元／還元二次元電気泳動法による標的タンパク質の確認．Trx依存で還元されるタンパク質は，対角線に並ぶ．文献9より引用．B）活性中心のSHを1つ欠いたチオレドキシンによる標的タンパク質の捕捉．文献11より引用．

1) FTRとNTR

動物や細菌の場合，NTRからチオレドキシンへの還元力伝達はほぼ1対1の組合わせと考えられる．ところが，緑色植物の場合，例えばシロイヌナズナでは，葉緑体内のFTRが2種類，葉緑体内のチオレドキシンアイソフォームは10種類あり，還元力伝達の組合わせは非常に複雑なものと予想される．しかし，両者が還元力の受け渡しをするためには，まず，それぞれがタンパク質間相互作用によって近接し，次にジスルフィド–ジチオール交換反応を行い，酸化型チオレドキシンが還元型になる必要がある．これを検証するために，われわれは，これらのタンパク質について，それぞれをコードする遺伝子を大腸菌に発現プラスミドとして導入し，組換え体タンパク質を得た．さらに，植物の

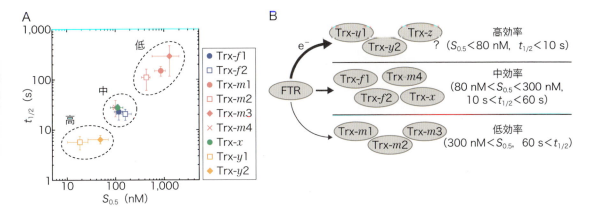

図2　FTRによる葉緑体チオレドキシンアイソフォームの還元速度の比較
シロイヌナズナ葉緑体の10種類のチオレドキシンアイソフォームは，FTRとの親和性と還元速度の違いで3つに分類することができる．文献13より引用．

根で働いているFNR〔NADPHの還元力を使ってフェレドキシン（Fd）を還元する酵素〕を用いて，NADPH→FNR→Fd→FTR→チオレドキシンという反応経路を試験管内に構築した．この実験系を用いてどのチオレドキシンアイソフォームがどのくらいの効率でFTRによって還元されるかを評価したところ，葉緑体に10種類存在するチオレドキシンアイソフォームは，3つにクラス分けされることがわかった（図2）[13]．まだ，類似のチオレドキシンアイソフォームがなぜ異なる反応速度や親和性を示すのか，その分子的な特徴や還元酵素との相互作用の分子レベルでの違いは明らかではない．この3つのクラスに特徴的な標的酵素群を明らかにすることができれば，生体内でのチオレドキシンの使い分けについて，重要な情報が得られるものと期待している．

2）NTRC（NADPH-チオレドキシン還元酵素C型）

次に，われわれは，植物型NTRとチオレドキシンの融合タンパク質として見出されたNTRCがどのような標的に還元力を供給するのかを調べた．シアノバクテリアのNTRCを用いてチオレドキシン側のCys→Ser変異タンパク質を作製し，チオレドキシンアフィニティクロマトグラフィーと同じ方法で標的タンパク質を調べたところ，2-Cys型ペルオキシレドキシンが特異的に捕捉されることがわかった．実際，NTRCを欠損させたシアノバクテリアは，活性酸素の存在下で生育が強く阻害される．

緑色植物葉緑体の場合には，チオレドキシンアイソフォームが複数あるために，光合成電子伝達系を起点とした還元力の流れはより複雑であることが予想される．そこで，シロイヌナズナを用いて，FTR破壊株，NTRC破壊株，両者の破壊株（FTR/NTRC破壊株）を作製してみた．すると，FTR破壊株とNTRC破壊株は，通常条件でほぼ生育できたのに対して，FTR/NTRC破壊株はほとんど生育できないことがわかった．また，NTRC破壊株は緑葉がやや黄色味がかっており，クロロフィル合成系に異常があることが予想された．

そこで，NTRCのCys→Ser変異タンパク質を作製してアフィニティクロマトグラフィーを行ったところ，抗酸化ストレス系のタンパク質やクロロフィル代謝に関係する酵素が捕捉された．このことは，NTRCがFTRとは別の還元力供給経路にかかわっていることを意味している．また，それぞれの破壊株におけるチオレドキシンや既知のチオレドキシン標的タンパク質の解析によって，葉緑体内には，きわめて複雑な還元力伝達のネットワークが存在することが明らかになってきている（**Graphical Abstract**）[14]．

3　タンパク質相互作用とジチオールジスルフィド交換反応

チオレドキシンによる標的タンパク質の還元では，まずチオレドキシンは標的タンパク質との分子間相互

作用によって還元力を受け渡す相手を認識し，次にジチオール-ジスルフィド交換反応によって相手タンパク質のジスルフィド結合を還元して，還元型タンパク質とする．還元によって活性が調節される酵素の場合には，ジスルフィド結合が切断されることで分子構造が変化し，酵素活性が変化するものと予想される．しかし，これまで構造変化と酵素活性の変化を分子レベルで明らかにすることができた例は，リンゴ酸脱水素酵素などごく一部の酵素に限られている．

また，チオレドキシンによる標的タンパク質の還元反応を分子レベルで考えると，この両者の相互作用は非常に複雑である．すなわち，還元型チオレドキシンが標的タンパク質を還元する場合には，チオレドキシンは酸化型の標的に対して高い親和性をもち，標的タンパク質に接近する必要がある．一方，ひとたびジチオール-ジスルフィド交換反応で標的が還元型になると，酸化されたチオレドキシンは，標的タンパク質からはすみやかに離れ，新たにチオレドキシン還元酵素から還元力を得て再還元される必要がある．われわれは，タンパク質間相互作用を定量化できる表面プラズモン共鳴法を用いて，チオレドキシン標的タンパク質の酸化還元状態と標的に対する親和性の変化の関係を調べた．すると，確かに疑似還元型（CS変異体）のチオレドキシンに対しては，酸化型の標的タンパク質のみが結合することがわかった（図3）[15]．興味深いことに，チオレドキシンによって還元されその酵素活性を調節される酵素と，ペルオキシレドキシンのようにチオレドキシンが供給する還元力をそのタンパク質機能に直接利用するタンパク質を比較すると，後者の方がチオレドキシンの結合解離の速度が1桁以上速いことがわかった．すなわち，還元力を調節因子として用いるのか，反応の基質として用いるのかによって，還元力伝達の速度が明確に異なるのである．このことは，生体内で活性酸素除去システムとしてペルオキシレドキシンシステムが重要な役割を担っていることを反映しているものとも言うことができる．

おわりに

PubMedでキーワード検索すると，最近では右上にそのキーワードを含む論文数の年次別の推移が表示さ

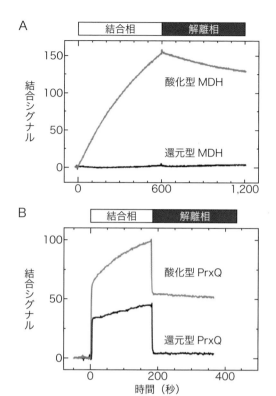

図3　表面プラズモン共鳴法によるチオレドキシンに対する標的タンパク質の結合速度の解析
A）疑似還元型のチオレドキシン（CS変異体）に対して，リンゴ酸脱水素酵素（MDH）の場合，酸化型は結合するが還元型は結合しない．B）ペルオキシレドキシンQ（PrxQ）はすみやかに結合する．文献15より引用．

れているのをご存じだろうか．筆者は，PubMedがこのような機能を提示する以前から発表論文数に占める当該キーワードを含む論文数の推移に着目し，redox, thioredoxinなどを調べていた．実は，つい3～4年前までこのグラフはずっと右肩上がりだったのだが，最近これらのキーワードを含む論文数が減少傾向に転じている．前述したように，網羅的な解析が可能になって以降，制御因子としての重要性が明らかになり，チオレドキシン研究は格段に広がったのだが，基本的な分子機構がほぼ明らかになり，重要な因子についても解明が進んだことで，レドックスネットワークの研究は一定のレベルに到達したと言うこともできる．

しかし，チオレドキシン研究には，実はまだまだ大きな謎が残されている．本稿で述べたとおり，基質特

異性が広いチオレドキシンがどのような分子機構でその標的タンパク質を認識するのか，チオレドキシン自体の酸化と還元によってどのような変化が起こり，標的およびチオレドキシン還元酵素との還元力の授受を円滑に進めることができるのかについては，分子レベルでの解析が進んだ今日でもまだ確たる解答がない．さらに，植物では日周条件に応じてチオレドキシンに制御されるタンパク質の還元と酸化がくり返されているが，還元に働くチオレドキシンの機能はよく記述されているのに，酸化に働く因子の情報はきわめて乏しい．

このように，チオレドキシンは，小さな単純なタンパク質であるにもかかわらず，このタンパク質を取り巻く分子まで視野を広げると，きわめて興味深い研究対象であり続けている．

文献

1) Laurent TC, et al：J Biol Chem, 239：3436-3444, 1964
2) Orr MD & Vitols E：Biochem Biophys Res Commun, 25：109-115, 1966
3) Moore EC：Biochem Biophys Res Commun, 29：264-268, 1967
4) Gonzalez Porqué P, et al：J Biol Chem, 245：2363-2370, 1970
5) Wanger W & Follmann H：Biochem Biophys Res Commun, 77：1044-1051, 1977
6) Buchanan BB & Wolosiuk RA：Nature, 264：660-670, 1976
7) Schürmann P & Buchanan BB：Antioxid Redox Signal, 10：1235-1274, 2008
8) Kim K, et al：J Biol Chem, 263：4704-4711, 1988
9) Yano H, et al：Proc Natl Acad Sci U S A, 98：4794-4799, 2001
10) Verdoucq L, et al：J Biol Chem, 274：19714-19722, 1999
11) Motohashi K, et al：Proc Natl Acad Sci U S A, 98：11224-11229, 2001
12) Hisabori T, et al：Photochem Photobiol, 83：145-151, 2007
13) Yoshida K & Hisabori T：Biochem J, 474：1347-1360, 2017
14) Yoshida K & Hisabori T：Proc Natl Acad Sci U S A, 113：E3967-E3976, 2016
15) Hara S & Hisabori T：Front Plant Sci, 4：508, 2013

<著者プロフィール>

久堀　徹：1985年早稲田大学大学院理工学研究科博士後期課程修了，早稲田大学教育学部助手，横浜市立大学文理学部助手，東京工業大学資源化学研究所助教授・准教授を経て現職．大学院生の頃から葉緑体ATP合成酵素の研究を開始し，その制御機構の研究を展開する過程で光合成生物のレドックス制御システムに研究領域を広げた．朝ジョグをしながら，思考実験をするのを楽しんでいる．

第1章 レドックスバイオロジーの新展開

Ⅲ．レドックスとストレス応答

12. 生体膜リン脂質のレドックス制御によるフェロトーシス制御

今井浩孝

抗がん剤によるフェロトーシスは，遊離鉄依存性の脂質酸化を介したカスパーゼ非依存性の新規細胞死である．フェロトーシスの制御因子の解析から，GPx4（リン脂質ヒドロペルオキシドグルタチオンペルオキシダーゼ）やビタミンEなどの抗酸化システムおよび，遊離二価鉄の量的変化，生体膜リン脂質脂肪酸組成の変化，15-LOXによるリン脂質の酸化等による生体膜リン脂質不飽和脂肪酸のレドックス状態の変化がフェロトーシスの感受性を決めていることが明らかとなった．一方，GPx4欠損による細胞死は，脂質酸化のメカニズムや細胞死実行因子がフェロトーシスとも異なる新規細胞死（リポキシトーシス）であることも明らかとなった．

はじめに

これまで，活性酸素シグナルは主に，タンパク質の活性酸素によるシステイン修飾を中心に目覚ましく進展してきた．これらは主に水溶性の活性酸素シグナルであるが，酸素ラジカルをはじめとする活性酸素の最大のターゲットの1つはリン脂質に含まれる不飽和脂肪酸である．生体膜を構成するリン脂質は，ヒドロキシルラジカルによる水素の引き抜きからはじまり，分子状酸素が付加することにより，酸化一次生成物としてリン脂質ヒドロペルオキシド（PLOOH）が生成する．リン脂質ヒドロペルオキシドは，ホスホリパーゼA_2によるリゾリン脂質と脂肪酸ヒドロペルオキシドに分解され，脂肪酸ヒドロペルオキシドはさらなる代謝を受けさまざまな脂質メディエーターになりえるだけでなく，リゾリン脂質自体も炎症性メディエーターとなる．一方，リゾリン脂質は，リゾリン脂質アシル転移酵素による未酸化アシルCoAを用いたリモデリング経路により，未酸化のリン脂質に修復される．また，リン脂質ヒドロペルオキシドのさらなる酸化分解により生じたアルデヒド型リン脂質やカルボン酸型リン脂質は，他の酵素やタンパク質を修飾することや受容体に作用して，疾患の増悪に関与する報告もされている．また，リン脂質ヒドロペルオキシドは，遊離鉄を介したフェントン反応[※1]（p.96）により，脂質ラジカルができ，連鎖的な脂質酸化反応が起きる．この反応は，ビタミンEやラジカルをトラップするferrostatin-1な

[略語]
15-LOX：15-lipoxygenase
ACSL4：acyl-CoA synthetase long chain family member 4
LPCAT3：lysophosphatidylcholine acyltransferase 3
PEBP1：phosphatidylethanolamine binding protein 1

Regulation of ferroptosis by membrane phospholipid polyunsaturated fatty acid redox state
Hirotaka Imai：Health Science, School of Pharmaceutical Sciences, Kitasato University（北里大学薬学部衛生化学）

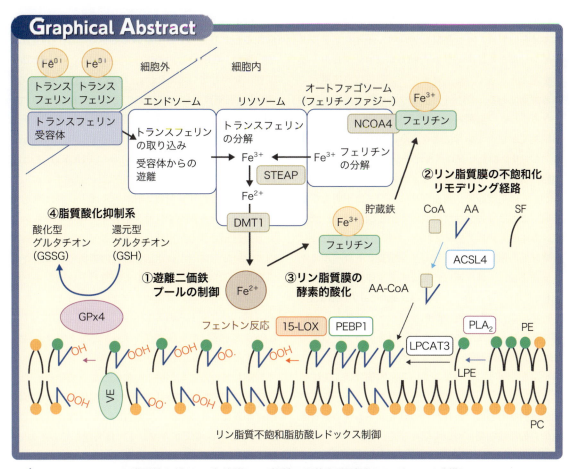

◆ フェロトーシスの感受性を決める生体膜リン脂質の不飽和脂肪酸のレドックス制御

フェロトーシスは遊離二価鉄によるリン脂質ヒドロペルオキシドの生成が細胞死の実行に必須である．フェロトーシスの感受性を決めるメカニズムには主に4つあると考えられる．1つ目は遊離二価鉄（Fe^{2+}）プールの制御，2つ目はリン脂質膜の不飽和脂肪酸組成の量的変化，3つ目はリン脂質の酸化酵素の有無，4つ目は脂質酸化抑制物質や酵素の量的変化である．細胞内の遊離二価鉄プールは2つの経路で制御される．細胞外のトランスフェリンに結合した三価鉄（Fe^{3+}）をトランスフェリン受容体によりエンドソームに取り込み，リソソームでのトランスフェリンの分解から遊離した三価鉄を二価鉄（Fe^{2+}）へ還元し細胞内に導入する経路と，細胞内で貯蔵されている三価鉄として結合したフェリチンをNCOA4を介したオートファジーによる選択的分解（フェリチノファジー）により遊離した三価鉄を二価鉄へ還元し細胞内に導入する経路である．STEAP：six-transmembrane epithelial antigen of protease3，DMT1：divalent metal transporter．生体膜を構成するリン脂質の不飽和脂肪酸の量は，主にリモデリング経路（Lands' cycle）により制御される．生体膜リン脂質を構成するアラキドン酸の場合，de novo 経路で合成された飽和脂肪酸（SF）を2本もつリン脂質〔例えばホスファチジルエタノールアミン（PE）〕の場合，ホスホリパーゼA_2などにより飽和脂肪酸（SF）を切り出した後，リゾリン脂質アシル転移酵素（LPCAT3）などにより，アラキドン酸（AA）とコエンザイムA（CoA）から長鎖アシルCoA合成酵素4（ACSL4）によりつくられたアラキドニルCoA（AA-CoA）を用いて，アラキドン酸をリン脂質に入れる．リン脂質を直接酸化し，リン脂質ヒドロペルオキシド（PEOOH）を生成できる酵素として，非ヘム鉄を含む15-リポキシゲナーゼ（15-LOX）があり，フェロトーシスの際，PEBP1（ホスファチジルエタノールアミン結合タンパク質1）を介してホスファチジルエタノールアミン（PE）を酸化した後，遊離二価鉄（Fe^{2+}）を介したフェントン反応によりリン脂質の酸化（PCOOH, PEOOH）が顕著に増幅される．リン脂質の酸化を抑制する物質としてはビタミンE（VE）などがあり，GPx4はPCOOHやPEOOHをグルタチオンを用いて直接還元できる抗酸化酵素である．PC：ホスファチジルコリン，LPE：リゾホスファチジルエタノールアミン．

どの抗酸化剤により停止する．一方，リン脂質ヒドロペルオキシドは，リン脂質ヒドロペルオキシドグルタチオンペルオキシダーゼ（GPx4）により，グルタチオンを還元体として，ヒドロキシリン脂質に直接還元できる酵素である．GPx4欠損マウスは発生過程で致死となることや，組織特異的GPx4欠損マウスやGPx4欠損細胞死がビタミンEにより完全に抑制されることから，このリン脂質ヒドロペルオキシドの生成の抑制は，細胞，個体の生死を制御するきわめて重要な反応であるが，その生成経路や代謝経路については不明な点が多い．このように，リン脂質の不飽和脂肪酸は，酸素ラジカルのアクセプターであり，修復経路，代謝経路，合成経路が用意されており，リン脂質ヒドロペルオキシドはまさに，疎水領域に生成する生体膜リン脂質のレドックスシグナル分子となる（**Graphical Abstract**）．

近年，このリン脂質の酸化を起点とした新しい細胞死フェロトーシスやわれわれが解析を進めている別のGPx4欠損新規細胞死経路（リポキシトーシス）が注目を浴びるようになってきている．本稿では，生体膜リン脂質のレドックス制御を介したフェロトーシスの制御機構を中心に，われわれの研究成果も含め脂質酸化依存的な細胞死について紹介したい．

1 リン脂質ヒドロペルオキシドグルタチオンペルオキシダーゼ（GPx4）

グルタチオンペルオキシダーゼ（glutathine Peroxidase：GPx）ファミリー分子は現在，7種類報告されており，GPx1〜7が存在する．ヒトではGPx1〜4，6が活性中心に，必須微量元素であるセレニウムを含む特殊なアミノ酸セレノシステインを含んでおり，GPx5と7はシステインを含む．胚発生過程で発現するGPx6はマウスではシステインであり，哺乳類で共通してセレノシステインをもつ分子はGPx1〜4となる．活性中心にあるセレノシステインをシステインに変換する

と，酵素活性は1,000分の1以下に落ちるので，酵素活性としてセレノシステインは重要である．GPx2は消化管に，GPx3は血漿に存在しており，広く臓器や細胞に発現しているGPxは，GPx1とGPx4となる．GPx1は細胞質型GPx（cGPx）とよばれるのに対して，GPx4はリン脂質型（リン脂質ヒドロペルオキシドグルタチオンペルオキシダーゼ，phospholipid hydroperoxide glutathione peroxidase：PHGPx）とよばれていた．GPx1は，主に過酸化水素を還元するが，生体膜中に生じたリン脂質ヒドロペルオキシドは還元できない．一方，GPx4はリン脂質ヒドロペルオキシドを直接還元できるが過酸化水素の還元力は弱い．細胞内において，GPx1は水溶性活性酸素種である過酸化水素を，GPx4は脂溶性のリン脂質ヒドロペルオキシドを還元するため，機能的に異なっていると考えられる．構造的にはGPx1が四量体で存在するのに対し，GPx4は通常は単量体で存在するが，精子では，高分子化することで抗酸化酵素以外に構造タンパク質として機能していることが明らかになってきている[1]．

GPx4の特徴として，1つのゲノム遺伝子から転写開始点が異なる3つのタイプのGPx4が転写される．第2エキソンから第7エキソンまでは共通しているので，第1エキソンのみが異なる．Ｉaエキソンからは，ミトコンドリアへの移行シグナルをもつミトコンドリア型GPx4と，細胞質と核に存在する細胞質型（非ミトコンドリア型）GPx4が，Ｉbエキソンからは核小体型（核型ともよばれる）GPx4ができる[2]．ミトコンドリア型GPx4と核小体型GPx4は精子形成過程で誘導がかかり，核小体型GPx4は精子の先体に，ミトコンドリア型GPx4は精子ミトコンドリアに多く存在する．ミトコンドリア型GPx4の発現低下はヒトの重度の男性不妊症の原因となる[3]〜[5]．核小体型GPx4ノックアウトマウスは不妊にならないことから，精子での機能は不明である[5]．GPx4は体細胞で広く発現しているが，通常，非ミトコンドリア型GPx4の発現が高く，ミトコンドリア型GPx4は約10分の1，核小体型GPx4はほとんど発現が検出できない[2]．

> **※1　フェントン反応**
> 過酸化水素（H_2O_2）あるいは脂質ヒドロペルオキシド（ROOH）と二価鉄（Fe^{2+}）との反応により，ヒドロキシルラジカル（$HO·$）や脂質ヒドロキシラジカル（$RO·$）が生成する反応で，連鎖的な脂質酸化反応が起きる．

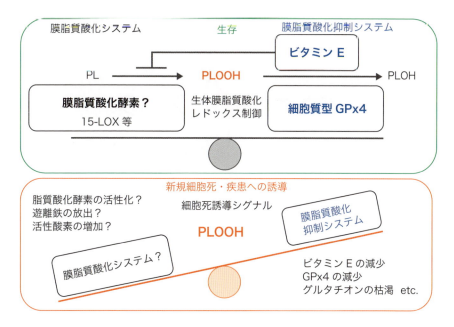

図1　ビタミンEとGPx4による生体膜酸化レドックスの制御と破綻
組織特異的GPx4欠損マウスのGPx4欠損組織では細胞死が誘導されるが、体内のビタミンE濃度を上げると致死は抑制され正常となる。逆にビタミンEが低下すると細胞死が誘導される。このことは、GPx4とビタミンEによる内在性のリン脂質ヒドロペルオキシド（PLOOH）生成の抑制（生体膜酸化レドックスの制御）がきわめて重要であることを示す。このバランスが崩れることで、脂質酸化依存的新規細胞死を介した疾患が発症する。

2 ビタミンEとGPx4による細胞内の脂質酸化の抑制は生命の維持に必須

　GPx1〜3, 5のノックアウトマウスは正常に生まれてくるが、GPx4ノックアウトマウスは胚発生過程の7.5日で致死となる[6]。ヒトの遺伝病においてGPx4の欠損は骨形成に異常が生じ、生まれてすぐ致死となる[7]。われわれはこれまでに、トランスジェニックレスキュー法により、GPx4のノックアウトマウスが、ミトコンドリア型GPx4、核小体型GPx4、ミトコンドリア型GPx4および核小体型GPx4ダブル欠損GPx4（非ミトコンドリア型GPx4のみ発現）トランスジェニック遺伝子でレスキューできることから、非ミトコンドリア型GPx4の発現のみが胚致死の抑制には必要であることを明らかにしている[5) 8)]。また心臓GPx4欠損マウスは発生過程の17.5日で胎生致死[9]、肝臓では出生直後死、精巣では精子形成細胞が致死となり精子数が減少する[4]。網膜では出生後に桿体細胞が致死となり失明する[10]。このようにGPx4の欠損のみでさまざまな組織の細胞に致死を誘導する。一方、これらの母親マウスにビタミンE添加食を与えると、心臓特異的GPx4欠損マウスや肝臓特異的GPx4欠損マウスの致死は完全に抑制され、正常に生育できるようになる[9]。また精巣特異的GPx4欠損マウスでは精子形成細胞死が抑制され、精子数が回復する。またビタミンE添加食で正常に生育した心臓特異的GPx4欠損マウスや肝臓特異的GPx4欠損マウスの餌のビタミンE量を低下させると、心臓や肝臓で脂質酸化依存的な細胞死が誘導される[9]。このように、ビタミンEとGPx4による内在性に生じる生体膜の脂質酸化の抑制（レドックス制御）は、生命の維持に必須であり、この脂質酸化生成系と消去系のバランスが崩れたときに生成する脂質ヒドロペルオキシドは疾患の直接の原因となることを示している（**図1**）。

3 鉄依存性の脂質酸化を介した新規細胞死フェロトーシスとその制御因子としてのGPx4

　米国のStockwellらのグループは、変異Rasによる

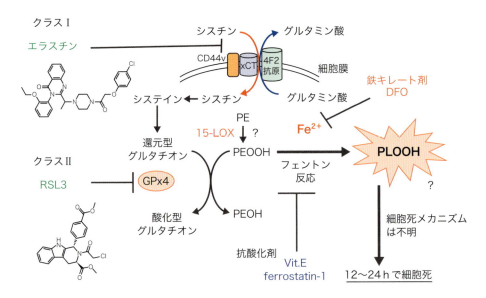

図2　抗がん剤によるフェロトーシスの分子メカニズム
エラスチンはシスチントランスポーター（xCTと4F2抗原の複合体）を阻害し，細胞内へのシスチンの取り込みを抑制し，システイン，還元型グルタチオン量を減少させる．結果としてグルタチオンペルオキシダーゼ4（GPx4）活性を低下させ，15-リポキシゲナーゼ（15-LOX）によるリン脂質〔特にホスファチジルエタノールアミン（PE）〕の酸化を起点として，細胞内の遊離二価鉄によるフェントン反応が亢進して，カスパーゼ非依存性の細胞死が起きる．脂質酸化の下流に細胞死実行因子があるか，脂質酸化により膜が崩壊するのかは明らかでない．この細胞死は，鉄のキレーターDFO（Deferoxamine）や抗酸化剤であるferrostatin-1およびビタミンEにより抑制されることから，鉄依存性細胞死として，フェロトーシス（ferroptosis）と名付けられた．

がん細胞のみを殺し，正常細胞は殺さない化合物のスクリーニングの結果[11]，エラスチン（Erastin）[11][12]，サルファサラジン（Sulfasalazine）[12]およびRSL3[11][13]などを見出した．これらの化合物による細胞死は，ビタミンEにより抑制され，アポトーシス実行因子であるカスパーゼの阻害剤では抑制されないため，非アポトーシス細胞死であり，変異RasによるMEKの活性化を阻害すると致死は抑制され，変異Ras依存的ながん細胞を殺す化合物として同定された[11]．エラスチンは当初ミトコンドリアに存在するVDAC（voltage dependent anion channel）に結合するとされていたが[11]，その後の解析から，シスチントランスポーターにも結合し，シスチンの取り込みの阻害により細胞内システインが減少し，GPxの還元物質であるグルタチオンが減少すること，その結果，GPx活性が減少することにより，細胞内に二価鉄を介したフェントン反応によりリン脂質ヒドロペルオキシドが生成し，カスパーゼ非依存的な細胞死が誘導されることを示した[11]（図2）．この細胞死は，脂質酸化を抑制する抗酸化剤の1つであり，フェロトーシスの特異的阻害剤とされているferrostatin-1およびビタミンEや，DFO（Deferoxamine）のような鉄のキレーターにより抑制されることから，鉄を介した新規細胞死フェロトーシス（ferroptosis）と名付けられた[11]．シスチントランスポーターをターゲットとした化合物をタイプ1とよぶ[11]（図2）．細胞内のシステイン量を変化させず，同じ阻害剤で細胞死を抑制できる化合物であるRSL3のターゲット分子を明らかにするために，標識したRSL3と共沈してくるタンパク質を網羅的にプロテオミクスの手法を用いて解析した結果，そのなかにGPx4があることを見出し，実際にRSL3がGPx4のセレノシステインと結合し酵素活性を阻害することが明らかとなった[13]（図2）．その結果，GPx4はこのフェロトーシスの重要な制御因子であり，われわれを含めたGPx4欠損マウスや細胞が致死となる事実[6]も含め，GPx4活性の低下による細胞死がフェロトーシスと同一であると考えられる根拠となった．このようにGPx4をターゲットとする化合物をタイプ2とよぶ[13]（図2）．このようにケ

ミカルバイオロジーを駆使した解析により，新しい鉄依存性の脂質酸化依存的な新規細胞死フェロトーシスが注目されるところとなった．最近ではがん細胞における薬剤に対する獲得抵抗性を得た細胞（persister細胞）がGPx4の高い発現に依存しており，GPx4を阻害することでフェロトーシスを誘導してpersister細胞を殺すことができることが報告された[14]．

4 フェロトーシス制御因子は生体膜リン脂質のレドックス制御にかかわる

RSL3やエラスチンによるフェロトーシスを制御できる因子が，さまざまなスクリーニング方法により次々と明らかになりつつある．これまで見出された制御分子を見てみると興味深いことに，脂質酸化の下流で働く細胞死実行因子ではなく，生体膜リン脂質の酸化を制御しうる分子，すなわち生体膜リン脂質のレドックス制御にかかわる分子である．その主な分子としては，①鉄の代謝にかかわるもの，②生体膜リン脂質の脂肪酸組成の制御に関与する分子，③リン脂質の酸化に直接関与する酵素および④脂質酸化抑制物質や酵素の量的変化があげられる（**Graphical Abstract**）．

フェロトーシスはその名前の通り，遊離二価鉄が細胞死実行に重要な因子である．鉄はイオンの価数が変化する遷移金属で，簡単に二価イオン（ferrous：Fe^{2+}）と三価イオン（ferric：Fe^{3+}）の両方を行き来し，NADPHオキシダーゼ，キサンチンオキシダーゼ，リポキシゲナーゼ，シトクロムP450酵素など，活性酸素を産生させるような酵素に必要である．またミトコンドリア電子伝達系や過酸化水素を分解するカタラーゼ活性にも必要である．通常，細胞は血液中を流れるトランスフェリンに結合した2分子の三価鉄をトランスフェリン受容体を介してエンドサイトーシスにより取り込み，リソソーム内の酸性環境により三価鉄を解離し二価鉄に還元した後に細胞質に取り込まれる．遊離の二価鉄はミトコンドリアへの供給の細胞質プールとして存在する．利用されない細胞質鉄プールの二価鉄は，鉄を介したフェントン反応による細胞障害を防ぐために，フェリチンと結合して三価鉄として貯蔵される（**Graphical Abstract**）．二価鉄は，過酸化水素と反応してヒドロキシルラジカルを生じ（フェントン反応），脂質酸化，フェロトーシスを引き起こすため，生体膜脂質のレドックス制御に関与する．通常，細胞内の鉄の量は，フェリチンやトランスフェリン受容体mRNA上のIRE（iron responsive element）に結合するIRPタンパク質（iron regulatory protein）を介して，その発現を厳密に調節している．トランスフェリン受容体のノックダウンや鉄のキレーターはフェロトーシスを抑制する[15]．また，リソソームの阻害剤BafA1（Bafiromycin A1），NH_4Cl，PepA-Me（aspartic protease inhibitor pepstatin A-methyl ester）は，細胞内へのトランスフェリンを介した鉄の取り込みを抑制するため，フェロトーシスを抑制できる（**Graphical Abstract**）[16]．またフェリチンに結合した三価鉄を二価鉄の細胞質プールに放出するためには，cargo受容体NCOA4を介したフェリチンのオートファジーによる分解が必要であることがわかってきた．これをフェリチノファジー（ferritinophagy）※2とよぶ[17]．オートファジー関連分子のATG13やATG3やNCOA4のノックダウンおよびリソソームの阻害剤は，遊離二価鉄イオンの細胞質プールを減少させることによりフェロトーシスを阻害することが報告された（**Graphical Abstract**）[18]．

フェロトーシスの際の最大の謎は，細胞内のどのオルガネラの，どのリン脂質分子種がどのようなメカニズムではじめに酸化されるのかという疑問である．StockwellらのグループはエラスチンやRSL3に対して耐性を示す細胞株をスクリーニングし，脂肪酸アシルCoA合成酵素（acyl-CoA synthetase long chain family member 4：ACSL4）とリゾリン脂質アシル転移酵素（lysophosphatidylcholine acyltransferase 3：LPCAT3）の変異体を見出した[19]．

生体膜リン脂質の脂肪酸組成は，臓器や細胞によって異なっており，*de novo* の合成系（Kennedy pathway）ではじめにできたリン脂質は，リモデリング経路（Lands' cycle）によって，それぞれ特徴のある脂肪酸を有するリン脂質に変換されることが明らかになって

※2　**フェリチノファジー（ferritinophagy）**
細胞内のフェリチンに結合した三価鉄を遊離二価鉄に変換するには，フェリチン特異的なオートファジーによるフェリチンの分解が必要であり，これをフェリチノファジーとよぶ．

いる（**Graphical Abstract**）．Lands' cycleによるリモデリング経路とは，例えば，生体膜を構成するリン脂質であるホスファチジルコリン（PC）やホスファチジルエタノールアミン（PE）が，ホスホリパーゼAによってリン脂質の脂肪酸が切り出され，リゾPCおよびリゾPEとなった後，このリゾリン脂質に別の脂肪酸を入れ直す経路である．この経路を担っているリゾリン脂質アシル転移酵素にはLPCAT1～4やLPEAT1～2がある[20]．リゾリン脂質アシル転移酵素は脂肪酸を直接アシル化できるのではなく，脂肪酸にCoAが結合した脂肪酸アシルCoAが使われる．脂肪酸から脂肪酸アシルCoAを合成する酵素が脂肪酸アシルCoA合成酵素（ACSL）である．ACSLファミリー分子は現在ACSL1～6が知られているが，ACSL4は主にアラキドニルCoAをつくる酵素である．PC，PEおよびPI（ホスファチジルイノシトール）のアラキドン酸のリモデリングに関与する酵素はACSL4とLPCAT2，LPEAT2，LPCAT3とLPIATと考えられている[20]．すなわち，ACSL4 KOやLPCAT3 KOは生体膜リン脂質のアラキドン酸含量を減らすことができると考えられるが，全く消失するわけではなく，アラキドン酸以外の不飽和脂肪酸が入る場合も想定される．Conradらは，ACSL4 KO MEF細胞ではRSL3によるフェロトーシスやリン脂質の酸化が抑制されるが，LPCAT3 KOではあまり抑制されないことを報告した[21)22)]．ACSL4 KO MEF細胞ではWT細胞と比較して，PE（ホスファチジルエタノールアミン）とPI（ホスファチジルイノシトール）のアラキドン酸（20:4）とアドレノイル酸（22:4）の含量が減少していたが，PC（ホスファチジルコリン）やPS（ホスファチジルセリン）のアラキドン酸の含量は変化していなかった．またRSL3処理によるフェロトーシスにおける酸化リン脂質のリピドミクス解析から，アラキドン酸やアドレノイル酸を含むPE（ホスファチジルエタノールアミン）の4つの酸化体（15-OOH-AA-PE，15-OOH-8OH-AA-PE，15-OOH-9OH-AA-PE，15-OOH-12OH-AA-PE）がWT細胞に比べACSL4 KO細胞で減少していることを見出し，これらの酸化リン脂質体がフェロトーシスを引き起こすための鍵となるとした（**Graphical Abstract**）[22)23)]．興味深いことにGPx4 KO MEF細胞は致死となるが，ACSL4とGPx4ダブルKOでは生存できることを報告している．GPx4欠損MEF細胞はビタミンE存在下では生存できることから[8]，アラキドン酸が減少した生体膜リン脂質の酸化ホメオスタシスがGPx4がなくても内在性のビタミンEなどの別の抗酸化系により維持できていると考えることができる．

Kaganらは，これらの酸化リン脂質が15-リポキシゲナーゼ（15-LOX）により生成し，主に小胞体で生成することを示した（**Graphical Abstract**）[22)23)]．リポキシゲナーゼ（LOX）には酸素の付加の場所の違いにより，5-，12-，15-の3つのLOXが存在するが，通常これらはアラキドン酸などの脂肪酸を酸化し，ロイコトリエンなどの炎症性メディエーター産生に関与する．しかし15-LOXのみがリン脂質を直接酸化しリン脂質ヒドロペルオキシドを生成できる．15-LOXの活性中心にはノンヘム型の鉄が存在している．15-LOX活性はビタミンEやGPx4存在下では抑制される．いくつかの細胞系でLOXの阻害剤により，フェロトーシスが抑制されることが報告されている[21]が，注意が必要なのはこれらのLOX阻害剤の多くが，それ自身が抗酸化剤であり，LOXを阻害しているのではなく，脂質酸化を阻害している可能性もあるため，この可能性を消去するためには少なくともLOXのノックダウンのデータは必要である．15-LOXは，PCの他にPEも酸化できるが，なぜ15-LOXがRSL3によるフェロトーシスの際に，PCではなくPEを酸化するのかについて，最近，PEBP1（ホスファチジルエタノールアミン結合タンパク質1）がフェロトーシスの際に15-LOXと相互作用し，生体膜に15-LOXを結合させPEを過酸化する説を報告した[24]．Kaganが提案した，15-LOXによるPEの酸化がフェロトーシスの起因となり，生成したPEOOHと遊離二価鉄とのフェントン反応により脂質酸化が増幅し細胞死が起きるメカニズムは1つの有力なシグナル経路ではある（**Graphical Abstract**）[21)23)24)]．しかし，15-LOXは炎症性細胞に局在していることや15-LOXノックアウトマウスや細胞でもフェロトーシスは起きることから，15-LOXがない細胞系ではどのようなメカニズムで酸化が起きるのかは明らかではない．15-LOXのフェロトーシスの際の活性化のメカニズムは明らかではないが，15-LOX活性はGPx4の存在下で抑制されることから，GPx4活性の低下により15-LOXが活性化されるのかもしれない．これらは今

後明らかにされると思われる．

このように，ビタミンE[4)8)]，コエンザイムQ10[25)]などの抗酸化物の量的変化や，生体膜脂質の酸化に重要な遊離二価鉄の細胞内含量の変化，生体膜リン脂質不飽和脂肪酸組成の変化およびリン脂質酸化酵素15-LOXによる生体膜リン脂質の酸化による生体膜リン脂質レドックス制御機構が，フェロトーシスの感受性を決めていると考えられる（Graphical Abstract）．

5 新たな遊離鉄非依存性の脂質酸化依存的新規細胞死（リポキシトーシス）

われわれはGPx4ノックアウトマウスが発生過程の7.5日で胚致死となることをはじめて明らかにしてから[6)]，GPx4欠損細胞死がどのようなメカニズムで起きるのかを明らかにする目的で，マウスから樹立したタモキシフェン誘導型GPx4欠損MEF細胞を用いて解析を進めている[4)7)9)]．この細胞株は，タモキシフェン添加により核に移行したCreリコンビナーゼにより，GPx4ゲノム遺伝子が破壊され，24時間後にGPx4タンパク質が消失し，PEではなく，PCの酸化体であるホスファチジルコリンヒドロペルオキシド（PCOOH）が生成し，48時間後にERKのリン酸化が亢進し，細胞は48～72時間後に致死となる非常にゆっくりな細胞死である（図3）[4)7)9)]．この細胞死は，Rip1やATG5 KD細胞でも抑制されず，カスパーゼ阻害剤でも抑制されない．抗酸化剤であるビタミンEやferrostatin-1，MEK阻害剤により細胞死は抑制されることから，フェロトーシス様の細胞死であったが，鉄のキレーターではリン脂質ヒドロペルオキシド（PCOOH）の生成や細胞死は全く抑制できなかった．われわれのMEF細胞では15-LOXの発現は全くみられないが，エラスチンやRSL3添加では12時間後から24時間までに致死となり，鉄のキレーターやferrostatin-1で抑制できることから，確かにフェロトーシスは起きる．

エラスチンやRSL3はがん細胞を特異的に殺し，正常細胞は殺さないスクリーニングで得られた化合物であるが，組織特異的GPx4欠損マウスでは，GPx4欠損により正常細胞が致死となる．またin vivoにおける致死の時間は，Creが発現してから約3～4日と非常にゆっくりと致死となる．一方，タモキシフェン添加で

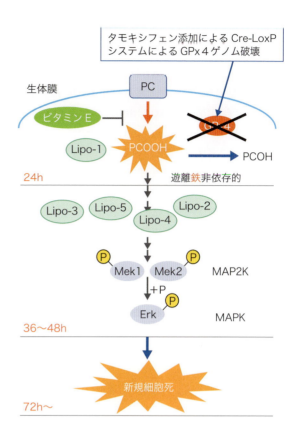

図3　GPx4欠損新規細胞死（リポキシトーシス）の致死メカニズム

タモキシフェン誘導型GPx4欠損MEF細胞では，タモキシフェン添加後，Cre-LoxPシステムによりGPx4ゲノム遺伝子が破壊され，24時間後までにGPx4欠損により，遊離鉄非依存的な脂質酸化反応が起き，ホスファチジルコリンヒドロペルオキシド（PCOOH）が生成する．また脂質酸化の下流で48時間後までにMEF-ERKの活性化が起き，72時間後までに脂質酸化依存的新規細胞死（リポキシトーシス）が誘導される．Lipo遺伝子は網羅的shRNAライブラリーによるスクリーニングにより見出されたリポキシトーシス実行因子である．

はGPx4が欠失してから致死となるのに48時間かかるのに対して，同じMEF細胞にGPx4をターゲットとする阻害剤であるRSL3を添加すると12時間で致死となる．われわれはこの致死にかかる時間の違い，鉄のキレーターの感受性の違いから，GPx4欠損細胞死はフェロトーシスとは異なる細胞死経路を介していると考え，網羅的shRNAライブラリーのスクリーニングを行い，タモキシフェン添加後，96時間後でも生存している細胞を回収し，導入されたshRNAの配列を同定し，そ

の遺伝子のノックダウンによりタモキシフェン添加による細胞死が抑制され，さらにその遺伝子のcDNAを再導入することにより致死が回復することを指標に6遺伝子を見出し，GPx4欠損細胞死実行因子としてLipo遺伝子（lipid peroxidation dependent novel cell death inducing gene）と名付けた．これらの遺伝子のノックダウン細胞を用いて，エラスチンやRSL3などのフェロトーシス誘導剤で細胞死が抑制されるのかについて解析したところ，どの遺伝子のノックダウンも全くフェロトーシスは抑制できなかった．これらの結果からGPx4欠損新規細胞は，フェロトーシスとは異なる細胞死経路を介することが明らかとなったため，リポキシトーシス（lipoxyptosis）と名付けた．現在これらLipo遺伝子のGPx4欠損細胞死における機能について解析を進めている（図3）．

おわりに

近年，非アポトーシス細胞死の解析に注目が集まっているが，なかでも抗がん剤エラスチンやRSL3などによるフェロトーシスは2012年に報告されてから5年間で制御する分子が次々に明らかとなった．これらの分子は，GPx4活性の阻害を含めて，生体膜リン脂質の不飽和脂肪酸のレドックス制御にかかわる分子であり，リン脂質の不飽和脂肪酸の酸化シグナルがフェロトーシスを引き起こすことが明らかになりつつある．しかし，リン脂質酸化後の実行因子についてはまだ明らかになっていない．また15-LOX以外のリン脂質の酸化のメカニズムも明らかでない．一方，われわれはGPx4欠損細胞死が遊離鉄非依存的なリン脂質の酸化を介し，フェロトーシスとも異なる細胞死であること，その実行因子Lipo遺伝子を見出した．これらの遺伝子は脂質の酸化の下流で働く分子も含まれており，脂質酸化の下流で機能する分子はフェロトーシスを含めてもはじめてである．今後はどのように，どこのオルガネラの膜のどのリン脂質分子種の酸化を起こすことで，フェロトーシスやGPx4欠損新規細胞死（リポキシトーシス）が異なるメカニズムの細胞死となるのかが，重要な研究ポイントになっていくと思われる．

文献

1) Imai H, et al：Curr Top Microbiol Immunol, 403：143-170, 2017
2) Imai H, et al：J Biochem, 140：573-590, 2006
3) Imai H, et al：Biol Reprod, 64：674-683, 2001
4) Imai H, et al：J Biol Chem, 284：32522-32532, 2009
5) 今井浩孝：HORMONE FRONTIER IN GYNECOLOGY, 19：59-70, 2012
6) Imai H, et al：Biochem Biophys Res Commun, 305：278-286, 2003
7) Smith AC, et al：J Med Genet, 51：470-474, 2014
8) Imai H：J Clin Biochem Nutr, 46：1-13, 2010
9) 今井浩孝：実験医学, 34：1045-1054, 2016
10) Ueta T, et al：J Biol Chem, 287：7675-7682, 2012
11) Yagoda N, et al：Nature, 447：864-868, 2007
12) Dixon SJ, et al：Cell, 149：1060-1072, 2012
13) Yang WS, et al：Cell, 156：317-331, 2014
14) Hangauer MJ, et al：Nature, 551：247-250, 2017
15) Gao M, et al：Mol Cell, 59：298-308, 2015
16) Torii S, et al：Biochem J, 473：769-777, 2016
17) Mancias JD, et al：Nature, 509：105-109, 2014
18) Gao M, et al：Cell Res, 26：1021-1032, 2016
19) Dixon SJ, et al：ACS Chem Biol, 10：1604-1609, 2015
20) Hashidate-Yoshida T, et al：Elife, 4：e06328, 2015
21) Seiler A, et al：Cell Metab, 8：237-248, 2008
22) Doll S, et al：Nat Chem Biol, 13：91-98, 2017
23) Kagan VE, et al：Nat Chem Biol, 13：81-90, 2017
24) Wenzel SE, et al：Cell, 171：628-641.e26, 2017
25) Shimada K, et al：Nat Chem Biol, 12：497-503, 2016

＜著者プロフィール＞

今井浩孝：1988年，東京大学薬学部卒業．'93年，同大学院博士課程修了（井上圭三教授）．薬学博士．同年より北里大学薬学部衛生化学教室助手として赴任．GPx4のクローニングから機能解析に着手．'97年，同大学講師．2004年，同大学准教授．'06年10月〜'10年まで，JSTさきがけ「代謝と機能制御」（西島正弘総括）研究員兼任．'13年より現職（北里大学薬学部教授）．GPx4の機能解析を通して，リン脂質ヒドロペルオキシドの生成，代謝，機能解析と新規細胞死の分子機構の解明や病態との関連，治療法，予防法の開発をめざしている．

第2章 レドックスと疾患

1. ATF4とNrf2によるミトコンドリアホメオスタシス制御

葛西秋宅，對馬迪子，伊東　健

Nrf2およびATF4はそれぞれ親電子性物質などのチオール反応性物質および小胞体あるいはアミノ酸飢餓ストレスによって活性化され生体恒常性維持に働く鍵転写因子である．Nrf2の活性は加齢とともに減弱するが，最近の研究によりミトコンドリア呼吸そのものがNrf2を活性化する分子機構の存在が示唆された．一方，ATF4は高等動物においてミトコンドリア障害で活性化される主要な転写因子である．Nrf2とATF4の直接的相互作用を介したクロストークがミトコンドリア恒常性維持において重要な役割をしていることが考えられる．

はじめに

　ミトコンドリアは酸化的リン酸化，ステロイドやヘムの生合成，細胞内カルシウムの調節およびアポトーシスの制御を担う細胞小器官である．ミトコンドリア機能異常はATP低下や活性酸素種（ROS）の産生を引き起こし，脳変性疾患や糖尿病などの病態形成に関与する[1]．ATF4はアミノ酸飢餓や小胞体ストレスに応答し恒常性維持機能を促進する統合的ストレス応答（ISR）の中心的な転写因子として知られているが，ATF4がミトコンドリアストレスに応答して活性化しミトコンドリアの恒常性維持に寄与することがわかっ

てきた[2]．本稿では，ミトコンドリア恒常性維持機構におけるNrf2とATF4の役割とその相互作用の意義について概説する（**Graphical Abstract**）．

1 Nrf2とミトコンドリアストレス

　Nrf2は典型的には，細胞内外で生成される親電子性物質により活性化され解毒化酵素や抗酸化ストレスタンパク質の遺伝子発現を活性化するが，ミトコンドリアの恒常性維持機構にも重要な役割を果たしている[3]（**図1**）．Nrf2ノックアウトマウスから採取された細胞はミトコンドリア膜電位やミトコンドリア呼吸が低下している報告があるが，これは呼吸鎖酵素の活性低下ではなく，呼吸基質の利用が低下していることによる．一方で，ミトコンドリアの障害はNrf2を活性化または低下させる[3]．呼吸鎖複合体IVに含まれるSurf1の心筋特異的な欠失はNrf2経路を活性化するが，骨格筋特

[略語]
AARE：amino acid response element
ATF4：activating transcription factor 4
ISR：integrated stress response
Nrf2：NF-E2 related factor 2

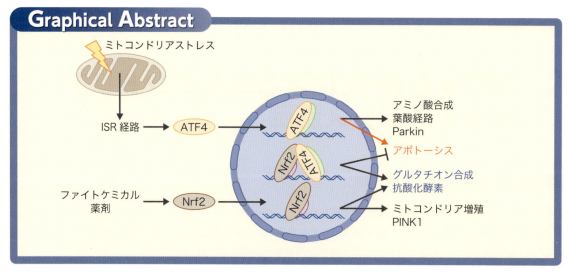

◆ ATF4を介したミトコンドリアストレス応答およびアポトーシスとNrf2活性化による細胞保護効果

ミトコンドリアのDNA変異や酸化的リン酸化の阻害といったストレスはATF4を活性化し，アミノ酸合成および葉酸経路の促進，Parkinの発現を介してミトコンドリア恒常性に寄与する一方，アポトーシスも促進する．ファイトケミカルや薬剤によって活性化されたNrf2はATF4と協調的にグルタチオン合成および抗酸化酵素の発現を誘導し，ATF4によるアポトーシスを抑制することで細胞保護に寄与する．

異的欠失ではNrf2は活性化しないことから，ミトコンドリアストレスによるNrf2の活性化には特定の条件または環境が必要なようである[4]．ミトコンドリアタンパク質Frataxinはミトコンドリアにおける鉄硫黄クラスターの形成に重要な役割を果たしているが，この遺伝子異常により発症するフリードライヒ小脳変性症患者由来の細胞では，酸化ストレスによるNrf2の活性化が低下していることが報告されている[3]．

白血病がん細胞において酸化的リン酸化がErk5を介してNrf2の活性化に関与していることが報告された[5]．これは，Erk5により活性化されたMEF2がmicroRNAであるmiR-23aを発現誘導してKeap1の発現を抑制し，Nrf2を活性化するというもので，ROSを介さない分子機構が注目される．白血病がん細胞以外の組織でこの機構が働いているかどうかは不明であるが，Erk5は糖尿病などで発現量が低下することが知られており[6]，糖尿病におけるNrf2活性低下の原因になる可能性も考えられる．また，がん細胞でNrf2のノックダウンにより酸素消費量が低下していることが報告されていたが，これはmiR-181cが関与して複合体Ⅳのシトクロムcオキシダーゼ（Cox）サブユニット1の翻訳を抑制することによることが明らかになった[7]（図1）．

このようにNrf2の活性とミトコンドリア活性のmiRNAを介したクロストークが徐々に明らかになってきた．Nrf2がミトコンドリア機能を調節するメカニズムとしては，NRF-1やTFAMの転写制御がこれまでわかっていたが[3]，さらにPINK1の遺伝子発現制御[8]やDrp1の分解を介して融合型のミトコンドリアを増加すること，Nrf2が直接ミトコンドリアに相互作用してミトコンドリア由来の細胞死を抑制すること[9]が近年報告された．

2 ミトコンドリアストレスによる ATF4活性化

アミノ酸飢餓や小胞体ストレスはそれぞれGCN2およびPERKのキナーゼ活性を活性化し，翻訳開始因子eIF2αをリン酸化することで全体の翻訳を抑制する一方でATF4の翻訳を促進する[10]．活性化したATF4はアミノ酸の合成や輸送にかかわる酵素の発現を誘導することでストレスを除去するが，CHOP[※1]の発現を介してアポトーシスも誘導する．ミトコンドリア障害によるATF4活性化はミトコンドリア病の変異をもつミトコンドリアを導入したcybrid細胞の解析で見出さ

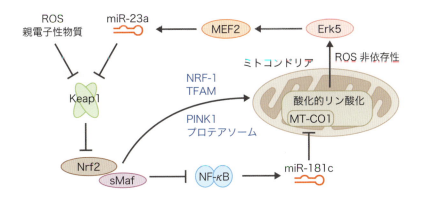

図1　ミトコンドリア呼吸とNrf2活性との相関
Nrf2は酸化ストレス応答に加え，ミトコンドリア呼吸活性に応じてKeap1の発現抑制を介して活性化し，ミトコンドリアの制御にかかわる．Nrf2は酸化ストレスの除去にかかわる遺伝子だけでなく，ミトコンドリア生合成にかかわるNRF-1やTFAM，マイトファジー[※2]を制御するPINK1，プロテアソームサブユニットの発現を誘導し，miR-181cによるMT-CO1の発現抑制を解除する．ROS：reactive oxygen species.

れ[11)12)]，ミトコンドリアの翻訳阻害や呼吸阻害によってもATF4活性化および標的遺伝子の発現が誘導される[13)〜15)]．ミトコンドリアストレスによるATF4活性化もeIF2αリン酸化を介しているものの，そのキナーゼや上流の活性化機構は議論の余地がある[2)]（図2）．

ミトコンドリアの代謝異常により心筋症を呈するALDH2変異マウスにおいて，ATF4活性化およびセリン合成や葉酸経路の遺伝子発現が誘導され，虚血再灌流による障害への抵抗性に寄与する[16)]．また，フリードライヒ運動失調症のモデルである筋特異的Frataxin欠損マウスでは，心機能の低下に先行してATF4活性化および標的遺伝子の誘導が報告されている[17)]．ATF4活性化はCox10欠損マウスやミトコンドリアDNAの欠失が蓄積するDeletorマウスの筋組織においてもみられ[18)19)]，セリン合成にかかわるPSAT1やPSPH，およびミトコンドリアに局在する葉酸経路を触媒するMTHFD2やSHMT2の発現を誘導することで，ミトコンドリア内のROSの除去に重要なNADPHを増加させる[19)]．また，セリン合成およびシスチン輸送体xCTの発現誘導はグルタチオン合成を促進するほか[13)]，ミトコンドリアの膜電位低下がATF4活性化を介してParkinの発現を誘導する報告もあり[20)]，ATF4がミトコンドリアのレドックスの改善や異常ミトコンドリアの除去に寄与すると考えられる．ミトコンドリアに局在する葉酸経路のATF4による活性化がショウジョウバエにおいてParkin変異による神経変性に対して防御的に働くことが報告されている[21)]．葉酸経路の活性化はしばしばがん細胞におけるヌクレオチド合成亢進効果が強調されるが，post-mitoticな細胞においてもミトコンドリア異常に対する防御効果があると考えられる．

3 Nrf2とATF4が指揮する遺伝子発現

Nrf2とATF4は独立してミトコンドリアストレスに応答するだけでなく，相互作用を介して協調的に遺伝子発現を制御することが見出された．筆者らは酵母two-hybrid法によりNrf2のC末端領域と結合するタンパク質としてATF4を同定した（未発表データ）．ATF4-Nrf2相互作用に関しては，精製したATF4とNrf2がヘテロダイマーを形成しHO-1遺伝子上流の抗酸化応答配列（ARE）に結合し，協調的にHO-1の発現誘導に寄与する報告があるが[22)]，リコンビナントタンパク質を用いたわれわれの追試ではNrf2-ATF4ヘテ

※1　CHOP
小胞体ストレスにより発現が誘導される転写因子であり，C/EBPβとヘテロダイマーを形成し，PUMAやBIMといったアポトーシスを促進する遺伝子発現を誘導する．

※2　マイトファジー
オートファジーの1つで，不良なミトコンドリアを選択的に除去する機構．パーキンソン病原因遺伝子として知られるPINK1およびParkinが膜電位の低下したミトコンドリアを認識しユビキチン化する．

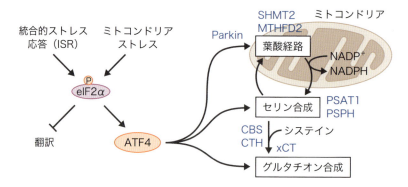

図2　ミトコンドリアストレスによるATF4活性化機構
ミトコンドリアストレスはeIF2αリン酸化を介して翻訳を抑制する一方，ATF4を活性化する．ATF4はセリン合成および葉酸経路にかかわる酵素の発現を誘導し，ミトコンドリア内のROSの除去に消費されるNADPHを産生する．また，シスチン取り込みおよびグルタチオン合成を促進しミトコンドリアに供給するほか，Parkinの発現を誘導し品質管理にもかかわる．

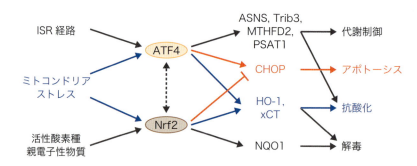

図3　ATF4およびNrf2による協調的な遺伝子発現制御
ATF4はアミノ酸合成および葉酸経路の遺伝子発現を誘導し，ミトコンドリア内の抗酸化に寄与する．ATF4とNrf2は協調的に抗酸化酵素の発現を誘導する一方で，ATF4によるCHOPの誘導はNrf2によって抑制される．

ロ二量体のAREへの結合活性はきわめて小さい（未発表データ）．また，ヒト線維肉腫HT1080細胞の肺転移において，アノイキス[※3]を模倣した非接着培養によりATF4およびNrf2が活性化し，HO-1の発現誘導を協調的に誘導して酸化ストレスおよびアポトーシスを抑制する[23]．筆者らは膀胱がん細胞株においてプロテアソーム阻害剤がNrf2およびATF4を活性化し，xCT遺伝子上流のAREおよびAAREにそれぞれ結合し，プロモーター上で相互作用することで協調的に転写を誘導することを明らかにした[24]．また，ファイトケミカルであるカルノシン酸がNrf2とATF4をともに活性化し，TXNRD1やHO-1の発現を協調的に誘導することを見出した（未発表データ）．一方，甲状腺がん細胞においてプロテアソーム阻害はATF4を介してCHOPの発現を誘導するが，CHOP遺伝子上流のAAREへの結合および転写誘導はNrf2により負に調節されている[25]．このことから，Nrf2はATF4と協調して抗酸化酵素の発現を誘導する一方，CHOPの発現を抑制し細胞保護に寄与すると考えられる（図3）．

> **※3　アノイキス**
> 接着細胞が足場から離れ浮遊状態になると，増殖因子や栄養因子の存在下でもアポトーシスが誘導される現象で，anoikisはギリシャ語で「宿なし」を意味する．遊離細胞が異所性に増殖するのを防ぐ機構と考えられ，がん細胞の転移にはアノイキスによる細胞死を回避する必要がある．

おわりに

　ミトコンドリアは必須の細胞小器官である一方で主要なROSの発生源でもあり，さらにはMAM（mitochondria associated membrane）などに代表されるように他の細胞内小器官とのつながりも密であることから，ミトコンドリア恒常性維持機構にはATF4をはじめ複数のストレス経路が関与しているものと考えられる．不可逆的な細胞変性を予防するうえで，初期のミトコンドリアストレスを検出し，疾患発症前に介入する治療戦略の確立が重要である．ATF4とNrf2の相互作用が，ATF4によるCHOP誘導の抑制に加えて抗酸化タンパク質の強調的な誘導作用を有することを考慮すると，ATF4活性化を病態マーカーとするNrf2活性化の介入療法がミトコンドリア障害を基盤にした変性疾患予防に有効であることが考えられる．アルツハイマー病やパーキンソン病においてはミトコンドリア機能障害がその背景に存在することを考えると，未病期からのNrf2活性化剤による介入がこれらの疾患の予防に重要である可能性がある．

文献

1) Wallace DC：Annu Rev Genet, 39：359-407, 2005
2) Quirós PM, et al：J Cell Biol, 216：2027-2045, 2017
3) Itoh K, et al：J Clin Biochem Nutr, 56：91-97, 2015
4) Pulliam DA, et al：Biochem J, 462：359-371, 2014
5) Khan AUH, et al：EBioMedicine, 3：43-53, 2016
6) Liu W, et al：Nat Commun, 8：494, 2017
7) Jung KA, et al：Antioxid Redox Signal, 27：945-961, 2017
8) Murata H, et al：PLoS One, 10：e0142438, 2015
9) Strom J, et al：FASEB J, 30：66-80, 2016
10) Pakos-Zebrucka K, et al：EMBO Rep, 17：1374-1395, 2016
11) Fujita Y, et al：Mitochondrion, 7：80-88, 2007
12) Cortopassi G, et al：Mitochondrion, 6：161-175, 2006
13) Lewerenz J, et al：Antioxid Redox Signal, 20：2907-2922, 2014
14) Evstafieva AG, et al：Cell Death Dis, 5：e1511, 2014
15) Martínez-Reyes I, et al：Biochem J, 444：249-259, 2012
16) Endo J, et al：Circ Res, 105：1118-1127, 2009
17) Huang ML, et al：Am J Pathol, 183：745-757, 2013
18) Tyynismaa H, et al：Hum Mol Genet, 19：3948-3958, 2010
19) Nikkanen J, et al：Cell Metab, 23：635-648, 2016
20) Bouman L, et al：Cell Death Differ, 18：769-782, 2011
21) Celardo I, et al：Cell Death Differ, 24：638-648, 2017
22) He CH, et al：J Biol Chem, 276：20858-20865, 2001
23) Dey S, et al：J Clin Invest, 125：2592-2608, 2015
24) Ye P, et al：Mol Cell Biol, 34：3421-3434, 2014
25) Zong ZH, et al：Biochim Biophys Acta, 1823：1395-1404, 2012

＜筆頭著者プロフィール＞

葛西秋宅：2011年岩手大学大学院連合農学研究科博士課程修了，同年岩手医科大学でポストドクター後，'14年東北大学大学院生命科学研究科助教に着任，'17年4月より現職．ストレス応答におけるシグナル伝達と遺伝子発現制御に興味があり，これまでダイオキシン受容体，酸化ストレス応答因子Nrf2，低酸素誘導因子HIF-3α，統合的ストレス応答因子ATF4について研究をしています．

第2章 レドックスと疾患

2. 環境中親電子物質エクスポソームとその制御因子としての活性イオウ分子

熊谷嘉人

> ヒトの生涯における環境曝露の総体である"エクスポソーム"が注目されている．われわれは日常生活において，さまざまな環境中親電子物質に複合曝露されており，その曝露用量や曝露時間は生活環境，食生活やライフスタイルに依存する．当該物質の個別曝露実験を行った結果，用量が低い場合にはレドックスシグナルは活性化され，用量が高い場合には本シグナルは破綻して細胞毒性を生じることが明らかとなった．さらに，活性イオウ分子は環境中親電子物質の生体影響を制御することもわかりはじめた．本稿では，これまで得られた研究成果を紹介し，環境中親電子物質エクスポソーム研究の重要性を言及する．

はじめに

2005年に国際がん研究機関の所長であるChristopher Wildは，がん発症の10％程度は宿主因子が関係し，それ以外は食生活，生活環境，ライフスタイル等の後天的な環境因子に関連することに立脚して，エクスポソーム（ヒトの生涯における環境曝露の総体）という概念を提案した[1]．本提案以降，世界中でエクスポソーム研究は環境曝露と病気との関連を知る手段の1つとして注目されてきたが[2)～4)]，PubMedで文献検索するとおもしろい現象に気づく．すなわち，エクスポソームの総説刊行数が95件に対して，原著論文のそ

［略語］
Akt：protein kinase Bの別名
CARS2：cysteinyl-tRNA synthetase
Cd：cadmium（カドミウム）
CSE：cystathione γ-lyase
CySSSH：cysteine persulfide
EGFR：epidermal growth factor receptor
EpRE：electrophile responsive element
　　　（親電子応答配列）
GCL：glutamate cysteine ligase
GSH：glutathione
GSSH：glutathione persulfide
GST：glutathione S-transferase
H_2S：hydrogen sulfide
HSF1：heat shock factor 1
HSP90：heat shock protein 90
Keap1：Kelch-like ECH-associated protein 1
MeHg：methylmercury（メチル水銀）
$(MeHg)_2S$：bismethylmercury sulfide
MRP：multidrug resistance-associated protein
NAPQI：N-acetyl-p-benzoquinoneimine
NQ：naphthoquinone
Nrf2：NF-E2-related factor 2
PTEN：phosphatase and tension homologue
PTP1B：protein tyrosine phosphatase 1B

The exposome for environmental electrophiles and reactive sulfur species as the regulator factor
Yoshito Kumagai：Environmental Biology Laboratory, Faculty of Medicine, University of Tsukuba（筑波大学医学医療系環境生物学分野）

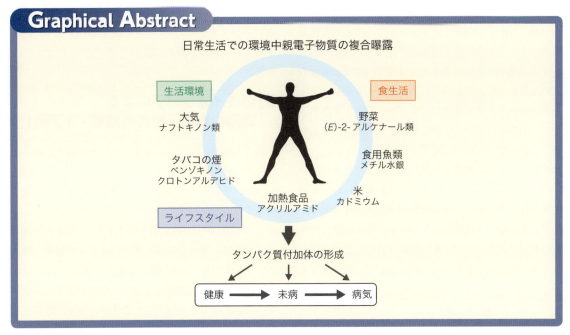

Graphical Abstract

日常生活での環境中親電子物質の複合曝露

◆ 環境中親電子物質エクスポソーム

大気中ナフトキノン類は生活環境，ベンゾキノン，クロトンアルデヒドおよびアクリルアミドはライフスタイル，(E)-2-アルケナール類，メチル水銀およびカドミウムは食生活を介して曝露される環境中親電子物質である．いずれも親電子を有するので，生体内のタンパク質のシステイン残基のような求核置換基に共有結合してタンパク質付加体を生じる．その組合わせ（複合曝露），曝露用量や曝露時間に応じて，当該タンパク質付加体形成は環境応答，応答破綻，有害作用に関係することが考えられ，健康から未病を介した病気への進展とのかかわり合いを知るうえで，環境中親電子物質エクスポソーム研究は重要と言えよう．

れは211件にすぎない（2017年10月現在）．このことは，エクスポソームの概念に興味が向けられている一方で，対象とする物質が膨大すぎること，どのように日々の摂取量を測定するか，適切なバイオマーカーの選定等の問題から，提案から10年を過ぎても研究進捗は混沌としていることを示唆している．2012年にWildは完全なエクスポソームは不可能であることから，外因的曝露（食品，大気，水，土壌中の汚染物質，環境化学物質，医薬品，飲酒によるアルコール，タバコの煙に含まれる物質，放射線等）と内因的曝露（内因性低分子の代謝産物，活性酸素種や内因性親電子物質，感染等）等に分類して，当該研究の進展を促している[5]．本稿では外因的曝露のなかでも環境中親電子物質に注目したエクスポソーム研究について紹介する．

1 環境中親電子物質

古くから親電子物質は化学発がん剤や毒物の活性本態として認知されており，その悪玉的側面が強調されてきた．ところが，1990年にEpREの存在[6]，1999年にはKeap1/Nrf2経路がEpREの制御因子であるとの理解[7]および複数の内因性親電子物質の発見[8]等により，当該物質のシグナル分子としての機能も注目されるようになった．

環境中にはさまざまな親電子物質が存在する[9]．例えば，生物濃縮を介してマグロ等の大型魚類に蓄積するMeHg，米に含有されるCd，ポテトチップやコーヒー等の加熱食品中で生成されるアクリルアミド，パクチー等の野菜に含有される(E)-2-アルケナール類，タバコの煙に含まれる1,4-ベンゾキノンおよびクロトンアルデヒド，重工業地帯で高濃度になるPM2.5中に混入している1,2-NQ（ナフトキノン）および1,4-NQ

はその代表例と言えよう（**Graphical Abstract**）．それ以外にも，アセトアミノフェンのように体内で代謝活性化を介して生体内で親電子物質NAPQIになるような医薬品もある．親電子物質は分子内に電子密度の低い部位を有し，タンパク質のシステイン残基のような求核置換基と共有結合してタンパク質付加体を形成する．重要なことは，これらはいずれも異なる構造を有しながら化学的性質は親電子性であることから，日常生活での環境中親電子物質の複合曝露により標的分子への化学修飾は相加的（あるいは相乗的）な効果が期待される点である．**Graphical Abstract**に示すとおり，食生活，生活環境，ライフスタイルに応じて複数の環境中親電子物質に複合曝露されることが考えられ，その曝露用量や曝露時間に依存して，健康から未病を経て病気への進展が示唆される．

2 レドックスシグナル伝達の変動

細胞内には多様なシグナル伝達系が存在するが，キナーゼや転写因子のような応答分子と，それを負に制御する反応性の高いシステイン残基を有するセンサータンパク質[※1]からなるレドックスシグナルが知られている（図1）．例えば，細胞増殖，細胞生存，親電子物質の解毒・排泄や細胞内タンパク質の品質管理等にかかわるPTP1B/EGFRシグナル，Keap1/Nrf2経路，HSP90/HSF1シグナルおよびPTEN/Aktシグナル等が代表例である[8)～10)]．レドックスシグナルでは，センサータンパク質のシステイン残基が酸化修飾されると本活性が低下し，結果的に応答分子が活性化されると理解されている[8)10)]．われわれはセンサータンパク質のシステイン残基が親電子修飾を受けても同様な現象が生じるのではないかと考えた[9)]．そこで複数の環境中親電子物質の個別曝露を行い，低用量ではセンサータンパク質のシステイン残基の選択的な親電子修飾を介してレドックスシグナルは活性化される[11)～16)]のに対して，高用量では反応性の低い細胞内タンパク質の

> **※1 センサータンパク質**
> 分子内のシステイン残基のpKa値（酸解離定数）が低いために，生理的pHで脱プロトン化してチオレートイオンになり，活性酸素種により酸化修飾（SOH基，SO$_3$H基等）あるいは親電子物質と共有結合して修飾されるようなタンパク質．

システイン残基も非特異的に修飾され，その結果生じるレドックスシグナルの機能破綻が毒性発現の一因であることが示唆された（図1）[9)17)18)]．

3 活性イオウ分子による環境中親電子物質の捕獲・不活性化

種々の細胞において数mMオーダーで存在するGSHは主要な抗酸化物として知られているが，そのpKa値は9.12と高く，生理的条件下では2％程度しか親電子物質の標的となる脱プロトン体GS$^-$に解離していない．GSTはGSHのpKa値を低下させることが本来の機能と考えられているが，GSTの基質にならない親電子物質は，GSHによる解毒が潤沢に進行しないと思われる．一方，CysSSH，GSSHおよびそれぞれのポリスルフィドやH$_2$Sのような活性イオウ分子は，分子内に"可動性イオウ"を有し，一般にpKa値は低い[19)]．例えば，ガス状シグナル分子として認知されているH$_2$SのpKa値は6.76であり，生理的条件下ではその約80％がHS$^-$として存在する．われわれはMeHgが生体内で産生されるHS$^-$に求核付加攻撃を受け，イオウ付加体になるのではないかと考え，MeHgを曝露したSH-SY5Y細胞中およびラット肝臓中からMeHgの新規代謝物として(MeHg)$_2$Sを同定した[20)]．(MeHg)$_2$Sは母化合物のような毒性を生じないことから，MeHgの解毒代謝物であることが示された[20)]．活性イオウ分子産生酵素の1つとして認知されているCSEのノックアウトマウスは，野生型マウスに比べてMeHg（秋山ら，投稿準備中）およびCd[21)]の急性毒性を増悪化するのに対して，ポリスルフィドの1つであるNa$_2$S$_4$を同時曝露すると，それぞれの重金属由来の毒性は有意に減弱した．このことは，活性イオウ分子が個体レベルでの環境中親電子物質のリスク軽減因子であることを示唆している．

活性イオウ分子と環境中親電子物質との反応によるイオウ付加体の生成はMeHgに限らず，1,2-NQ，1,4-NQおよびCdのような環境中親電子物質でもみられた[15)21)22)]．また，アセトアミノフェンを投与したマウスの尿中から新規代謝物として親電子代謝物NAPQIのシステインポリスルフィド付加体およびグルタチオンパースルフィド付加体も見出した[23)]．われわれは最近，アクリルアミドのイオウ付加体の同定にも

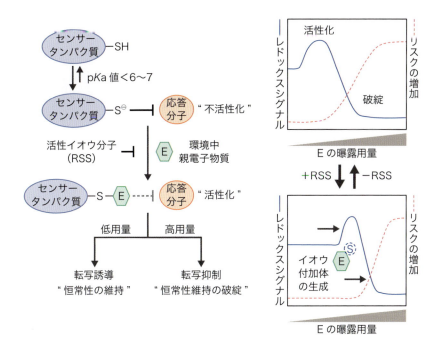

図1　環境中親電子物質曝露によるレドックスシグナル変動とそれを制御する活性イオウ分子
RSS（reactive sulfur species）は活性イオウ分子を示す．左図：PTP1B[11]，Keap1[12〜14]，HSP90[15]およびPTEN[17)18)]のようなセンサータンパク質のシステイン残基のpKa値は低いために，脱プロトン化した状態で存在している可能性が高い．生じたチオレートイオンは環境中親電子物質（E）と共有結合してタンパク質付加体を形成する．その結果，センサータンパク質の活性は低下し，不活性型の応答分子は脱抑制により活性化体になる．例えば，定常時に可溶性画分に存在する転写因子であるNrf2やHSF1は環境中親電子物質曝露により核内に移行し，最終的にNrf2の場合は親電子物質の解毒・排泄にかかわるタンパク質群[12〜14]，HSF1の場合は熱ショックタンパク質群の転写誘導を促す[15)16)]．キナーゼであるEGFR[11]およびAkt[17)18)]のリン酸化は亢進する．右図：環境中親電子物質の低用量曝露時にはレドックスシグナルは活性化され，曝露量の増加に応じて当該シグナルは撹乱される．それに伴い細胞死（リスクの増加）が観察される．一方，RSSが存在すると，環境中親電子物質は捕獲・不活性化され，イオウ付加体が生じることで環境中親電子物質の反応性は抑制される．その結果，環境中親電子物質曝露で観察される逆U字カーブ変動を示すレドックスシグナル応答と，高用量における毒性発現は共に抑制される．

成功した（安孫子ら，未発表データ）．これまで得られた親電子物質のイオウ付加体の構造を**図2**に示す．活性イオウ分子による環境中親電子物質の捕獲・不活性化はこれまで知られている異物代謝反応には該当しないので，われわれはこれを"フェーズゼロ反応"※2と名付けた[9)]．それぞれの環境中親電子物質で異なる活性イオウ分子との反応で，構造の異なるイオウ付加体の生成が観察された．また，一連の研究成果は，活性イオウ分子がイオウ付加体生成を介して環境中親電子物質によるレドックスシグナル変動と毒性発現を制御することを示唆している．事実，培養細胞中CSEのノックダウンにより，環境中親電子物質曝露で観察される逆U字カーブ変動を示すレドックスシグナル応答と，高用量における細胞毒性は増強され，逆にNa_2S_4を同時曝露するとそれぞれの効果は減弱した（**図1**）[16)18)21)]．われわれが得た研究成績から想定される環境中親電子物質に対する生体応答を**図3**にまとめた．

内因性活性イオウ分子の産生については，東北大学・赤池との共同研究により，CSEがCysSHの酸化体であるシスチンを基質としてCysSSHを産生し，その分子内の可動性イオウ原子が転移して，GSSHやそれぞれのポリスルフィドを生成することがわかった[25)]．

> **※2　フェーズゼロ反応**
> 一般に異物は細胞内で酸化（第1相反応）を受け，極性低分子の抱合化（第2相反応）されて細胞外排泄される（第3相反応）．活性イオウ分子は細胞内（外）で環境中親電子物質を捕獲・不活性化し，第1〜3相反応には該当しないことからそのように名付けた．

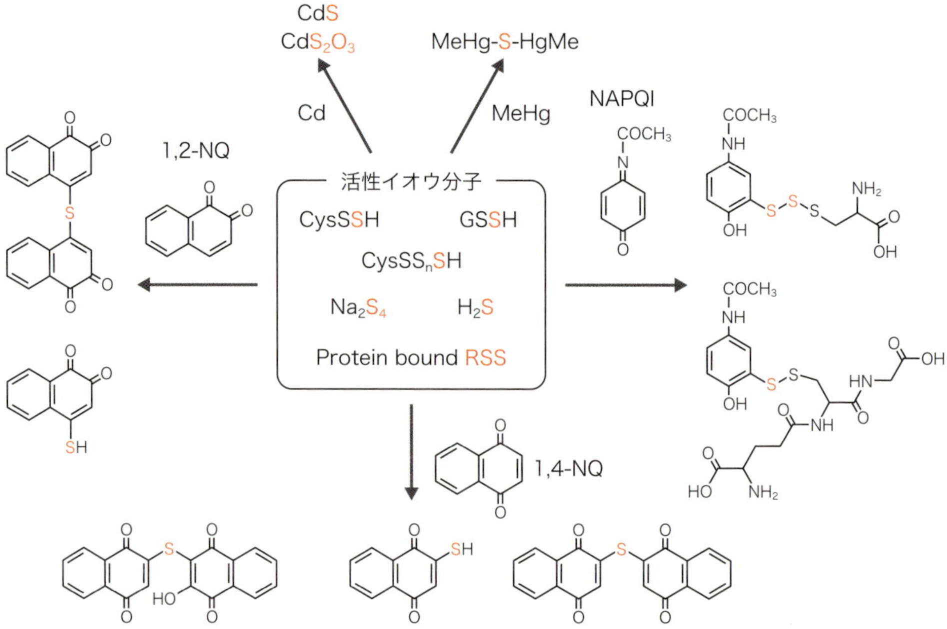

図2　活性イオウ分子による親電子物質捕獲を介したイオウ付加体の生成
各種環境中親電子物質と内因性活性イオウ分子（CSEとシスチンとの反応で生成するCysSSHとそのポリスルフィド，GSSGとGSH還元酵素との反応で生じたGSSH）[15) 23) 24)]，外因性活性イオウ分子（Na_2S_4およびH_2S）[11) 18) 21) 22)] あるいはGSTP1[24)]との反応液中から同定された．

さらに最近，ミトコンドリアに局在するCARS2がCysSHを基質としてCysSSHを産生する主要酵素であることが明らかとなり[26)]，内因性活性イオウ分子による環境中親電子物質の捕獲・不活性化の研究が国内外で大きく発展しようとしている．

おわりに

毒性学的研究と環境学研究で注意すべき点は用いる用量と言えよう．前者では用いる評価系で有害反応が観察可能な被検物質の量−反応関係を検討し，被検物質の毒性メカニズムを解明する際には単一物質での曝露が基本である．しかし，それぞれの化学物質の環境中での曝露濃度は一般に低いために，日常生活での環境リスクを考えるうえで議論になることが少なくない．被検物質を環境中親電子物質とすれば，ヒトは食生活，生活環境，ライフスタイルに応じてさまざまな環境中親電子物質に複合曝露されていることは論を俟たない．当然であるが，環境中親電子物質の曝露用量と曝露時間（期間）は個人により異なる．

最近の予備検討より，個々では観察されない環境中親電子物質曝露の低用量を複合曝露した際に，レドックスシグナルの活性化が生じた（安孫子ら，未発表データ）．この現象は，おそらく異なる環境中親電子物質が同じセンサータンパク質のシステイン残基を化学修飾して応答分子を活性化した可能性を示唆している．また，個別曝露実験の成果から鑑みると，複合曝露の種類や曝露時間の増加に伴い，活性化されたレドックスシグナルの破綻が生じて有害作用がみられることが予想される．しかしその一方で，活性イオウ分子は環境中親電子物質曝露で生じる一連の現象をイオウ付加体の生成を介して制御できることが細胞および個体レベルで示された．それ故，今後は環境中親電子物質エクスポソーム研究の確立をめざした検討を実施し，当該物質の環境リスクの再考に努めたい．

文献

1) Wild CP：Cancer Epidemiol Biomarkers Prev, 14：1847-1850, 2005
2) Vrijheid M：Thorax, 69：876-878, 2014
3) Rappaport SM：PLoS One, 11：e0154387, 2016

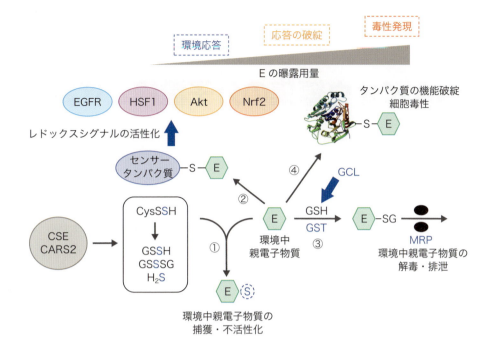

図3 環境中親電子物質に対する生体防御システムとしての活性イオウ分子およびレドックスシグナル
CSEやCARS2により定常的に産生される活性イオウ分子はpKa値が低いために，細胞内に侵入した環境中親電子物質の一部は捕獲・不活性化されイオウ付加体に変換される．その反応性は環境中親電子物質の反応性と活性イオウ分子の種類と生成量に依存することが考えられる（反応系①）．MeHg，Cdおよび1,4-NQのイオウ付加体を用いた検討より，活性イオウ分子は環境中親電子物質を負に制御する低分子であることが示唆される．一方，pKa値の低いシステイン残基を有するセンサータンパク質により環境中親電子物質は感知され，結果的に応答分子であるEGFR，HSF1，AktおよびNrf2は活性化される（反応系②）．言い換えれば，生体はレドックスシグナルを活性化して当該物質に対して環境応答していると言えよう．環境中親電子物質の濃度増加に伴う解毒システムは，GSHによる付加体形成とMRPのようなトランスポーターを介した当該代謝物の細胞外への排泄であり（反応系③），Nrf2はGCL，GSTおよびMRPの遺伝子発現を一括制御している転写因子である．さらに環境中親電子物質の細胞内濃度が上昇すると，pKa値の高い細胞内タンパク質も非特異的に修飾され，最終的に細胞毒性が生じる（反応系④）．

4) Metz TO, et al：Bioanalysis, 9：81-98, 2017
5) Wild CP：Int J Epidemiol, 41：24-32, 2012
6) Friling RS, et al：Proc Natl Acad Sci U S A, 87：6258-6262, 1990
7) Itoh K, et al：Genes Dev, 13：76-86, 1999
8) West JD & Marnett LJ：Chem Res Toxicol, 19：173-194, 2006
9) Kumagai Y & Abiko Y：Chem Res Toxicol, 30：203-219, 2017
10) Rudolph TK & Freeman BA：Sci Signal, 2：re7, 2009
11) Iwamoto N, et al：J Biol Chem, 282：33396-33404, 2007
12) Toyama T, et al：Biochem Biophys Res Commun, 363：645-650, 2007
13) Miura T, et al：Chem Res Toxicol, 24：559-567, 2011
14) Shinkai Y, et al：Toxicol Appl Pharmacol, 295：37-46, 2016
15) Abiko Y, et al：Free Radic Biol Med, 104：118-128, 2017
16) Shinkai Y, et al：Toxicol Sci, 156：412-421, 2017
17) Unoki T, et al：Sci Rep, 6：28944, 2016
18) Abiko Y, et al：Sci Rep, 7：4814, 2017
19) Kasamatsu S, et al：Molecules, 21：1721, 2016
20) Yoshida E, et al：Chem Res Toxicol, 24：1633-1635, 2011
21) Akiyama M, et al：Chem Res Toxicol, 30：2209-2217, 2017
22) Nishida M, et al：Nat Chem Biol, 8：714-724, 2012
23) Abiko Y, et al：Chem Res Toxicol, 28：1796-1802, 2015
24) Abiko Y, et al：Chem Res Toxicol, 28：1301-1306, 2015
25) Ida T, et al：Proc Natl Acad Sci U S A, 111：7606-7611, 2014
26) Akaike T, et al：Nat Commun, 8：1177, 2017

＜著者プロフィール＞
熊谷嘉人：1988年福岡大学大学院薬学研究科博士課程修了．'89年から3年間，カリフォルニア大学ロサンゼルス校医学部に博士研究員として所属．'92年から環境庁国立環境研究所主任研究員，'94年から筑波大学社会医学系講師に着任．助教授を経て2003年より教授．'02年に日本衛生学会奨励賞，'09年日本薬学会学術振興賞，'13年日本毒性学会ファイザー賞および'16年日本毒性学会田邊賞をそれぞれ受賞．研究分野は環境医学，分子毒性学．

第2章 レドックスと疾患

3. RNAイオウ編集の分子機構と代謝疾患

魏　范研，富澤一仁

イオウは地球上に豊富に存在する元素であり，生命体の進化に重要な役割を果たしている．例えば，原始的なイオウ細菌がイオウから硫化水素をつくる反応の過程でエネルギーを取り出し，生命の維持に利用している．興味深いことに，エネルギー物質として使われる以外に，イオウはこれら細菌のtRNAの化学修飾にも利用され，高温高圧の環境下における安定的なタンパク質翻訳を制御している．細菌におけるtRNAのイオウ修飾は進化の過程で綿々と受け継がれ，現在ほぼすべての生物においてtRNAのイオウ修飾が見出されている．これらのイオウ修飾は細胞の高次機能を積極的に制御し，修飾の破綻が多くの代謝疾患にかかわることが明らかになっている．本稿では，主に真核生物におけるtRNAイオウ修飾の分子機構および代謝疾患との関連について紹介したい．

はじめに

トランスファーRNA（tRNA）は，タンパク質翻訳を仲介する小分子RNAである．tRNAを構成する塩基のうち，約半数以上の塩基は化学修飾を受ける．これまで発見された修飾の種類はすべての生物を合わせて100種類以上にも上る[1]．これら化学修飾のうち，イオウ修飾は最も進化的に保存されている修飾の1つである．イオウ修飾は，tRNAのアンチコドンの中あるいは近傍の塩基に存在し，tRNAの高次構造やtRNA-mRNAの結合を維持することで効率的な翻訳を制御する．また，tRNAのイオウ修飾の破綻がヒトにおいて糖尿病などさまざまな代謝疾患を誘発することも多く報告され，生体機能におけるイオウ修飾が現在注目されている（Graphical Abstract参照）．本稿では，活性イオウによるイオウ修飾の制御機構ならびにイオウ修飾の破綻による代謝疾患の発症機構について最新の知見を総説する．

[略語]
mcm^5s^2U：5-methoxycarbonylmethyl-2-thiouridine
ms^2i^6A：2-methylthio-N^6-isopentenyladenosine
ms^2t^6A：2-methylthio-N^6-threonylcarbamoyladenosine
τm^5s^2U：5-taurinomethyl-2-thiouridine

1 tRNAチオメチル化修飾の分子機構

1）チオメチル化修飾について

哺乳動物細胞のtRNAは，核DNAにコードされ細胞質に存在するcyt-tRNAとミトコンドリアDNAにコードされミトコンドリアに特異的に存在するmt-tRNAに分類することができる．チオメチル化修飾はこれら

Sulfur-modification of RNA and metabolic diseases
Fan-Yan Wei/Kazuhito Tomizawa：Department of Molecular Physiology, Faculty of Life Sciences, Kumamoto University
（熊本大学大学院生命科学研究部分子生理学分野）

Graphical Abstract

◆tRNAのイオウ修飾とタンパク質翻訳制御

細胞質あるいはミトコンドリアでは，システインパースルフィドをはじめ，さまざまな活性イオウがtRNA修飾酵素に活性イオウを供給し，tRNAのイオウ修飾を制御する．tRNAのイオウ修飾はタンパク質翻訳に重要であり，修飾の破綻が2型糖尿病やミトコンドリア病などの代謝疾患を誘発する．

---

tRNAのうち数種類のtRNAのアンチコドンループに位置するアデノシン（37A）に存在する（図1参照）．

アデノシンに含まれるイオウ修飾は，チオメチル化修飾（ms^2）とよばれる非常に複雑な修飾として存在する．チオメチル化修飾は，前修飾の違いによって2種類の修飾，ms^2t^6A（2-methylthio-N^6-threonylcarbamoyladenosine）およびms^2i^6A（2-methylthio-N^6-isopentenyladenosine）が知られている[2]．ms^2t^6A修飾は，リジンコドンに対応するcyt-tRNAのうち，アンチコドンがUUUであるcyt-tRNA$^{Lys\,(UUU)}$の37位アデノシンに特異的に存在する[3]．一方，ms^2i^6A修飾はミトコンドリアにしかなく，トリプトファン，フェニルアラニン，チロシンおよびセリンコドンにそれぞれ対応するmt-tRNA^{Trp}，mt-tRNA^{Phe}，mt-tRNA^{Tyr}およびmt-tRNA$^{Ser\,(UCN)}$の37位アデノシンに存在する[4]．

2）チオメチル化修飾酵素

哺乳動物細胞においてt^6Aをチオメチル化する酵素はCdkal1，i^6Aをチオメチル化する酵素はCdk5rap1である．Cdkal1およびCdk5rap1のアミノ酸配列は高いホモロジーを有し，細胞内局在を規定するシグナル配列がそれぞれのタンパク質に存在する．Cdkal1はC末端の疎水性のドメインを介して小胞体に局在し，Cdk5rap1はN末端のシグナル配列を介してミトコンドリアに局在する．両タンパク質の異なる細胞内局在により，Cdkal1はcyt-tRNAのms^2t^6A修飾を，Cdk5rap1はmt-tRNAのms^2i^6A修飾を特異的に触媒する[3][4]．

両タンパク質の最も特筆すべき特徴は，イオウ・鉄クラスター（[4Fe-4S]）をco-factorとして酵素反応に用いることである（図2参照）．Cdkal1およびCdk5rap1は，進化的に保存されている3つのCys残基を用いて[4Fe-4S]と結合する．それぞれのドメイン内のCysをAlaに変異させたタンパク質は，チオメチル化修飾能が完全に失われることから，両[4Fe-4S]との結合は酵素活性に必須であることが明らかになっている[3][4]．すなわち，イオウは化学修飾の基質として用いられているのみならず，チオメチル化修飾酵素の活性にも必須である．

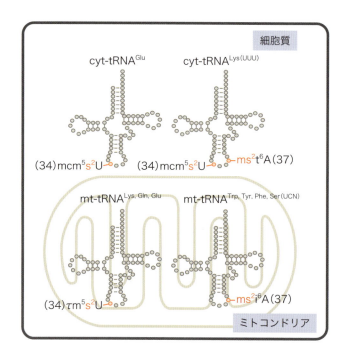

図1 細胞質およびミトコンドリアtRNAのイオウ修飾
細胞質およびミトコンドリアtRNAに含まれるイオウ修飾の種類および場所．括弧内の数字はtRNA中のポジションを示す．

3）活性イオウによるチオメチル化修飾制御

システインパースルフィド（CysSS$_{(n)}$H）を主体とする活性イオウ種は，赤池や澤らによって見出された活性分子である[5) 6)]．活性イオウ種は，その高い反応性から酸化ストレスや電子伝達系などさまざまな生体機能にかかわり，現在大きな注目を受けている．tRNAのイオウ修飾は化学エネルギー的に難しい反応であるため，活性イオウが大きな役割を有する．

筆者らは，活性イオウが哺乳動物細胞におけるチオメチル化修飾にも積極的にかかわっていることを報告した[7)]．安定同位体S^{34}を含む活性イオウ種CysSS^{34}Hを培養細胞に加え，ms^{2}t^{6}A修飾およびms^{2}i^{6}A修飾を質量分析で解析したところ，ms^{2}修飾のイオウ原子にS^{34}が取り込まれていることを確認した．また，修飾酵素であるCdkal1を解析したところ，Cdkal1のCys残基に豊富な活性イオウが含まれていることを見出した．すなわち，Cdkal1やCdk5rap1は，システインパースルフィドから活性イオウを受け取り自身のシステインに蓄えた後，その活性イオウをtRNAのチオメチル化に利用する，というイオウリレーモデルが示唆された

（**図2**）．筆者らのモデルは，フランスのFontecaveらのグループが行った結晶解析の結果からも示唆されている．FontecaveらはCdkal1やCdk5rap1の細菌ホモログであるMiaBの構造解析を行い，MiaBに含まれている［4Fe-4S］が活性イオウと結合することを見出した[8)]．これまでの定説では，［4Fe-4S］のイオウ原子がチオメチル化修飾の基質であると考えられていたが，Fontecaveらの発見によって従来の考えが覆され，活性イオウ原子がチオメチル化修飾の基質であることが現在提唱されている．

4）チオメチル化修飾とタンパク質翻訳

tRNAのチオメチル化修飾，特にチオメチル化修飾のイオウ原子は，コドン-アンチコドン間の分子間結合に重要である．細菌由来のリボソームとオリゴ核酸（ポリフェニルアラニン）およびms^{2}i^{6}A修飾を有するtRNA^{Phe}を用いた構造解析の結果から，チオメチル基のイオウ原子がmRNA上のコドンの第1字目のアデニン上に配位し，分子間結合を形成する[9)]（**図3**）．同様な分子間結合は，ms^{2}t^{6}A修飾を有するtRNA$^{Lys\,(UUU)}$を用いた核磁気共鳴（NMR）解析でも示唆されている[10)]．

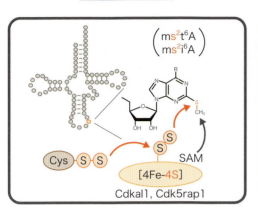
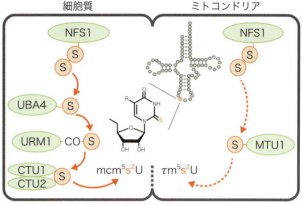

図2　サルファーリレーによるtRNAのイオウ修飾
活性イオウはさまざまなタンパク質によってリレーされ，最終的に修飾酵素によってtRNAに付加される．

チオメチル化によるコドン-アンチコドン結合の強化は，安定的なタンパク質翻訳に重要である．実際，哺乳動物細胞のcyt-tRNAおよびmt-tRNAにおいてチオメチル化修飾が欠損すると，細胞質およびミトコンドリアにおけるタンパク質翻訳の異常が確認されている[3]（図3参照）．例えば，*Cdkal1*ノックアウトマウスでは，cyt-tRNA$^{Lys\ (UUU)}$のチオメチル化修飾が消失し，リジンコドンにおいて翻訳効率が低下する．また，*Cdk5rap1*ノックアウトマウスでは，mt-tRNA$^{Trp,\ Phe,\ Tyr,\ Ser\ (UCN)}$におけるチオメチル化修飾が消失し，それぞれのtRNAが対応するコドンにおいてタンパク質翻訳が低下する[4]．

2 tRNAチオウリジン修飾の分子機構

1）チオウリジン修飾と修飾酵素

真核生物の細胞質とミトコンドリアtRNAに含まれるイオウ修飾は，アデノシンのチオメチル化修飾以外にウリジンに見出されているチオウリジン修飾がある（図2参照）．哺乳動物細胞の細胞質ではLysとGluに対応するcyt-tRNA$^{Lys\ (UUU)}$およびcyt-tRNA^{Glu}の34位のウリジンに5-methoxycarbonylmethyl-2-thiouridine（mcm^{5}s^{2}U）がある[11]．一方，ミトコンドリアでは，Lys, GluとGlnに対応するmt-tRNA^{Lys}, mt-tRNA^{Glu}およびmt-tRNA^{Gln}の34位のウリジンに5-taurinomethyl-2-thiouridine（τm^{5}s^{2}U）がある[12]．

哺乳動物細胞の細胞質におけるイオウ修飾（mcm^{5}s^{2}U）は非常に複雑に制御され，活性イオウを必要とする．細胞質に局在するURM1-UBA4-CTU1/CTU2といった酵素群がcyt-tRNA$^{Lys\ (UUU)}$およびcyt-tRNA$^{Glu\ (UUC)}$にチオール基を付加する[11]．これらの酵素群は，ATPおよび活性イオウを利用し，時空間的に精密に制御されたイオウ転移反応を触媒する（図2）．一方，ミトコンドリアにおけるmt-tRNA$^{Lys,\ Glu,\ Gln}$のイオウ修飾（τm^{5}s^{2}U）は，基本的にTRMUという単一酵素によって触媒されていると考えられている[12]．細胞質におけるs^{2}修飾と同様，TRMUはATPおよび活性イオウを利用しmt-tRNAの34Uにs^{2}修飾を付加すると考えられている．

2）活性イオウによるチオウリジン修飾

チオウリジン修飾は活性イオウによる緻密なリレー反応が必要である．そのエレガントなしくみは東京大学の鈴木勉グループによって明らかになっている[11]．酵母では，cysteine desulferaseであるNFS1がまずシステインからイオウ原子を奪い，自身のCys残基に移し，活性イオウを含むパースルフィドを形成する．その後，NFS1上の活性イオウがUBA4にリレーされる．次に，UBA4上の活性イオウがURM1末端に転移され，thiocarboxylate（R-COSH）という形で蓄えられる（図2）．最終的にR-COSHのイオウ原子がCTU1/2によってcyt-tRNAの34Uに付加され，s^{2}修飾が完成する．上記

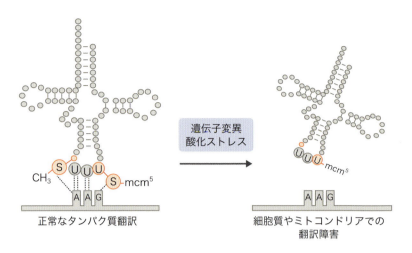

図3　tRNAのイオウ修飾による翻訳制御の分子機構
チオメチル化修飾（ms²）やチオウリジン修飾（s²）は，直接コドン上の塩基と相互作用することで，コドン-アンチコドン間の結合を安定化させ，効率的な翻訳に必要である．tRNAのイオウ修飾が遺伝子変異や酸化ストレスにより低下すると，細胞質やミトコンドリアによける翻訳が障害され，代謝疾患の発症が誘発される．

の酵素群はヒトにも保存されているため，哺乳動物細胞でも酵母と同様の分子機構でcyt-tRNA^{Lys} (UUU) およびcyt-tRNA^{Glu} (UUC) のs²修飾が行われていると考えられている（図2）．

一方，ミトコンドリアではURM1-UBA4-CTU1/2に相当する分子がこれまで確認されていないが，cyt-tRNAのs²修飾に用いられるNFS1がmt-tRNAのs²修飾にも必要である．NFS1上の活性イオウが修飾酵素であるMTU1にリレーされ，最終的にmt-tRNA$^{Lys, Glu, Gln}$の34Uに付加される．興味深いことに，NFS1を欠損した酵母からtRNAを精製し質量分析機で分析すると，tRNAからs²修飾が完全に消失しないことがわかっている[13]．このことは，NFS1以外にもs²修飾酵素に活性イオウを供給する分子が存在することを示唆する．最近，赤池らによって発見された活性イオウ産生酵素CARS2は，NFS1と同様な機序でtRNAのイオウ修飾に関連する可能性があり，今後の研究の進展に期待したい．

3）チオウリジン修飾とタンパク質翻訳

cyt-tRNAのs²修飾はタンパク質翻訳および細胞機能の制御に重要である．例えば，酵母においてs²修飾にかかわる*Urm1*, *Uba4*, *Ctu1*と*Ctu2*のいずれを欠損してもs²修飾が消失する[11]．s²修飾を欠損する酵母はストレス下において増殖が障害される[14]．興味深いことに，欠損酵母にcyt-tRNA$^{Lys, Glu, Gln}$を強制発現させると酵母の増殖が回復することから，s²修飾はストレス下におけるタンパク質翻訳の最適化に重要である[14]．HeLa細胞などヒト由来の細胞においても，*URM1*や*CTU1*をsiRNAでノックダウンすると，リボソームS6タンパク質のリン酸化が低下することでタンパク質翻訳が低下し，細胞の増殖が低下する[15) 16)]．一方，ミトコンドリアにおけるmt-tRNAのs²修飾もタンパク質翻訳に必須である．*Mtu1*を欠損した細胞ではmt-tRNA$^{Lys, Glu, Gln}$のs²修飾が完全に消失する[12]．その結果，ミトコンドリアでのタンパク質翻訳が劇的に低下する．このように，s²修飾を含むtRNAはtRNA全体のわずか一部でしかないが，修飾欠損によるタンパク質翻訳への影響が非常に大きい．

3 tRNAのイオウ修飾と疾患

従来，tRNAのイオウ修飾に関する研究は主に細菌と酵母などのモデル生物で行われていたため，哺乳動物の個体機能や疾患との関連に関する研究が進んでいなかった．近年のゲノム解析技術の革新によりイオウ修飾に関連する疾患が次々と報告されるようになり，ヒトを含む哺乳動物におけるイオウ修飾の重要性が現在注目されている．

1) チオメチル化修飾不全と2型糖尿病

2007年，Nature Genetics誌およびScience誌に同時に4報の論文が掲載され，チオメチル化修飾酵素CDKAL1遺伝子が2型糖尿病のリスク因子であることが報告された[17)〜20)]．筆者らは*Cdkal1*ノックアウトマウスを作製し，tRNA$^{Lys (UUU)}$のチオメチル化修飾欠損による2型糖尿病の発症機序を明らかにした[3)]．*Cdkal1*を欠損したマウス膵β細胞では，プロインスリンのリジンコドンにおける翻訳が障害されていた．プロインスリンはリジン残基でプロセシングを受けて成熟型インスリンとなるため，チオメチル欠損tRNAによるリジンの翻訳障害は，結果的に成熟型インスリン量を低下させた．そのため，*Cdkal1*欠損マウスは耐糖能が低下し，耐糖能が悪化した．また，*CDKAL1*遺伝子変異を有するヒトにおいても，CDKAL1活性が低下し，tRNA$^{Lys (UUU)}$のチオメチル化修飾が低下した結果，インスリン分泌が低下していた．これらのモデルマウスおよびヒトでの結果から，tRNA$^{Lys (UUU)}$のチオメチル化修飾がインスリンの翻訳制御を介して糖代謝に重要であることが明らかになった．

2) チオメチル化修飾不全とミトコンドリア病

筆者らは*Cdk5rap1*欠損マウスの機能解析を行い，mt-tRNAのチオメチル化修飾の分子機能と病態との関連を明らかにした[4)]．ミトコンドリアでは電子伝達系を構成する13種類のタンパク質が翻訳される．これらのタンパク質量が*Cdk5rap1*欠損マウスにおいて顕著に低下していた．その結果，電子伝達系の各複合体の活性が低下し，エネルギー需要の高い骨格筋や心筋においてATP産生が障害された．さらに，高脂肪食や大動脈結紮のようなミトコンドリアに大きな負荷がかかるストレス下では，*Cdk5rap1*欠損マウスのミトコンドリア機能がさらに障害され，その結果，骨格筋力や心室の収縮力が低下した．

さらに，筆者らはミトコンドリア病患者の検体でチオメチル化修飾を検討した．ミトコンドリア病はミトコンドリアDNAに生じる点変異を起因とする遺伝疾患である．ミトコンドリア病患者では，mt-tRNA^{Trp}，mt-tRNA^{Phe}，mt-tRNA^{Tyr}およびmt-tRNA$^{Ser (UCN)}$において，DNAの変異率の上昇とともにチオメチル化修飾レベルが低下していた．

3) チオウリジン修飾不全と急性小児肝不全

急性小児肝不全は出生直後の新生児で発症する希少疾患であり，致死率が約50％である．小児患者ではミトコンドリア機能が低下することで，肝機能が急激に悪化する．近年，全ゲノム解析により急性小児肝不全の原因遺伝子が*MTU1*であることが判明した．これらの小児患者では，*MTU1*遺伝子の点変異やフレームシフトが生じ，MTU1の機能が欠損すると考えられている．筆者らは，*Mtu1*の肝臓特異的欠損マウスを作製し，表現型を検討したところ，肝細胞ではmt-tRNAのs^2修飾が完全に消失し，ミトコンドリアでのタンパク質翻訳が劇的に低下した[12)]．その結果，*Mtu1*ノックアウトマウスの肝臓においてミトコンドリア機能が低下し，肝機能の悪化を示す血中AST値とALT値が大幅に上昇し，肝臓において炎症や細胞死が惹起された．これらの結果から，mt-tRNA$^{Lys, Glu, Gln}$のs^2修飾は，ミトコンドリア翻訳に必須であり，マウスやヒトの肝機能に重要であることが明らかになった．

おわりに

これまで核酸の修飾に関する研究は，メチル化に代表されるDNAエピジェネティクス修飾が中心であった．しかし近年，RNAには多彩な化学修飾が存在することが明らかになり，ポストDNAエピジェネティクスとしてRNAエピジェネティクスという分野が注目されている．そのなかで，RNAのイオウ修飾は，タンパク質翻訳の制御に非常に重要な役割をもっていることがモデルマウスや疾患の研究で明らかになった．イオウ修飾を仲介する活性イオウは，さまざまな生理機能を制御する新規機能分子であり，さまざまな環境刺激に応じてダイナミックに変動する可能性があるため，RNAイオウ修飾も動的に変化することが予想されている．そのため，器官発生など生理的な現象のみならず，炎症や老化など病的な現象における動的なイオウ修飾の研究がますます重要になると思われるので，今後の展開に期待したい．

文献

1) Machnicka MA, et al : Nucleic Acids Res, 41 (Database issue) : D262-267, 2013

2) Arragain S, et al : J Biol Chem, 285 : 28425-28433, 2010
3) Wei FY, et al : J Clin Invest, 121 : 3598-3608, 2011
4) Wei FY, et al : Cell Metab, 21 : 428-442, 2015
5) Ida T, et al : Proc Natl Acad Sci U S A, 111 : 7606-7611, 2014
6) Akaike T, et al : Nat Commun, 8 : 1177, 2017
7) Takahashi N, et al : Nucleic Acids Res, 45 : 435-445, 2017
8) Forouhar F, et al : Nat Chem Biol, 9 : 333-338, 2013
9) Jenner LB, et al : Nat Struct Mol Biol, 17 : 555-560, 2010
10) McCrate NE, et al : Nucleic Acids Res, 34 : 5361-5368, 2006
11) Noma A, et al : Nucleic Acids Res, 37 : 1335-1352, 2009
12) Wu Y, et al : PLoS Genet, 12 : e1006355, 2016
13) Nakai Y, et al : Mol Cell Biol, 27 : 2841-2847, 2007
14) Björk GR, et al : RNA, 13 : 1245-1255, 2007
15) Papageorgiou A, et al : PLoS One, 10 : e0116096, 2015
16) Parsons AB, et al : Nat Biotechnol, 22 : 62-69, 2004
17) Steinthorsdottir V, et al : Nat Genet, 39 : 770-775, 2007
18) Diabetes Genetics Initiative of Broad Institute of Harvard and MIT, Lund University, and Novartis Institutes of BioMedical Research, et al : Science, 316 : 1331-1336, 2007
19) Scott LJ, et al : Science, 316 : 1341-1345, 2007
20) Zeggini E, et al : Science, 316 : 1336-1341, 2007

＜筆頭著者プロフィール＞

魏　范研：熊本大学大学院生命科学研究部分子生理学分野准教授．2006年岡山大学大学院医歯薬学研究科細胞生理学教室（松井秀樹教授）で糖尿病におけるリン酸化酵素Cdk5の機能について研究し博士課程を修了後，HFSPのLong-Term FellowとしてYale大学医学部精神科Angus Nairn教授の研究室に留学，自然豊かなNew England地方で3年間を過ごす．'09年に熊本大学大学院生命科学研究部分子生理学分野（富澤一仁教授）に赴任し再び糖尿病について研究をはじめるが，Cdkal1の研究をきっかけにRNA修飾の世界に入り，現在に至る．RNA修飾の生理機能や疾患との関連についてはまだ未知なことが多い分野であり，同分野の推進に貢献したい．

第2章 レドックスと疾患

4. セレノプロテインPによるレドックス制御と2型糖尿病

斎藤芳郎，野口範子，御簾博文，篁 俊成

必須微量元素セレンを含む血漿タンパク質"セレノプロテインP"（selenoprotein P：SeP）は，主に肝臓でつくられ，各組織にセレンを運ぶトランスポーターである．SePは，細胞内のセレン含有タンパク質レベルを調節し，レドックス制御に主要な役割を果たす．われわれは，2型糖尿病患者においてSePが増加し，インスリン抵抗性を誘導して高血糖の原因となることを報告した．さらに最近，過剰SePが運動抵抗性やインスリン分泌不全を引き起こすことが明らかとなった．本稿では，SePのセレン運搬メカニズムについて解説し，レドックス制御を介した糖代謝の悪化作用について考察する．

はじめに

必須微量元素"セレン"が発見されてから，200年を迎えた．これまで，セレンの毒性や必須微量元素としての性質が明らかとなり，活性酸素種（reactive oxygen species：ROS）の除去・レドックス制御に重要な25種類のセレン含有タンパク質[※1]が同定された[1]．一方，ROSによる生体障害，酸化ストレスの研究が進み，さまざまな疾患や老化との関連性が報告され，ROSを消去する抗酸化物質が注目を浴びた．しかし，セレンや抗酸化物質のサプリメントを用いた大規模臨床研究は，サプリメントの有効性を必ずしも実証できず，疾患予防に向けたパラダイムシフトが求められている[2]．

われわれは，糖代謝を悪化させる肝臓由来分泌タンパク質（ヘパトカイン）として，セレノプロテインP（selenoprotein P：SeP）を同定した[3]．SePは，肝臓から各組織へセレンを運び，セレン含有タンパク質を

[略語]
AMPK：AMP-activated protein kinase（AMP活性化プロテインキナーゼ）
ApoER2：apolipoprotein E receptor 2
GPx：glutathione peroxidase（グルタチオンペルオキシダーゼ）
LRP1：low-density lipoprotein receptor-related protein 1
ROS：reactive oxygen species（活性酸素種）
Sec：selenocysteine（セレノシステイン）
SeP：selenoprotein P（セレノプロテインP）
TR：thioredoxin reductase（チオレドキシン還元酵素）

Redox regulation by selenoprotein P and its relation to type 2 diabetes
Yoshiro Saito[1]/Noriko Noguchi[1]/Hirofumi Misu[2]/Toshinari Takamura[2]：Faculty of Life and Medical Sciences, Doshisha University[1]/Department of Endocrinology and Metabolism, Kanazawa University Graduate School of Medical Sciences[2]（同志社大学生命医科学部[1]/金沢大学大学院医学系研究科内分泌・代謝内科学分野[2]）

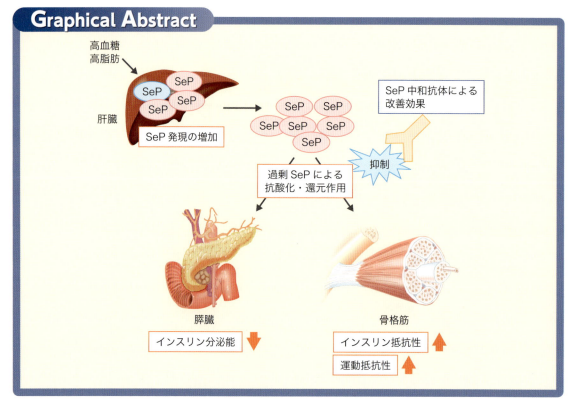

◆ 過剰セレノプロテインPによる糖代謝悪化機構

高血糖・高脂肪により増加したセレノプロテインP（SeP）は，筋肉でのインスリン抵抗性や運動抵抗性，膵臓でのインスリン分泌を悪化させる．SeP中和抗体は，過剰SePの作用を抑制し，糖代謝を改善する効果が認められている．

維持して，ROSの還元無毒化・レドックス制御に主要な役割を果たしている[4]．しかしながら，糖尿病で増加したSePは，インスリン抵抗性[※2]を増加して高血糖の原因となることがわかった[3]（**Graphical Abstract**）．さらに最近，過剰SePは，運動による健康増進効果を抑制すること（運動抵抗性）や[5]，膵β細胞[※3]からのインスリン分泌も抑制することが明らかとなった[6]（**Graphical Abstract**）．このように過剰SePは，きわめて重要な2型糖尿病の治療標的といえる．本稿では，SePのセレン運搬メカニズムについて解説するとともに，

※1　セレン含有タンパク質

終止コドンの1つUGAでコードされるSecを含み，セレノプロテイン（selenoprotein）ともよばれる．mRNAの3´非翻訳領域には，Sec挿入配列（SECIS）とよばれるループ構造が存在し，SECISが存在するとUGAはSecとして翻訳され，他の終止コドンで翻訳が止まる．GPxなど25種類のSec含有タンパク質が知られる．

※2　インスリン抵抗性

肝臓や筋肉などでインスリンの効果が低下した状態を示す．糖尿病患者では，インスリンを投与しても血糖値が下がりにくいことが知られる．インスリンが受容体に結合すると，リン酸化を介してシグナルが伝えられる．インスリンのシグナル伝達にかかわるリン酸化酵素や脱リン酸化酵素のなかには，レドックス制御を受ける分子が存在する．

※3　膵β細胞

膵臓を構成する細胞の一種で，インスリンの産生・分泌を司る．活発なインスリン産生を行っており，インスリンが産生するタンパク質の50％を占めるという報告もある．インスリンの折りたたみには，ジスルフィド結合の形成が必要であり，小胞体内は細胞質よりも酸化的な環境であることが知られている．血糖値の増加に伴い，細胞内のATP産生が高まると，細胞内へCa^{2+}が流入し，インスリンが分泌される．

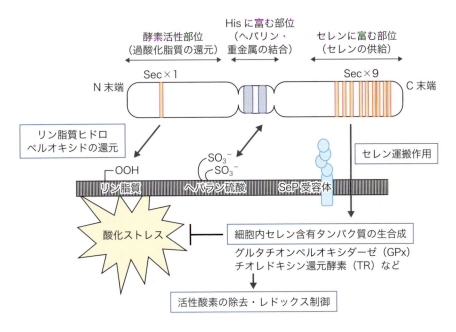

図1　セレノプロテインPの構造とレドックス制御
セレノプロテインP（SeP）のN末端側のセレノシステイン（Sec）は過酸化リン脂質還元活性を，C末端側のSecはセレン運搬作用を担う．中央部分にはヒスチジン（His）に富む部位が存在し，ヘパリンや重金属との結合に関与する．SePは，自身の抗酸化作用と，セレン供給を介した細胞内抗酸化タンパク質の生合成を介して，活性酸素の除去・レドックス制御に重要な役割を果たしている．

SePによる糖代謝悪化メカニズムについて考察する．

1 SePの構造と機能

　SePは，分子内に10個のセレンを持つユニークなタンパク質である（図1）[4]．SePに含まれるセレンは，システインの硫黄がセレンに置き換わったアミノ酸"セレノシステイン"（selenocysteine：Sec）の形をもつ．Secは，終止コドンの1つUGAでコードされ，翻訳されうる21番目のアミノ酸とよばれる（詳細は，第1章-12参照）．SePは，N末端側に1残基，C末端側に9残基のSecをもつ．このような複数のSecをもつタンパク質は他には存在せず，SePのみがもつ特徴である．N末端側のSecが，リン脂質ヒドロペルオキシド（リン脂質の過酸化物）を還元・無毒化する酵素活性ドメインを形成し，C末端側のSecがセレン運搬作用を担う[7]．SePは，自身の抗酸化作用，および細胞内セレン含有タンパク質の維持を介して，細胞の生存維持・増殖に重要な役割を担っている（図1）．その他，SePの機能として，ペルオキシナイトライト消去作用や，重金属結合能が報告されている．

2 SePのセレン運搬メカニズム

　SePは，apolipoprotein E receptor 2（ApoER2）やメガリンなどのリポタンパク質受容体を介して細胞にセレンを運搬する（図2）[8]．細胞内に取り込まれたSePは，リソソームにおいてアミノ酸レベルまで分解され，Secを生じる．続いてSecリアーゼによる分解を受け，脱離したセレンは，Sec合成酵素によりtRNA上でSecの合成に用いられる（図2）[8]．最近，われわれはlow-density lipoprotein receptor-related protein 1（LRP1）が骨格筋のSeP受容体であることを示した[5]．SePのセレン運搬作用は各組織で異なり，受容体の発現に依存して，脳や精巣に優先的に取り込まれる[9]．SePの中央に存在するヒスチジン（His）に富む部位は，連続したHisを含み，典型的なヘパリン結合モチーフ（XBBXB：Bは塩基性アミノ酸）を有する（図1）[10]．最近，われわれは，SePのセレン運搬作用を抑制する中和抗体を同定した[6]．中和抗体の認識部位として，N

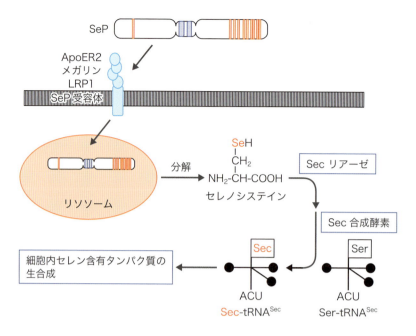

図2　セレノプロテインPのセレン運搬メカニズム
セレノプロテインP（SeP）は，受容体を介して細胞内に取り込まれた後，リソソームでの分解を受ける．生じたセレノシステイン（Sec）は，Secリアーゼによりさらに分解される．Sec合成酵素は，脱離されたセレンを，tRNA上のセリン（Ser）に結合し，tRNA上でSecを合成する．

末端側の連続したHisが新たに同定され，SePのセレン運搬作用における同部位の重要性が示唆される．

3 SePとインスリン抵抗性[3]

近年になって，肝臓でのSeP発現が2型糖尿病状態で上昇する[11]こと，肝臓から分泌されたSePが高血糖を促進することが見出された（図3）．これらの結果は，過剰なSePが2型糖尿病における糖代謝悪化の原因因子の1つとして機能することを示しており，SePは2型糖尿病の新たな治療標的として注目を集めるようになった．

真の機能が解明されていない肝臓由来液性因子"ヘパトカイン"の探索の過程において，SePは再発見された．2型糖尿病患者の肝臓における包括的遺伝子発現解析の結果，全身のインスリン抵抗性の重症度とヒト肝での遺伝子発現量が正相関する分泌タンパク質としてSePが同定された．2型糖尿病患者では，体重・年齢をマッチさせた耐糖能正常者と比較して，血中SeP濃度が有意に高値であった．これらの結果は，2型糖尿病状態の肝臓は過剰なSePを血液中に分泌している

ことを示唆する（図3）．

微量元素セレンがインスリン様作用を有するとの既報[12]があることから，当初，セレン輸送タンパク質であるSePも糖代謝を改善することが期待された．しかしながら予想に反して，精製SePを投与された正常マウスでは肝・骨格筋のインスリンシグナル伝達が阻害され，糖負荷後の高血糖（耐糖能障害）が惹起された．一方，SeP遺伝子ホモ欠損マウスでは，高脂肪高ショ糖食誘導性の高血糖ならびにインスリン抵抗性が軽減した．これらのマウスでの結果と一致して，培養細胞においても，精製SeP処置は初代培養肝細胞ならびにC2C12筋管細胞においてインスリンのシグナル伝達を低下させた．これらの結果は，2型糖尿病において肝から過剰に産生されたSePが，骨格筋および肝臓にインスリン抵抗性を誘導することで高血糖を惹起することを示している（図3）．SePは従来微量元素セレンの輸送タンパク質として作用すると考えられていたが，2型糖尿病病態においてはインスリン抵抗性惹起を介して糖代謝を破綻させる"ヘパトカイン"として機能していることが明らかとなった．

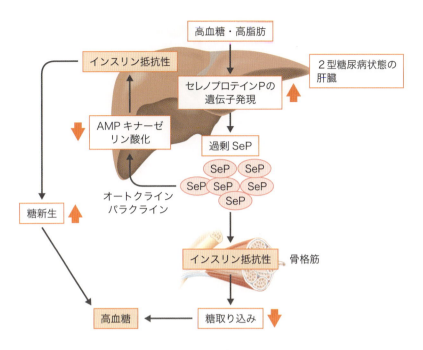

図3 過剰セレノプロテインPによるインスリン抵抗性の増加
2型糖尿病患者で増加したセレノプロテインP（SeP）は，肝臓のAMPキナーゼのリン酸化を低下させ，肝臓でのインスリン抵抗性を誘導し，糖産生を亢進させる．また，SePは骨格筋でのインスリン抵抗性を誘導し，筋細胞での糖取り込みを低下させる．増加したSePは，肝臓・筋肉のインスリン抵抗性を高め，血糖値を上昇させる．

4 SePと運動抵抗性[5]

最近われわれは，過剰なSePが抗酸化作用を介して，運動を行ったときに骨格筋で生じる適応反応を減弱・消失させ，運動の健康増進効果発現を軽減することを見出した（図4）．

運動効果が発現するには，運動時に骨格筋で生成されるROSがAMP活性化プロテインキナーゼ（AMP-activated protein kinase：AMPK）を代表とする仲介因子を活性化することが必要である．そこでわれわれは，抗酸化能を有するSePが運動の効果発現に対してどのような作用を発揮するかを検討した．

SePホモ欠損マウスに高脂肪食を負荷して肥満を誘導した後，1カ月間の有酸素運動トレーニングを負荷した．欠損マウスではトレーニング後に運動持久力が倍増し，インスリン投与時の血糖降下作用が増強した．3時間の単回急性運動負荷後においては，欠損マウスの骨格筋で酸化ストレスマーカー発現量，AMPKリン酸化が上昇した．すなわち，マウスでのSeP欠損は筋での酸化ストレスの増加と関連して個体の運動に対する感受性を上昇させた．

そこで，C2C12筋管細胞を用いて運動を擬態する細胞実験を行った．ROSの1つである過酸化水素で30分刺激すると，筋管細胞でのAMPKリン酸化は増強した．このとき，精製SeP前処置は過酸化水素刺激によるAMPKリン酸化を減弱させた．また，膜タンパク質の1つであるLRP1をRNAiでノックダウンさせたC2C12筋管細胞では，SePと細胞との間の結合ならびにSeP処置による過酸化水素依存性AMPKリン酸化に対する減弱作用が低下した．これらの結果は，過剰なSePが受容体LRP1を介して骨格筋に作用することで，運動時にROSによって惹起される骨格筋での適応反応を阻害することを示唆する（図4）．

最後に，運動習慣のない31名の健康女性を対象として臨床研究を行った．有酸素運動トレーニングを8週間行ってもらい，有酸素運動能力のマーカーである最大酸素摂取量（VO_{2max}）を測定した．トレーニング前後での運動能力の増加度（ΔVO_{2max}）は，トレーニング前の血中SeP濃度と有意な負の相関を示しており，運動効果の乏しい被験者では運動効果が高かった被験

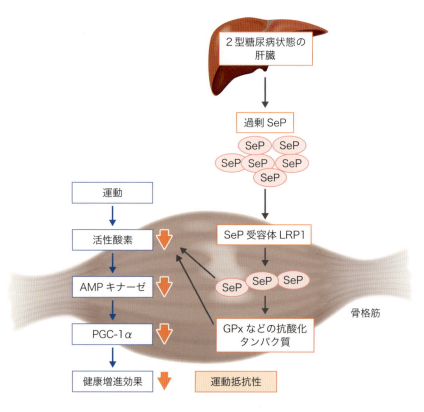

図4　過剰セレノプロテインPによる運動抵抗性の増加
2型糖尿病や脂肪肝で増加したセレノプロテインP（SeP）は，骨格筋のSeP受容体low-density lipoprotein receptor-related protein 1（LRP1）を介して筋肉に取り込まれ，グルタチオンペルオキシダーゼ1（GPx1）などの抗酸化タンパク質を誘導する．その結果，運動で生じる活性酸素の量が抑えられ，AMPキナーゼやPGC-1αの活性化を介して起こる運動による健康増進効果が得られない病態"運動抵抗性"に陥る．

者と比較して血中SeP濃度が有意に高値であった．

これらの結果は，肝において過剰に産生されたSePが，受容体LRP1を介して骨格筋に作用することで，運動を行ってもその健康増進効果の発現を阻害する"運動抵抗性"という新たな病態を起こすことを明らかにした（図4）．

5 SePとインスリン分泌[6]

インスリン抵抗性が認められたヒトSeP投与モデルマウスにおいて，SeP中和抗体の効果を検討した結果，インスリン抵抗性や耐糖能の改善効果がみられた．さらに，SeP投与によりグルコース負荷時の血中インスリン量が低下し，中和抗体投与によってインスリン量が改善した．これより，SePの増加が膵β細胞のインスリン分泌にも影響すると考えられた．SePが増加した糖尿病モデルマウスへの中和抗体投与でも，耐糖能やインスリン抵抗性，インスリン分泌の改善が認められた．さらに，肝臓内コレステロールの改善傾向も認められ，SeP中和抗体の効果が多岐にわたってみられている．

ヒトSeP投与マウスの膵臓において，細胞内へのSeP取り込みが認められ，中和抗体の投与による取り込み抑制効果が観察された．SeP投与マウスの膵臓では，β細胞内のインスリン量が著しく低下していた．単離膵島や膵β細胞モデルMIN6などの培養系でも，過剰SePによる細胞内インスリン量の低下，およびグルコース刺激によるインスリン分泌の低下が認められた．インスリンの合成・分泌にはジスルフィド結合の形成が重要である[13]．過剰SePによる還元状態の亢進が，ジスルフィド形成の不全を引き起こし，インスリンの酸

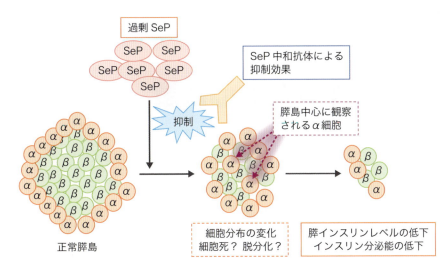

図5　過剰セレノプロテインPによる膵β細胞の障害
増加したセレノプロテインP（SeP）は，膵臓に取り込まれ，β細胞内のインスリン量を低下させ，グルコース刺激によるインスリン分泌を低下させる．SeP投与マウスの膵臓における免疫組織学的な解析から，SePが膵島の細胞分布を変化させることが示唆されている．

化的折りたたみを抑制している可能性がある．

　SeP投与マウスにおける膵島の変化を，免疫組織学的手法を用いて解析した結果，SeP投与による膵島の萎縮が確認され，β細胞だけでなくα細胞も減少していた（**図5**）．膵島の構造は，中和抗体投与により部分的に保持されたが，興味深いことに，通常膵島の周囲に存在するα細胞が，中和抗体投与群では膵島の内側にも観察された．このような膵島内の細胞分布変化は，糖尿病モデルマウスでも報告されている[14]．このメカニズムは解明されていないが，β細胞がα細胞へと分化する可能性が報告[15]されており，過剰SePでもβ細胞の脱分化が起きている可能性がある（**図5**）．

おわりに

　われわれの研究から，増加したSePが2型糖尿病におけるきわめて重要な治療標的であることが明らかとなってきた．開発中のSeP測定診断薬とSeP標的の治療薬を組合わせることで，SePが増加した糖尿病患者に適したテーラーメイド医療が実現できる．SePのレドックス制御メカニズムの理解をさらに深め，今後の治療薬開発を実現していきたい．

文献

1) Labunskyy VM, et al：Physiol Rev, 94：739-777, 2014
2) Rayman MP：Lancet, 379：1256-1268, 2012
3) Misu H, et al：Cell Metab, 12：483-495, 2010
4) Burk RF & Hill KE：Biochim Biophys Acta, 1790：1441-1447, 2009
5) Misu H, et al：Nat Med, 23：508-516, 2017
6) Mita Y, et al：Nat Commun, 8：1658, 2017
7) Saito Y, et al：Biochem J, 381：841-846, 2004
8) Kurokawa S, et al：J Biol Chem, 289：9195-9207, 2014
9) Olson GE, et al：J Biol Chem, 282：12290-12297, 2007
10) Hondal RJ, et al：J Biol Chem, 276：15823-15831, 2001
11) Takayama H, et al：J Biol Chem, 289：335-345, 2014
12) Ezaki O：J Biol Chem, 265：1124-1128, 1990
13) Støy J, et al：Proc Natl Acad Sci U S A, 104：15040-15044, 2007
14) Kharouta M, et al：Diabetes Res Clin Pract, 85：252-257, 2009
15) Talchai C, et al：Cell, 150：1223-1234, 2012

<筆頭著者プロフィール>
斎藤芳郎：1996年北海道大学薬学部製薬化学科卒業，2001年北海道大学大学院薬学研究科博士課程修了，博士（薬学）．'00年より日本学術振興会特別研究員，'02年より産業技術総合研究所若手任期付研究員，'07年研究員．'08年より同志社大学生命医科学部専任講師，'12年准教授．一貫して，レドックス制御・酸化ストレス応答に関する分子レベルの研究を行っている．SePは，北大時代からの研究テーマである．現在は，膵機能におけるレドックス制御因子の役割に興味をもって研究を進めている．

第2章 レドックスと疾患

5. チオレドキシンと心疾患

佐渡島純一

酸化ストレスは，心臓病と密接な連関をもつが，個々の心臓病において，活性酸素がどのようにして産生あるいは消去され，どのような分子を介して病態を形成するに至るかはいまだ十分に解明されていない．チオレドキシンは，標的分子に直接結合し，システイン基の酸化やニトロシル化に影響を及ぼすことでタンパク質の構造や機能を修飾し，細胞の成長反応や細胞死を抑制しミトコンドリアの機能を保護する．本稿では，心臓においてチオレドキシンがAMPKやmTORなどの情報伝達分子の補助因子として働き，心臓を保護するメカニズムについて論じたい．

はじめに

心臓における酸化ストレスの増加は，心不全，虚血性心臓病，糖尿病性心筋症などの病態や老化によってほとんど常に観察され，心筋の肥大，細胞死，ミトコンドリアの機能障害を誘発することで心臓病の進行に重要な役割を果たしていると考えられている[1]．生後間もない心筋細胞において，収縮の増加とミトコンドリアにおける酸化的リン酸化の増加に伴う酸化ストレスの増加が，心筋細胞の分裂の停止を引き起こすとの報告もある[2]．一方で，酸化ストレスの極度の抑制や，還元ストレスの増加も，心筋障害や心不全を促進することが知られている[3]．われわれは，心筋細胞において，個々の刺激によってどのようにして酸化ストレスが産生あるいは消去され，それが心筋細胞に具体的にどのような影響を与えているのかを明らかにすることで，これらの過程を治療のターゲットとできないかと考え，酸化ストレスの産生系の1つであるNADPH oxidase 4（Nox4）と消去系の1つであるチオレドキシンを中心に研究している．本稿ではチオレドキシンに焦点を当て，その心筋細胞での役割について概説する（**Graphical Abstract**）．なお，チオレドキシンについての一般的な解説は第1章-11も参照されたい．

【略語】
AMPK：AMP activated protein kinase
CysNO：S-nitrosocysteine
GSNO：S-nitrosoglutathione
LKB1：liver kinase B1
mTOR：mechanistic target of rapamycin
NO：nitric oxide
Nox4：NADPH oxidase 4

Thioredoxin 1 and heart disease
Junichi Sadoshima：Department of Cell Biology and Molecular Medicine, Rutgers New Jersey Medical School（ラトガースニュージャージー医科大学細胞生物，分子医学部門）

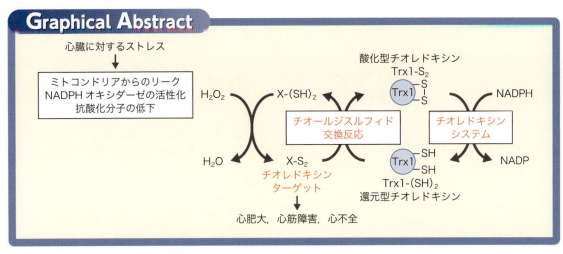

◆チオレドキシンが心臓病を抑制するメカニズム

心臓に対するストレスは，酸化ストレスを増加し，タンパク質の酸化（X-S_2）をもたらす．タンパク質の酸化はその構造や機能に影響を及ぼすことで心臓病を誘発する．チオレドキシンは，タンパク質のジスルフィド結合をチオールジスルフィド交換反応で還元し，自らは酸化される．酸化されたチオレドキシン（Trx1-S_2）は，チオレドキシンシステムの作用で，還元型〔Trx1-$(SH)_2$〕に戻る．チオレドキシンのターゲットの中には，心肥大，心筋障害，心不全の進行に重要な役割を果たす分子も含まれることから，チオレドキシンのターゲットを同定することで，心臓病の新しいメカニズムを解明できる可能性がある．

1 チオレドキシンの機能

チオレドキシンは，12 kDのオキシドレダクターゼ（酸化還元反応を触媒する酵素）で，種を超えて存在する．細胞内のあらゆる場所に存在し，グルタチオンとともに，細胞内の環境を還元状態に保つために重要な役割を果たしている[2)4)]．チオレドキシンの最も重要な機能は，ジスルフィド結合をもったターゲット分子の還元である．これは，チオレドキシンのCXXCモチーフに存在する反応性の高い2つのシステイン基が，ターゲット分子に電子を与えることで結合し，相手分子のジスルフィド結合が解消する（還元される）ことで起こる．この際に，自らは酸化されて，チオレドキシンのCXXCモチーフにある2つのシステインがジスルフィド結合をつくることから，チオールジスルフィド交換反応とよばれている．酸化型のチオレドキシンは，NADPHによって供給される電子とチオレドキシン還元酵素の存在下で再び還元型に再生される．このため，チオレドキシンが相手分子を還元し続けるためには，チオレドキシン還元酵素とNADPHの存在が必須で，これら3つの分子はまとめてチオレドキシンシステムとよばれている．

最もよく知られているチオレドキシンのターゲットはペルオキシレドキシンであろう．ペルオキシレドキシンは，グルタチオンペルオキシダーゼやカタラーゼとともに，過酸化水素を還元する重要なオキシドレダクターゼである[5)]．チオレドキシンは，自らは直接過酸化水素の還元は行わず，ペルオキシレドキシンを還元型に保つことで，酸化ストレスの抑制に関与することは興味深い．このほかにも，チオレドキシンは，細胞内のいろいろな局在において，さまざまな分子と直接結合し，その機能を調節している（**図1**）．例えば，チオレドキシンは，核内でNF-κBやDNA repair enzyme redox factor 1（Ref-1）などに結合して，直接的，間接的に転写因子のDNA結合を促進することで転写に影響を与える[6)]．一方，細胞質内では，アポトーシスキナーゼであるASK-1に結合することで，その分解を促進し活性を抑制する[7)]．われわれは，チオレドキシンがターゲットに直接結合することで，細胞内の酸化ストレスの状態を細胞の機能の変化へと導く情報伝達分子として機能することに注目して，心臓における，チオレドキシンのターゲットについて研究を行ってきた．

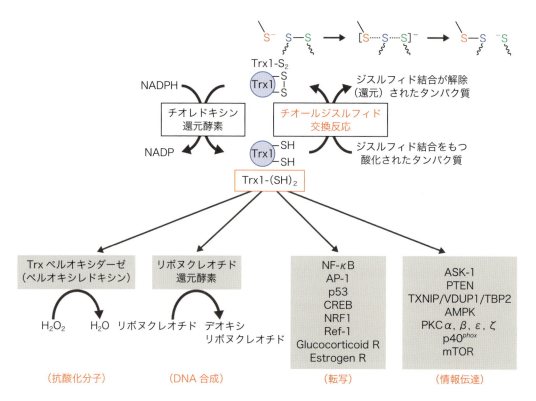

図1　チオレドキシンの機能
チオレドキシンは，タンパク質のジスルフィド結合をチオールジスルフィド交換反応で還元する．チオレドキシンは細胞内のあらゆる場所に存在し，いろいろな作用を持つ分子に直接結合し，それらの機能を調節する．右上は，チオレドキシンのシステイン-32が，タンパク質のジスルフィド結合を還元して，一時的にintermolecular（異分子間）ジスルフィド結合をつくることを示している．

2 心臓におけるチオレドキシンの機能

　チオレドキシンは，心筋細胞にも豊富に発現しており，心筋に過剰発現させると病的心肥大や心筋虚血ならびに再灌流による心筋障害を抑制し，心不全の進行を抑制する[8)9)]．また，チオレドキシンのドミナントネガティブやノックダウンによって，心肥大や細胞死ならびに，心筋障害が増加する[9)]．このことから，チオレドキシンは，心臓における多くの病態において，保護的に働き病気の進行を抑制することが予想される．では，チオレドキシンはどのような分子機構によって，心臓を守るのであろうか？　われわれは，心臓がストレスにさらされた際にチオレドキシンがチオールジスルフィド交換反応によってそのターゲットに直接結合することでこれを還元し，病的心肥大や心筋障害を抑制すると考えた．もし，この仮説が正しければ，ストレス存在下の心臓でチオレドキシンが結合するタンパク質のなかには，病態の形成促進に重要な役割を果たす分子が存在するはずである（**Graphical Abstract**）．そういったタンパク質の同定は，心臓病の分子機構について貴重な情報を与えてくれるだけでなく，心臓病の治療に関する新たな可能性を与えてくれるものと思われる．われわれは，今までに，チオレドキシンがヒストン脱アセチル酵素[8)]，AMP activated protein kinase（AMPK）[10)]やmechanistic target of rapamycin（mTOR）[11)]の活性を制御することを同定したが，実際にこれらの分子は，心肥大や，細胞死，代謝を介して，心臓病の発症や進行に重要な役割を果たしていることが証明されている．

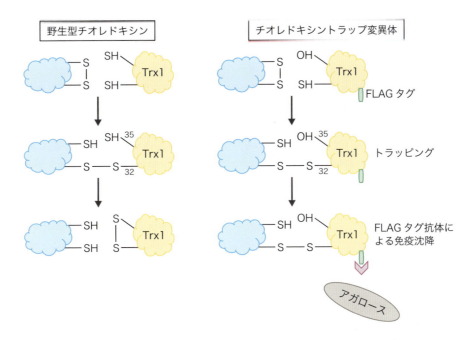

図2 チオレドキシントラップ変異体
野生型のチオレドキシンは，ターゲット分子と異分子間ジスルフィド結合をつくりうるが，その異分子間ジスルフィド結合はシステイン-35によりすぐに還元されるために，ターゲット分子を免疫沈降することは困難である．一方，チオレドキシンのトラップ変異体は，ターゲット分子と直接結合し，比較的安定な異分子間ジスルフィド結合をつくる．この性質を利用して，タグ抗体を用いてターゲット分子の免疫沈降が可能となる．

3 チオレドキシンのターゲットの精製

では，チオレドキシンのターゲットを同定するには，どのような手法を用いるのだろうか？ 還元型のチオレドキシンがジスルフィド結合をもった分子を還元する際には，まず自身のCXXCモチーフにある2つのシステインの1つであるシステイン-32を介して，標的分子のジスルフィド結合を構成するシステインの1つを還元する．これによって標的分子のジスルフィド結合を壊す代わりに，自らが標的分子とintermolecular disulfide bond（異分子間のジスルフィド結合）をつくる．ほぼ同時に，CXXCモチーフにあるもう1つのシステインであるシステイン-35がシステイン-32と標的分子との異分子間のジスルフィド結合を還元する．この結果，標的分子のジスルフィド結合は解除され，システイン-32とシステイン-35の間に，ジスルフィド結合をもった，酸化型のチオレドキシンが産生される．システイン-32が標的のジスルフィドに一時的に結合する性質を利用して，チオレドキシンと結合するタンパク質を精製することができれば，チオレドキシンの機能が明確になると考えられる．しかしながら，一般にシステイン-32と標的分子の異分子間のジスルフィド結合は瞬時にしてシステイン-35による還元を受けることから，免疫沈降などを用いたチオレドキシンの標的分子の精製は困難であった．しかしながら，システイン-35をセリンに変異させると，システイン-32と標的分子の異分子間のジスルフィド結合が比較的よく保たれることから，この変異体に標識をつけたチオレドキシンを用いることで，標的分子の精製が比較的容易となる[12]．この変異体はチオレドキシントラップ変異体とよばれている（図2）．

われわれは，心臓がストレスを受ける際にチオレドキシンが結合するタンパク質を同定するためにチオレドキシントラップ変異体を心臓特異的に発現させたトランスジェニックマウスを作製した[10]．このマウスに3時間の心筋虚血をかけたあとチオレドキシントラップ変異体を自身についているタグに対する抗体で免疫沈降し，結合タンパク質をウエスタンブロッティング

やプロテオミクスを用いて同定した．最も容易に検出されるタンパク質はペルオキシレドキシンであったが，このほかにも，今までチオレドキシンとの結合が知られていなかったタンパク質が，定常状態あるいはストレス依存性にチオレドキシンと結合することがわかった．チオレドキシンとの結合は，ジチオスレイトール（dithiothreitol：DTT）の存在下で抑制されるものと，そうでないものがあり，前者は異分子間のジスルフィド結合を介するもので，後者はジスルフィド結合によらない結合によるものと考えられる．

4 AMPKとの結合

この方法を用いて発見されたタンパク質のうち，AMPKは心筋虚血によりチオレドキシンとの結合が増加し，その結合は，DTTの存在下では観察されなかった．このことから，心筋虚血によりAMPKのシステイン基のジスルフィド結合が増加し，チオレドキシンがこれを抑制しようとすることが予想される[10]．その名のごとく，AMPKは，心筋虚血など細胞内のATPが枯渇し，AMPの量が増加した状態で活性化し，代謝やオートファジーを活性化させることでATP産生を増加させる．このときにドミナントネガティブやノックダウンを用いて内在性のAMPKを抑制すると心筋障害が増加するため，AMPKの活性化は，心筋細胞が細胞死を免れるための必須のプロセスといえる．では，心筋虚血時に起こるAMPKの酸化，すなわちジスルフィド結合の増加ならびにそのチオレドキシンによる抑制にどういう意味があるのだろうか？

心筋虚血時には，小胞体やミトコンドリアでの酸化ストレスが増加する．われわれは，プロテオミクスを用いて，心筋虚血時にAMPKのCys130とCys174が酸化されることを発見した．また，酸化ストレスの状態では，AMPKが，異分子間のジスルフィド結合をつくることで，多重体をつくりやすくなることがわかった．しかしながら，チオレドキシンが存在すると，AMPKのCys130とCys174の酸化と多重体の形成が抑制された．また，チオレドキシントラップ変異体は，AMPKのCys130とCys174と異分子間のジスルフィド結合をつくることがわかった．AMPKは，AMPがγサブユニットに結合すると立体構造の変化により，liver kinase B1（LKB1）などの上流のキナーゼがαサブユニットに結合し，Thr172がリン酸化されることで活性化することが知られている．このときにチオレドキシンが存在しないと，Cys130とCys174の酸化によるαサブユニットの構造の変化や多重体の形成により，LKB1がAMPKのαサブユニットに結合できなくなるために，AMPKの活性化が起こらなくなることがわかった（図3）．このことから，チオレドキシンは，AMPKにとって必須の補助因子であることが証明された[10]．AMPKの活性化は，酸化ストレスを伴う細胞にとって過酷な条件で起こることが多いので，チオレドキシンが補助因子として働くことは興味深い．心筋虚血時には酸素を用いたATP合成ができないので，AMPKの活性を保ち，解糖系やオートファジーによるATP産生を保つことで，心筋の細胞死を抑制していると考えられる．

5 mTORとの結合

同様な方法を用いて，われわれは最近，チオレドキシンがmTORとも結合し，酸化ストレスによるmTORの酸化，すなわちジスルフィド結合を抑制することで，mTORC1の活性化を保つことを明らかにした[11]．詳細は論文を参照願いたいが，チオレドキシンによるmTORの活性化の維持は，ミトコンドリア遺伝子の転写を保つことで保護的に働いていると考えられる．しかしながら，mTORには多様な機能があり，mTORの酸化がそれぞれにどのような影響を与えているのかはさらなる研究が必要であると考えている．

6 トランスニトロシレーション

チオレドキシンには，システイン-32, 35のほかにも，3個のシステインが存在している．そのなかでも特にシステイン-69, 73は，ニトロシル化※を受けるこ

※ **ニトロシル化**
タンパク質のシステイン基に，NOが可逆的に配位する反応．細胞内のNO合成の増加や，チオレドキシンなどからのNOの供与によって起こるタンパク質の翻訳後修飾の1つ．タンパク質構造の変化に伴い，その活性，安定化，細胞内在，タンパク質ータンパク質結合などが影響を受ける．

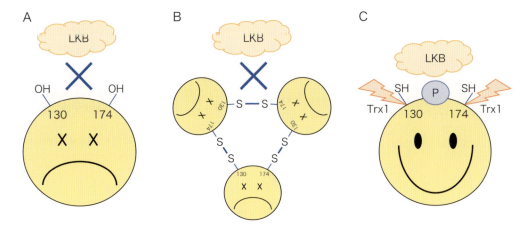

図3 チオレドキシンはAMPKの補助因子として働く
A）AMPKは，ストレスの存在下では，システイン-130とシステイン-174が酸化され，これが，AMPKの構造に影響を与えることで，上流のキナーゼであるLKBとの結合，スレオニン-172のリン酸化，それによるAMPKの活性化が妨げられる．B）システイン-130とシステイン-174の酸化は，AMPK同士の異分子間ジスルフィド結合を誘発して，AMPKの凝集を引き起こす場合もある．この場合もLKBによるリン酸化と活性化が妨げられる．C）還元型のチオレドキシンが存在すると，AMPKのシステイン-130とシステイン-174の酸化が防がれて，LKBによるリン酸化と活性化が起こる．

とで，他のタンパク質のニトロシル基を取り去ったり，他のタンパク質にニトロシル基を受け渡す（トランスニトロシレーションする）ことで，タンパク質のニトロシル化を調節している[13)14)]．タンパク質のニトロシル化は，酸化とともにシステインを修飾することでタンパク質の構造に影響を与え，機能，分解，局在，分子間結合などを調節する．同じシステイン基が細胞の環境やストレスによって，酸化されたりニトロシル化を受けたりする．ニトロシル化は，システイン基の不可逆的な酸化を防ぎタンパク質に保護的に働く[15)]．われわれは，今までにチオレドキシンが，ペルオキシレドキシンやサイクロフィリンAのトランスニトロシレーションを起こし，それらのタンパク質の機能を保つことを示した．タンパク質のニトロシル化は，S-nitrosoglutathione（GSNO）やS-nitrosocysteine（CysNO）などNOを含む小分子からも起こるが，一般にこの反応には，局所における高濃度のNOが必要で，ニトロシル化も安定な修飾とは言い難い．この点，トランスニトロシレーションは，比較的コントロールされた状態で，安定してニトロシル化を遂行することができる．チオールジスルフィド交換反応と同様に，チオレドキシンのトランスニトロシレーションによるターゲットを同定することで，今後さらにチオレドキシンによる情報伝達が明らかになることが期待される．

おわりに

本稿では，チオレドキシンが，ターゲット分子と直接結合し，電子やニトロシル基などを受け渡すことで，それらの機能を選択的に修飾するいくつかの例を示した．心臓において，これらのターゲット分子のいくつかは，病態の形成や進行に重要な役割を果たしていることから，チオレドキシンがそのターゲット分子の機能をどのように修飾しているのかを今後さらに解明することは，病態の理解を深め，新しい治療法に関するアイデアを与えてくれることが期待される．

謝辞 この研究は，NIHとLeducq Fondationのサポートを得て行った．

文献

1) Nagarajan N, et al：Free Radic Biol Med, 109：125-131, 2017
2) Kimura W, et al：Nature, 523：226-230, 2015
3) Rajasekaran NS, et al：Cell, 130：427-439, 2007
4) Lu J & Holmgren A：Free Radic Biol Med, 66：75-87, 2014
5) Chae HZ, et al：J Biol Chem, 269：27670-27678, 1994

6) Okamoto T, et al：Int Immunol, 4：811-819, 1992
7) Saitoh M, et al：EMBO J, 17：2596-2606, 1998
8) Ago T, et al：Cell, 133：978-993, 2008
9) Yamamoto M, et al：J Clin Invest, 112：1395-1406, 2003
10) Shao D, et al：Cell Metab, 19：232-245, 2014
11) Oka S, et al：J Biol Chem, 292：18988-19000, 2017
12) Verdoucq L, et al：J Biol Chem, 274：19714-19722, 1999
13) Wu C, et al：Mol Cell Proteomics, 9：2262-2275, 2010
14) Haendeler J, et al：Nat Cell Biol, 4：743-749, 2002
15) Kohr MJ, et al：Circ Res, 108：418-426, 2011

＜著者プロフィール＞

佐渡島純一：九州大学医学部卒．同大学循環器内科にて臨床研修，生理学教室で基礎研究を学び，1990年渡米．現在，ラトガースニュージャージー医科大学細胞生物学，分子医学部門チェアマン．心不全の分子メカニズムについて研究している．研究室ウェブサイト：www.sadoshimalab.com

第2章 レドックスと疾患

6. レドックスと呼吸器疾患

杉浦久敏,一ノ瀬正和

酸化ストレスは種々の呼吸器疾患でみられる病態であるが,慢性閉塞性肺疾患（COPD）の病態において特に重要であることが知られている.COPDは,進行性の閉塞性換気障害を特徴とする呼吸器疾患で全世界的にも有病率,死亡率が増加している呼吸器疾患である.酸化・ニトロ化ストレスは,COPDの発症および進行にきわめて重要な因子であることが近年の研究の結果,明らかになってきている.本項では,COPDにおける酸化ストレスの役割について内外の報告をもとに詳述する.さらに,最近われわれが明らかにした新規抗酸化分子である活性イオウについて紹介する.

はじめに

肺は外界に接しているために,酸化ストレスに常に曝露される機会が多い臓器である.酸化ストレスは,気管支喘息や間質性肺炎などの種々の呼吸器疾患でもみられる病態であるが,とりわけ,慢性閉塞性肺疾患（chronic obstructive pulmonary disease：COPD）では,酸化ストレスが重要であることが知られている.本疾患の病態には,好中球性炎症,プロテアーゼの活性化,酸化ストレスや細胞傷害が関与することが知られている.近年の研究の結果,酸化ストレスは,疾患の発症および進行に中心的な役割を果たすことが明らかになっている.本項では,COPDにおける酸化ストレスの役割について内外の報告をもとに概説する.さらに,筆者らの教室で得られた最新の研究結果も紹介する.

【略語】
CBS：cystathionine-β-synthase
COPD：chronic obstructive pulmonary disease（慢性閉塞性肺疾患）
CSE：cystathionine γ-lyase
ELF：epithelial lining fluid（気道被覆液）
HDAC：histone deacetylase
MMP：matrix metalloproteinase
NF-κB：nuclear factor-κB
NO：nitric oxide（一酸化窒素）
Nrf2：nuclear erythroid 2 p45 related factor-2
RNS：reactive nitrogen species（活性窒素種）
ROS：reactive oxygen species（活性酸素種）
SOD：superoxide dismutase
TGF-β_1：transforming growth factor-β_1
TIMPs：tissue inhibitor of metalloproteinases
XO：xanthine oxidase（キサンチンオキシダーゼ）

Role of redox in respiratory diseases
Hisatoshi Sugiura/Masakazu Ichinose：Department of Respiratory Medicine, Tohoku University Graduate School of Medicine（東北大学大学院医学系研究科内科病態学講座呼吸器内科学分野）

Graphical Abstract

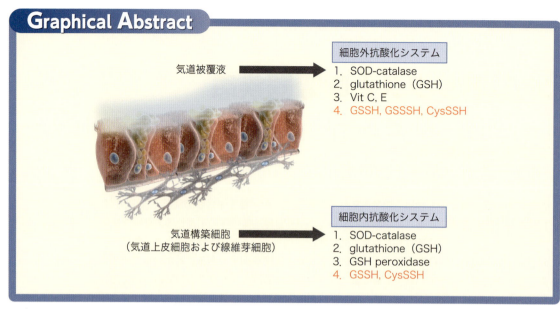

◆肺における抗酸化システム

肺/気道における抗酸化システムは肺細胞内外に大別される．superoxide dismutase (SOD), catalase, glutathione (GSH) などが重要であると考えられてきたが，われわれの最近の検討で，活性イオウが肺細胞内外に存在し，抗酸化システムとして機能している可能性が示唆された．赤字は呼吸器系で新たに確認された活性イオウ種．GSSH：glutathione persulfide, GSSSH：glutathione trisulfide, CysSSH：cysteine persulfide.

1 レドックスと呼吸器疾患

肺は外界に開放した臓器であり，外因性の酸化ストレスに常に晒されている．このため多くの呼吸器疾患で酸化ストレスがその病態に関与していることが明らかになっている．気管支喘息では，酸化ストレスが喘息の気道炎症や気道過敏性に関与すること，さらに喘息患者の気道検体では酸化ストレスが増加していることが報告されている[1]．また，間質性肺炎の動物モデルや患者肺組織では過剰な酸化ストレスが生じていること，さらに抗酸化治療で病態が改善することも示されている．以上のようにレドックスが病態に関与する呼吸器疾患は多岐にわたるが，とりわけCOPDでは，喫煙が最大の危険因子であり，喫煙自体が外因性の強力な酸化ストレスであることから，数多くの呼吸器疾患のなかでもCOPDの病態に酸化ストレスが関与することが示唆されている[2]．本項ではレドックスの視点からCOPDの病態を考察する．

2 COPDとは

COPDは，タバコ煙を主とする有害物質を長期に吸入曝露することで生じた肺の炎症性疾患であり，呼吸機能上，正常に復すことのない閉塞性換気障害を特徴とする疾患と定義される[2]．進行性の気流制限を特徴とし，根治的な治療法が存在しないため，2020年には全世界の死因の第3位になることが予想されている．COPDの病因は，いまだ全容が解明されていないが，①好中球，マクロファージ，CD8陽性Tリンパ球による末梢気道および肺実質の炎症，②プロテアーゼ・アンチプロテアーゼ不均衡，③酸化ストレス，④細胞傷害，の関与が示唆されている．

3 COPDの病態における酸化ストレスおよびニトロ化ストレスの役割

1) COPDと酸化ストレス

酸化ストレスは，活性酸素種 (reactive oxygen species：ROS)[※1] による炎症や組織傷害によって惹起さ

れる反応である．呼吸器疾患で酸化ストレスを引き起こす代表的ROSとしては，O_2^-，H_2O_2，$OH\cdot$，O_3等が知られている．中でも，あらゆる酸化ストレスの起源となっているのがO_2^-である．O_2^-が生成される経路として下記に示す3つの経路がある．

①ミトコンドリア呼吸鎖
②NADPHオキシダーゼ
③キサンチンオキシダーゼ（XO）

上記3経路のうち，①ミトコンドリア呼吸鎖は細胞の呼吸とエネルギー産生の際に活性酸素種を生じる経路で，生理的な役割が中心と考えられてきた．一方，近年の報告で，COPD患者由来の気道平滑筋ではミトコンドリアの機能が低下し，ミトコンドリア内のROSの産生が増加しており，この結果，ミトコンドリアの膜電位が浅くなっていることが明らかになっている[3]．白血球由来のROSは主として②NADPHオキシダーゼの経路から生成され，COPDの病態とも深く関連していると考えられている．COPDにおける酸化ストレスにおいて好中球やマクロファージは重要な細胞であり[2]，COPD患者由来の白血球は，健常人由来の白血球と比較してより大量のROSを産生することも報告されている[4]．③のXOは，本来，虚血・再還流の際に血管内皮細胞で発現が増加する酵素であるが，われわれの検討では，COPD患者の喀痰上清や気道被覆液中において，健常人と比較して高い酵素活性を示すことが明らかになっている[5,6]．XOの局在については，免疫組織学的検討により，気道上皮細胞，II型肺胞上皮細胞，マクロファージ，血管内皮細胞で発現が認められている．これらの経路を介して産生されたO_2^-は，通常であれば直ちにsuperoxide dismutase（SOD）によってH_2O_2に変換され，次いで，catalaseによってすみやかにH_2Oへと分解される．COPD患者の肺では，ROSの産生が増加しており，さらにROSを分解するSODやcatalase，非特異的抗酸化物質であるglutathione（GSH），抗酸化物質の発現を調節する転写因子であるnuclear erythroid 2 p45 related factor-2（Nrf2）の発現が減弱していることが明らかとなっている[7,8]．この酸化/抗酸化物質の不均衡が組織傷害およびTNF-αやIL-1βといった炎症性サイトカインの過剰産生を促し，COPDでみられる肺の炎症を引き起こすと考えられている．またCOPD発症の危険因子であるタバコ煙中には，10^{16}個/puffものROSが含まれており，これらの内因性・外因性の酸化ストレスがCOPDの発症や進行に深く関連すると考えられている．さらに，酸化ストレスがCOPDの発症に強く関与するという仮説は，動物モデルを用いた検討において，抗酸化物質の投与や抗酸化物質遺伝子の発現増強がタバコ煙誘発肺気腫を抑制するという事実によっても支持される[9,10]．

2）COPDとニトロ化ストレス

一酸化窒素（nitric oxide：NO）※2は，反応性に富む分子であるが，とりわけ炎症の場で同時に産生されるO_2^-とすみやかに反応し（$k = 6.7 \times 10^9 \, M^{-1} S^{-1}$），より組織傷害性の強いパーオキシナイトライト（$ONOO^-$）を生成することが報告された[11]．その後，$ONOO^-$産生を介さない新たなNO関連分子産生経路が発見された[12]．これらのNO由来のきわめて反応性に富む分子は，活性窒素種（reactive nitrogen species：RNS）とよばれ，種々の疾患で病態への関連が注目されている．われわれの検討によると，COPD患者では，呼気のNO濃度が喘息患者と比較して有意に低値である一方で，RNS産生の指標である3-nitrotyrosine（3-NT）が，健常人や喘息患者に比較して，喀痰中で大量に産生されていることが判明した[13]．COPD患者の気道では，誘導型NO合成酵素（iNOS）陽性細胞数は喘息患者と比較して同程度であることから，COPD患者の気道ではNOが過産生されているが，ROSと反応することで$ONOO^-$のようなRNSに変換されている可能性がある[13]．さらに3-NTの産生程度は気流制限の程度とよく相関し，COPDの病態に関連している可能性が示唆された[13]．RNSは，組織傷害作用のみならず，COPDの病態を説明しうる種々の生物活性を有していることから，現在ではCOPDの病態形

※1　活性酸素種
superoxide anionから派生し，産生されるきわめて反応性に富む分子．O_2^-，H_2O_2，$OH\cdot$，O_3などがある．

※2　一酸化窒素
nitric oxide（NO）．NO合成酵素からアルギニンを基質に産生されるガス状分子．内皮細胞由来血管拡張物質として発見され，種々の生理活性を有する．

成に関与する最も重要な分子の1つであると考えられている．COPDの国際的ガイドラインであるGOLD（Global Initiative for Chronic Obstructive Lung Disease）[2]でも取り上げられ，酸化ストレスによって惹起されるCOPDの病態の多くはONOO$^-$が原因であると記載されている．

i）ニトロ化ストレスと気道リモデリング

COPDにおける気流制限は，主として末梢気道の線維性肥厚による内腔狭窄と気腫化による肺弾性圧の低下に伴う末梢気道の易虚脱性が原因とされている．COPDの末梢気道では，transforming growth factor-β_1（TGF-β_1）の産生が増加しており，過剰に産生されたTGF-β_1が，末梢気道のリモデリングの形成にかかわっていることが示唆されている．われわれは，ヒト肺線維芽細胞を用いて，RNSの気道リモデリング作用について検討した．ONOO$^-$を外因性に線維芽細胞に投与すると，筋線維芽細胞への分化やコラーゲンマトリクスゲルの収縮を促進することが明らかとなった[14]．さらにONOO$^-$は線維芽細胞の遊走能を増強し，TGF-β_1やcollagen, fibronectinを過剰産生させた．COPDの末梢気道でみられるperibronchial fibrosis（気管支周囲線維症）の形成には，前述した機序を介して，ニトロ化ストレスが関与している可能性がある．

ii）ニトロ化ストレスとプロテアーゼ・アンチプロテアーゼの不均衡

COPDの病因の有力な仮説として，プロテアーゼ・アンチプロテアーゼの不均衡による肺実質の破壊（肺気腫）がある．ONOO$^-$は，matrix metalloproteinase（MMP）を活性化することがわれわれの検討で明らかになっている[15]．RNSを線維芽細胞に投与すると，線維芽細胞からのMMP-9, -2の産生と活性化が促進される[15]．RNSがMMPを活性化する機序として，MMPの活性中心の近傍に存在するシステイン残基が，RNSによって酸化され，活性化されると考えられている．また，ONOO$^-$はMMPの内因性の阻害物質であるtissue inhibitor of metalloproteinases（TIMPs）を不活化することも知られており，COPDの気道・肺で過産生されるRNSは，プロテアーゼ・アンチプロテアーゼの不均衡をもたらす可能性がある．

iii）ニトロ化ストレスと細胞傷害

近年の検討によって，COPDの患者の肺では，気道上皮細胞，肺胞上皮細胞，血管内皮細胞，線維芽細胞等の肺構築細胞がアポトーシスに陥っていることが報告されている．また，われわれのin vitroの検討によって，タバコ煙は，肺細胞にアポトーシスを誘導することが明らかとなった[16]．ONOO$^-$も強力なアポトーシス惹起作用を有することが知られているので，COPDでみられるアポトーシスにはニトロ化ストレスが関与している可能性がある．また，COPDでは肺構築細胞のオートファジーが促進していることが知られており，酸化ストレスはその促進因子として注目されている．さらにCOPDの肺細胞では細胞老化が促進していることが近年の研究の結果，明らかになっている．細胞老化にかかわる因子は多種多様であるが，酸化ストレスはその重要な因子である．われわれは，酸化型コレステロールの一種である25-hydroxycholesterol[17]や27-hydroxycholesterol（27-OHC）[18]がCOPDの気道において過剰産生されていることを報告した．とりわけ，27-OHCは健常人と比較して30〜100倍量程度まで産生が増加している．27-OHCを肺細胞に添加すると細胞老化を誘導するが，その機序としてニトロ化ストレスが関与することを最近，明らかにした[19]．ニトロ化ストレスは，前述した経路を介して細胞傷害性に作用する可能性がある．

iv）ニトロ化ストレスとCOPDにおけるステロイド抵抗性

COPDにおいて，吸入ステロイド薬がその進行を阻止する効果が乏しいことは，すでに多くの大規模studyによって実証されているが，その機序について近年，興味深い報告がなされている．Ito Kらによると，COPD患者の肺において，histone deacetylase（HDAC）の活性が減弱しており，ヒストンがアセチル化された状態が持続するためにnuclear factor-κB（NF-κB）のような炎症誘導転写因子活性が増強しているという仮説である[20]．さらに彼らは，外因性に投与したONOO$^-$によってHDAC分子のチロシン残基がニトロ化されることで，HDAC活性が減弱することを解明した[21]．COPDにおけるステロイド抵抗性の理由は不明な点も多いが，前述したHDAC分子のニトロ化がその一因であれば，ニトロ化ストレスの除去がCOPD

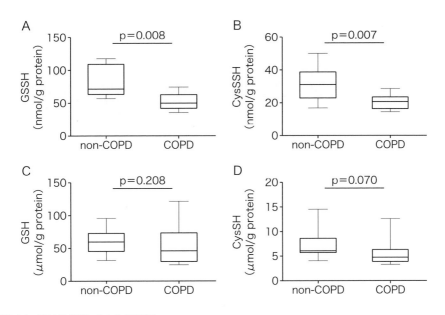

図1 肺細胞内における活性イオウの定量
健常者（non-COPD）とCOPD患者から気道上皮細胞を分離培養し，細胞内の活性イオウをLC-MS/MSを用いて定量した．COPD由来の気道上皮細胞内のglutathione persulfide（GSSH）とcysteine persulfide（CysSSH）は健常人と比較して有意に低下していた．文献22より引用．

におけるステロイド抵抗性を改善させる可能性がある．

4 肺の抗酸化システムと新規抗酸化分子－活性イオウ分子種

肺は，外界に接している臓器であるため種々の強力な抗酸化システムを有している（**Graphical Abstract**）．この気道/肺における抗酸化システムは，細胞外抗酸化システムと細胞内抗酸化システムに大別される．このうち，肺構築細胞における細胞内抗酸化システムは，他臓器の細胞同様，SOD（Cu, Zn SODおよびMn SOD），catalaseによるO_2^-消去系とGSHやGSH peroxidaseによるオキシダント消去系が重要とされている．またヒトの気道は気道被覆液（epithelial lining fluid：ELF）とよばれる抗酸化物質を大量に含有する液体で覆われており，気道上皮細胞をはじめとする肺構築細胞の細胞保護に役立っている．ELF中には，extra-cellular SOD（Cu, Zn SOD）－catalase系が存在し，さらに大量のGSHが存在している．またビタミンCやEといった抗酸化分子も含有しており，肺構築細胞の保護に寄与している．COPD患者の

肺や気道ではこれらの抗酸化分子の発現が低下していることが示されており，COPDの酸化ストレスの原因になっていると考えられている．

近年，赤池らによって強力な抗酸化作用を有する活性イオウがヒトの血液中に存在することが示された．活性イオウの詳細は他項に譲るが，われわれは赤池らと協力し，健常人およびCOPD患者由来の肺構築細胞（気道上皮細胞，肺線維芽細胞）や気管支鏡下に採取したELF中の活性イオウ種を世界ではじめて定量した[22]．その研究によるとヒトの肺細胞内にもglutathione persulfide（GSSH），cysteine persulfide（CysSSH）といった活性イオウが存在し，COPD患者由来の肺細胞では有意に減少していた（**図1**）[22]．また，ELF中には，GSSHやCysSSH以外にもglutathione trisulfide（GSSSH）が存在し，COPD患者由来のELF中では，これらの活性イオウが減少していることが明らかになった[22]．一方で予想に反して，COPD患者由来の肺組織や喀痰細胞では，活性イオウの産生酵素の一種と考えられるcystathionine-β-synthase（CBS）やcystathionine γ-lyase（CSE）の発現は増強していることも明らかになった（**図2**）[22]．酸化スト

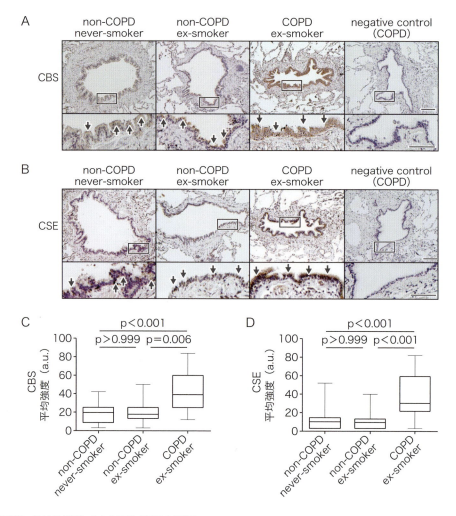

図2 肺組織における活性イオウ産生酵素の発現
健常非喫煙者（non-COPD never-smoker），健常既喫煙者（non-COPD ex-smoker）とCOPD既喫煙患者から肺組織を採取し，活性イオウ産生酵素であるcystathionine-β-synthase（CBS）とcystathionine γ-lyase（CSE）の発現を免疫組織学的に検討した．COPD患者肺では，CBSとCSEの発現が有意に増加していた．文献22より引用．

レス刺激でCBSやCSEの発現は増強することが知られているので，CBSとCSEのCOPD肺/気道における過発現はこのためかもしれない．一方で，COPDの気道や肺細胞において，還元型活性イオウの量そのものが減少していることについては，還元型活性イオウが過度の酸化ストレスにより消費された可能性や他の活性イオウ産生経路についても詳細に検討していく必要があると考える．

おわりに

レドックスと呼吸器疾患について国内外の知見をもとに概説した．COPDは，呼吸器疾患のなかでも有病率・死亡率の高い疾患で，今後も増加することが予想されており，その病態の解明や治療法の確立が急務であることは論を俟たない．本項の主題である酸化ストレスとCOPDの病態の関連がさらに解明されていくことが新規治療法，すなわち有効な抗酸化治療の確立に寄与するものと考える．

文献

1) Sugiura H & Ichinose M：Antioxid Redox Signal, 10：785-797, 2008
2) Global Initiative for Chronic Obstructive Lung Disease - Available at：www.goldcopd.org（accessed December 2017）
3) Wiegman CH, et al：J Allergy Clin Immunol, 136：769-780, 2015
4) Repine JE, et al：Am J Respir Crit Care Med, 156：341-357, 1997
5) Ichinose M, et al：Eur Respir J, 22：457-461, 2003
6) Komaki Y, et al：Pulm Pharmacol Ther, 18：297-302, 2005
7) Suzuki M, et al：Am J Respir Cell Mol Biol, 39：673-682, 2008
8) MacNee W：Chest, 117：303S-317S, 2000
9) Rahman I & Kilty I：Curr Drug Targets, 7：707-720, 2006
10) Sussan TE, et al：Proc Natl Acad Sci U S A, 106：250-255, 2009
11) Beckman JS, et al：Proc Natl Acad Sci U S A, 87：1620-1624, 1990
12) Eiserich JP, et al：Nature, 391：393-397, 1998
13) Ichinose M, et al：Am J Respir Crit Care Med, 162：701-706, 2000
14) Sugiura H, et al：Am J Respir Cell Mol Biol, 34：592-599, 2006
15) Sugiura H, et al：Am J Physiol Lung Cell Mol Physiol, 302：L764-L774, 2012
16) Sugiura H, et al：J Cell Physiol, 210：99-110, 2007
17) Sugiura H, et al：Respirology, 17：533-540, 2012
18) Kikuchi T, et al：Chest, 142：329-337, 2012
19) Hashimoto Y, et al：Am J Physiol Lung Cell Mol Physiol, 310：L1028-L1041, 2016
20) Ito K, et al：Proc Natl Acad Sci U S A, 99：8921-8926, 2002
21) Ito K, et al：Biochem Biophys Res Commun, 315：240-245, 2004
22) Numakura T, et al：Thorax, 72：1074-1083, 2017

＜筆頭著者プロフィール＞
杉浦久敏：1993年東北大学医学部卒業，2000年東北大学大学院医学研究科卒業，'04年東北大学医学部感染症呼吸器内科助教，'04～'06年米国ネブラスカ州ネブラスカメディカルセンター留学，'06年和歌山県立医科大学第三内科助教，同年和歌山県立医科大学第三内科講師，'12年東北大学大学院呼吸器内科学分野講師，'15年同准教授，現在に至る．主な受賞歴：'08年度日本アレルギー協会研究奨励賞，'09年度第18回Pneumo Forum賞，'10年度第44回日本呼吸器学会熊谷賞など．研究テーマは気管支喘息と慢性閉塞性肺疾患の病態生理における酸化・窒素化ストレスの役割について．

第2章 レドックスと疾患

7. 心筋におけるニトロソ化とリン酸化のクロストーク

入江友哉，市瀬　史

心筋細胞の収縮および弛緩はカルシウム濃度の増加と減少によって制御され，カルシウム濃度の増減は，主としてβアドレナリン受容体（β–adrenergic receptor：β–AR）シグナルによって調節される．β–AR刺激は心筋細胞におけるカルシウム処理タンパク質のリン酸化をもたらすが，教科書的にはそのリン酸化反応がカルシウム代謝を調節するために必要十分と考えられてきた．われわれの研究室ではβ–AR刺激によるNO産生が複数のカルシウム処理タンパク質のニトロソ化をもたらし，それらが正常なβ–AR依存性シグナルによるカルシウム代謝調節にリン酸化とともに必要な翻訳後修飾であることを突き止めた．これらの結果は，カルシウム処理タンパク質のニトロソ化が，心不全治療の新規な標的である可能性を示唆する．

はじめに

心筋細胞の収縮および弛緩は細胞質内のカルシウムイオン（以下Ca^{2+}）濃度の増加と減少によって制御される．Ca^{2+}濃度の増減は，主としてβアドレナリン受容体（β–adrenergic receptor：β–AR）シグナルによって調節される．β–AR刺激は心筋細胞におけるCa^{2+}処理タンパク質のリン酸化をもたらす．これまでβ–AR刺激による心筋細胞収縮の調節機序はCa^{2+}処理タンパク質のリン酸化反応で説明され，それだけで必要十分と考えられてきた．最新の研究により，β–AR刺激により産生される一酸化窒素（nitric oxide：NO）が，複数のCa^{2+}処理タンパク質のニトロソ化という翻訳後修飾をもたらし，そのニトロソ化はリン酸化とともに正常なβ–AR依存性シグナルによるCa^{2+}代謝調節に重要な役割を担っていることが明らかになった（**Graphical Abstract**）．

1 心筋細胞の収縮機序

心筋細胞の収縮は，L–type Ca^{2+}チャネル（LTCC）のような電位依存性Ca^{2+}チャネルが活性化し，活動電位が発生することではじまる．電位依存性Ca^{2+}チャネルから細胞内へ流入したCa^{2+}は，筋小胞体（sarcoplasmic reticulum：SR）へ作用して，細胞質へのさらなるCa^{2+}放出を誘導する．この細胞質のCa^{2+}濃度

[略語]
β–AR：β–adrenergic receptor
（βアドレナリン受容体）

Crosstalk between protein phosphorylation and nitric oxide-dependent signaling in cardiomyocytes
Tomoya Irie[1] / Fumito Ichinose[2]：Department of Anesthesia, Yokohama City University, Medical School[1] / Department of Anesthesia, Critical Care and Pain Medicine, Massachusetts General Hospital, Harvard Medical School[2]（横浜市立大学麻酔科学教室[1] / マサチューセッツ総合病院，ハーバード大学麻酔集中治療科[2]）

Graphical Abstract

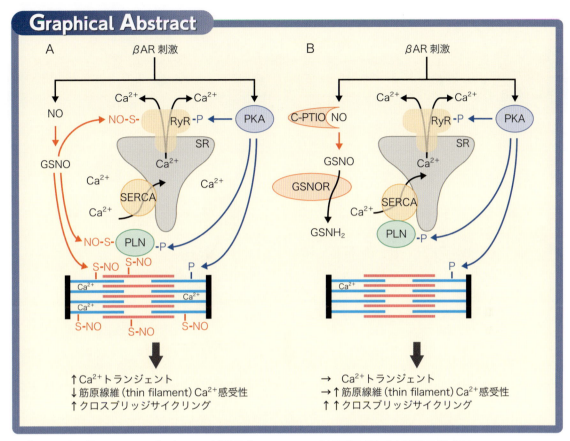

◆タンパク質のニトロソ化が β-AR 刺激反応における Ca²⁺ 調整に及ぼす影響の模式図
A) 正常な心筋細胞において，リン酸化と S-ニトロソ化が機能している状態．B) リン酸化は機能しているが，S-ニトロソ化を阻害した状態．文献6より引用．

の上昇により，心筋のトロポニンC（cardiac troponin C：cTnC）にCa²⁺が結合すると，アクチン結合部位からトロポニンI（cardiac troponin I：cTnI）が移動してアクチンとミオシンがクロスブリッジを形成することができるようになり，その結果として心筋細胞は収縮する[1]．

2 心筋細胞における β-AR 依存性シグナル伝達

β-AR 刺激は，まず cyclic adenosine monophosphate（cAMP）依存性の protein kinase A（PKA）を活性化し，Ca²⁺調整にかかわるタンパク質のリン酸化を起こすことで細胞質内Ca²⁺濃度を調整している[2]．特にホスホランバン（phospholamban：PLN）のリン酸化は，SRのCa²⁺ATP加水分解酵素（SERCA2a）を活性化し，SRへのCa²⁺の取り込みを増加させる．その結果として，心筋収縮時の細胞質内Ca²⁺濃度の一過性上昇（Ca²⁺トランジェント；Δ［Ca²⁺］）の総量が増加し，アクチン-ミオシン結合体の収縮力が増強する．

3 タンパク質のリン酸化の機序およびその効果

心筋細胞におけるβ-AR刺激の反応機序のなかで，主要な役割を担っているのはタンパク質のリン酸化である．タンパク質のリン酸化は，セリン，スレオニン，チロシンの残基に起こる（図1A）．タンパク質は複数のアミノ酸がペプチド結合により接続した形態をとる．

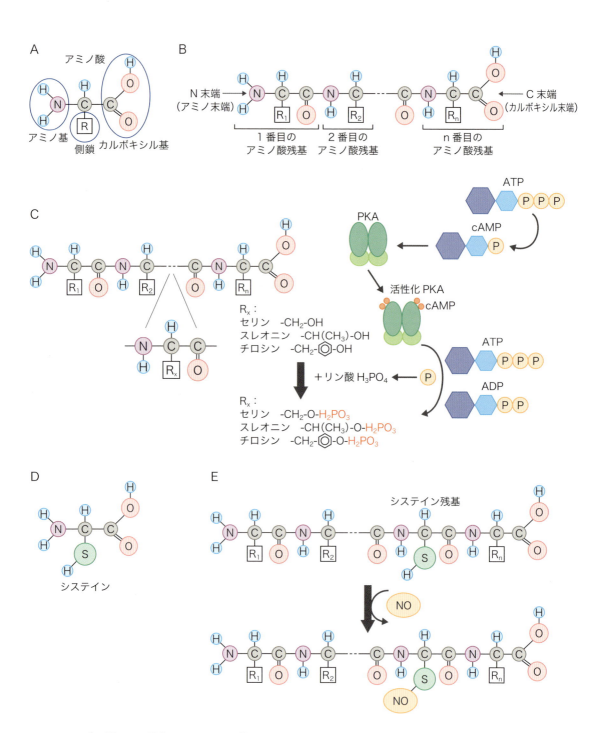

図1　タンパク質のリン酸化とS-ニトロソ化
A）アミノ酸の概略図．側鎖部分の構造が20種類存在し，20種類のアミノ酸を構成している．B）アミノ酸残基の概略図．残基とは，タンパク質を構成するアミノ酸だった部分において，ペプチド結合する以前のアミノ酸の種類と部位を示す．C）リン酸化の誘導の機序．D）アミノ酸の1つであるシステインの構造式．E）S-ニトロソ化の誘導機序．

残基とは，タンパク質を構成するアミノ酸だった部分において，ペプチド結合する以前のアミノ酸の種類を示す言葉である（図1B）．タンパク質のリン酸化は，cAMPによって活性化したPKAにより誘導されるリン酸がタンパク質のセリン，スレオニン，チロシン残基に結合することで起こる化学反応である（図1C）．タンパク質のリン酸化による効果は，リン酸基の分子量が大きいことに加えて，その結合により①マイナス荷電が導入，②疎水性を親水性に反転させる，③水素分子の受け渡しができなくなる，以上の3点の作用により，タンパク質の構造変化を起こし，また酵素活性に影響を及ぼすことにより誘導される．

4 β-AR刺激による心筋細胞でのNOの発生とタンパク質のニトロソ化

β-AR刺激によりNO合成酵素（NO synthase：NOS）1とNOS3が活性化され，心機能の調整に関与するNOが発生する[3)4)]．NOの作用機序は大別して，タンパク質のニトロソ化とグアニル酸シクラーゼの活性化によるcyclic guanosine monophosphate（cGMP）の産生増加の2通りがある．タンパク質のニトロソ化はS-ニトロソチオール〔チオール（R-SH）にNOや二酸化窒素が反応して生成されるR-SNO物質の総称〕を代謝する酵素（denitrosylase）によって調整される．例えばS-ニトロソグルタチオン還元酵素（GSNOR）の活性が高まると，S-ニトロソグルタチオン（GSNO）が減少し，グルタチオン（GSH）からGSNOへの反応が促進される．結果として，細胞内のタンパク質のニトロソ化レベルが減少する[5)]．

5 ニトロソ化の機序

タンパク質のニトロソ化はシステイン残基に起こる．システインはタンパク質を構成するアミノ酸の一種である（図1D）．ニトロソ化はNOがタンパク質のシステイン残基に作用し，-SH部分を-SNOへと変化させる化学反応である（図1E）．タンパク質のニトロソ化の影響に関しては，まだ完全には明らかになっていない．

6 最新の知見

β-AR刺激による心筋細胞の機能調整において，タンパク質のニトロソ化の影響に関しては，まだ完全には明らかになっていなかった．以上のような背景を踏まえて，われわれの研究室では，タンパク質のリン酸化に加えてCa^{2+}調整タンパク質のニトロソ化は，心筋細胞のβ-AR刺激シグナル経路において適切に反応が進むために必要であることを証明した[6)]．

7 タンパク質のニトロソ化はβ-AR刺激によるΔ[Ca^{2+}]の増加と心筋線維Ca^{2+}感受性の低下の調整に関与している

Wild Type（以下WT）型マウスと心筋細胞特異的GSNOR過剰発現マウス（GSNOR-Tg）の心筋細胞において，DL-isoproterenol（ISO）によりβ-AR刺激を行うと，サルコメア収縮率は同じように増加する．しかしWT心筋細胞ではΔ[Ca^{2+}]もISO用量依存性に増加するが，GSNOR-TgではΔ[Ca^{2+}]は変化しない．WT心筋細胞にNOスカベンジャーを投与することで内因性のNOを除去した場合，GSNOR-Tgと同様に，ISO負荷によるサルコメア収縮率の増加は影響されないが，Δ[Ca^{2+}]の増加は抑制される．またWTとGSNOR-Tgマウスから単離した心筋細胞に対して，β-AR刺激によりどのCa^{2+}調整タンパク質でニトロソ化が誘導されるかを調べた．WT心筋細胞では少なくともホスホランバン（PLN），Na^+-Ca^{2+}チャネル（NCX），cTnCでニトロソ化が確認され，GSNOR-Tg心筋細胞ではニトロソ化は検出されなかった．これらの結果により，タンパク質のニトロソ化はβ-AR刺激によるΔ[Ca^{2+}]の増加とCa^{2+}感受性の低下の調整に関与していることが示唆された．

8 β-AR刺激により誘導されるPLNの五量体形成にはPLNのリン酸化だけでなくニトロソ化が必要である

WT心筋細胞では，ISOによるβ-AR刺激は用量依存性に，SRのCa^{2+}貯蔵量，SRからのCa^{2+}漏出量，機

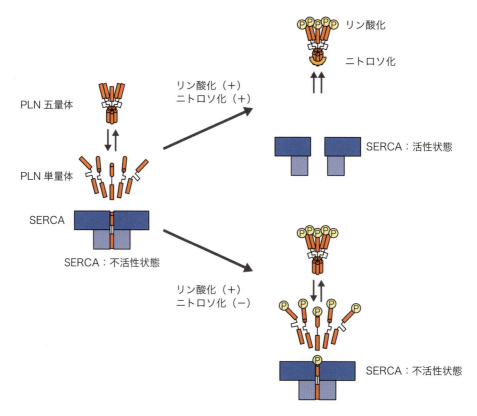

図2　β-AR刺激下におけるPLNを介したSERCA活性化の模式図
β-AR刺激によりPLNにリン酸化とニトロソ化の両方が起きた場合，リン酸化により誘導されたPLN五量体がニトロソ化により維持される．その結果，SERCAが活性化した状態となる．一方，β-AR刺激によりPLNにリン酸化だけが起こり，ニトロソ化が起きていない場合では，リン酸化により誘導されたPLN五量体を維持することができずSERCAの活性化は誘導されない．

能的Ca^{2+}放出量を増加させる．しかしGSNOR-Tg心筋細胞ではいずれも増加しない．SRのCa^{2+}動態は主に，SRへのCa^{2+}流入を調整するSERCA2aとSRからのCa^{2+}流出を調整するリアノジン受容体によってコントロールされているため，これらの結果はGSNOR-Tg心筋細胞においては，β-AR刺激を行ってもSERCA2aの活性化が起こらないことを示唆している．PLNの単量体はSERCA2aを阻害し，その機能を抑制する．一方，PLNの五量体はPLNとしては機能的には活性のない状態であり，PLN五量体の増加はSERCA2aの機能抑制を軽減し，結果としてSERCA2aを活性化する[7]．定常状態では五量体/単量体比はWTとGSNOR-Tgの心臓で同じである．WTの心臓では，β-AR刺激により劇的にPLNの五量体/単量体比が増加するが，GSNOR-Tgの心臓やNOスカベンジャーを投与された

WTの心臓では，β-AR刺激によりPLNの五量体/単量体比は変化しない．さらにISOにより誘導されるPLNのSer16とThr17のリン酸化レベルは，WTとGSNOR-Tg心筋細胞では差は認めない．つまりこれらの結果は，β-AR刺激により誘導されるPLNの五量体形成にはPLNのリン酸化だけでなくニトロソ化が必要であることを意味する（**図2**）．

9 PLN Cys36とCys41でのニトロソ化がSERCA2aの活性化には必要である

PLNには3つのシステイン残基があり（Cys36, Cys41, Cys46），PLNの重合体形成を調整している[8]．3つのシステイン残基のうち，どのシステイン残基に

おけるニトロソ化がSERCA2aの活性化に必要であるかを，PLNのシステインをアラニンへ置き換えるようにコードした遺伝子組換えアデノウイルスベクターを用いて調べた．WT型PLNとCys46だけ変異させたPLNでは，ISOによるβ-AR刺激でサルコメア収縮とΔ[Ca^{2+}]は増加した．一方，Cys36だけ変異させたPLN，Cys41だけ変異させたPLN，3つのシステインを全置換したPLNでは，サルコメア収縮とΔ[Ca^{2+}]の増強・増加は認めなかった．これらの結果はSer16とThr17のリン酸化に加え，ISOによるβ-AR刺激で誘導されるCys36とCys41のニトロソ化がPLNの五量体形成には必要であり，それによってSERCA2aが活性化することを示唆している．

10 β-AR刺激による心筋線維のCa²⁺感受性の低下にはタンパク質のリン酸化に加えてニトロソ化が必要である

　心筋線維を用いたCa^{2+}感受性を測定する実験では，ISOに曝露されていないWTとGSNOR-Tg心筋線維ではCa^{2+}感受性は同じであった．ISOでβ-ARを刺激したWT心筋細胞から抽出した心筋線維では，Ca^{2+}感受性の低下を認めたが，GSNOR-Tg心筋細胞から抽出した心筋線維では逆に，Ca^{2+}感受性の亢進を認めた．またCa^{2+}感受性の調整に重要な役割を果たすcTnIのSer22/23でのリン酸化については，WTとGSNOR-Tgで同レベルであり，ISOによるβ-AR刺激でも同様に増加した．この結果はcTnIのリン酸化だけでは心筋細胞Ca^{2+}感受性は低下せず，cTnCのニトロソ化がβ-AR刺激による心筋細胞のCa^{2+}感受性低下に必要であることを示唆している．

11 ニトロソ化の喪失は温度依存性に心筋線維のCa²⁺感受性を亢進させる

　タンパク質のニトロソ化が心筋細胞のCa^{2+}感受性を調整する機序を明らかにするために，心筋組織のCa^{2+}反応性に対する温度の影響を検討した．温度によるCa^{2+}反応性の変化は主に，温度依存性のクロスブリッジサイクリングに依存している．つまり生理的な温度（37℃）では低温（15～25℃）と比較すると，主にクロスブリッジサイクリング速度が増加することで，心筋のCa^{2+}に対する反応性が増加する[9) 10)]．GSNOR-Tg心筋細胞では25℃から37℃へ温度条件を変化させると劇的に心筋細胞のCa^{2+}反応性が増加する．また37℃の条件下ではβ-AR刺激により心筋細胞のCa^{2+}反応性が亢進するが，25℃の条件下では亢進しない．つまりGSNOR過剰発現によるニトロソ化の喪失は，生理的温度においてクロスブリッジサイクリングを加速させることによってβ-AR刺激に対するCa^{2+}反応性を亢進していることが示唆される．

12 β-AR刺激による心筋のCa²⁺感受性低下には，cTnC Cys84でのニトロソ化が必要である

　cTnCには2つのシステイン残基がある（Cys35, Cys84）．2つのシステイン残基のうち，どのシステイン基におけるニトロソ化が心筋Ca^{2+}感受性に影響を与えているかを調べるために，cTnCのシステインをセリンへ置き換えるようにコードした遺伝子組換えアデノウイルスベクターを用いた実験を行った．電気刺激に対するサルコメア収縮率は，Cys84のみとCys35, Cys84を共にセリンへ置換したcTnCを発現させた心筋細胞では，Cys35のみ置換したcTnCとCys35, Cys84を置換していない野生型cTnCを発現させた心筋細胞と比較すると，β-AR刺激により明らかな増加を認めた．これら4種類のcTnCを発現させたそれぞれの心筋細胞では，β-AR刺激によるΔ[Ca^{2+}]の増加には違いがなかった．つまりβ-AR刺激によるcTnC Cys84でのニトロソ化が喪失すると，心筋線維のCa^{2+}感受性が亢進することを示唆している．

おわりに

　われわれの最近の研究により，4つの知見が明らかになった．
① β-AR刺激によりPLN，NCX，cTnCを含むいくつかのCa^{2+}調整タンパク質でニトロソ化が誘導される．
② PLN Cys36とCys41でのニトロソ化が，β-AR刺激によるPLNの五量体形成維持に必要であり，その

結果としてSERCA2aを活性化する．

③cTnC Cys84でのニトロソ化の喪失により，β-AR刺激によりcTnIのリン酸化が起きているにもかかわらず，心筋線維のCa^{2+}感受性が亢進する．

④cTnCのニトロソ化の減弱は，生理的温度においてクロスブリッジングサイクリングを加速させることにより，β-AR刺激に対するCa^{2+}反応性を亢進させている．

われわれの研究結果により，心臓におけるβ-ARシグナルの伝達において，今まで解明されていなかったCa^{2+}調整タンパク質（特にPLNとcTnC）のニトロソ化の役割が明らかになった．さらに，タンパク質のニトロソ化はタンパク質のリン酸化と協調して心機能のコントロールに幅広く関与していることが示され，病気に対する治療につながる可能性が示唆された[11]．ニトロソ化を減弱させるアプローチは，心不全[12]，心筋虚血[13]，敗血症[14]などを含む病態において，ニトロソ化により増加した心筋への侵襲に対して心機能を向上させることで新しい治療戦略の1つとなる可能性があると考えられる．

文献

1) Luo M & Anderson ME：Circ Res, 113：690-708, 2013
2) Rockman HA, et al：Nature, 415：206-212, 2002
3) Gödecke A, et al：J Physiol, 532：195-204, 2001
4) Ashley EA, et al：Circulation, 105：3011-3016, 2002
5) Beigi F, et al：Proc Natl Acad Sci U S A, 109：4314-4319, 2012
6) Irie T, et al：Circ Res, 117：793-803, 2015
7) Kranias EG & Hajjar RJ：Circ Res, 110：1646-1660, 2012
8) MacLennan DH, et al：Ann N Y Acad Sci, 853：31-42, 1998
9) de Tombe PP & Stienen GJ：J Physiol, 584：591-600, 2007
10) Puglisi JL, et al：Am J Physiol, 270：H1772-H1778, 1996
11) Haldar SM & Stamler JS：J Clin Invest, 123：101-110, 2013
12) Canton M, et al：J Am Coll Cardiol, 57：300-309, 2011
13) Heinzel FR, et al：Circ Res, 103：1120-1127, 2008
14) Sips PY, et al：Am J Physiol Heart Circ Physiol, 304：H1134-H1146, 2013

＜筆頭著者プロフィール＞

入江友哉：横浜市立大学医学部卒業．卒業後，麻酔科学を専攻し，国立循環器病研究センターなどで臨床のトレーニングを積む．基礎研究に従事すべく，Massachusetts General Hospital/Harvard Medical Schoolの市瀬研究室へ3年6カ月留学．留学中は，βアドレナリン受容体刺激と一酸化窒素およびニトロソ化の研究に従事した．今後もβアドレナリン受容体や心臓疾患全般に興味があり，研究に従事する予定．

第2章　レドックスと疾患

8. 軽いは重い？
―神経変性疾患の発症における一酸化窒素の働きについて

高杉展正, 上原　孝

加齢の進んだ脳内では, 神経細胞死を誘導するストレスとその防御機構が拮抗している. その制御機構は多様であり, 1つのシグナルが促進しても神経細胞の運命が即座に決定されるわけではない. そのなかで, 多彩なシグナルを横断的に制御し, 神経細胞の運命を決める因子として気体性の神経伝達物質, 特に一酸化窒素（NO）の働きが注目されている. この非常に小さな伝達物質はその特性を生かし, 生体内で重要な決定を行っている（Graphical Abstract参照）. 本項ではNOに焦点を当て, その神経変性疾患の発症における働きについて概説する.

はじめに

　神経細胞は通常でも多くの環境変化, ストレスにさらされているが, われわれの脳内にはセーフティネットとしてのシグナルネットワークが存在しており, 神経細胞は幾重にも保護されている. これらの複雑なシステムは精緻であるが, 一方で加齢, 神経障害, 神経変性疾患などからくるストレスが過剰になったとき, 破綻, もしくは変貌し, 逆に神経を細胞死に導くこともある.

　生きるべきか, 死ぬべきか, 神経細胞の運命はどのように決まっているのであろうか？このような複雑なシグナルネットワークを横断的に制御する機構をもつ因子として, 気体性の神経伝達物質「ガストランスミッター」の重要性が注目されている. 一酸化窒素に代表されるガストランスミッターは, 組織・細胞内の酸化還元状態（レドックスステート）を調節し, 神経細胞の機能・生存性を制御する因子であることが徐々に明らかになっている. 本項では, 特に神経細胞の生死を決定する小胞体ストレスの制御機構に着目し, 一酸化窒素と神経変性疾患の関連について当研究室の最近の報告とともに概説する.

1 伝達物質としての一酸化窒素

　ガストランスミッター（gaseous transmitter：GT）とは, 一酸化窒素（NO）, 硫化水素（H_2S）, 一酸化炭素（CO）などに代表される気体性の分子を示す. 毒性の方がよく知られているこれらの気体は, 実は脳内で多く産生されており, シグナル伝達物質として働いて

[略語]
Aβ：amyloid β peptide
αsyn：α-synuclein
GT：gaseous transmitter
NO：nitric oxide
NOS：nitric oxide synthetase
UPR：unfolded protein response

Role of nitric oxide in neurodegenerative diseases
Nobumasa Takasugi/Takashi Uehara：Department of Medicinal Pharmacology, Graduate School of Medicine, Dentistry, and Pharmaceutical Sciences, Okayama University〔岡山大学大学院医歯薬学総合研究科（薬学系）薬効解析学教室〕

Graphical Abstract

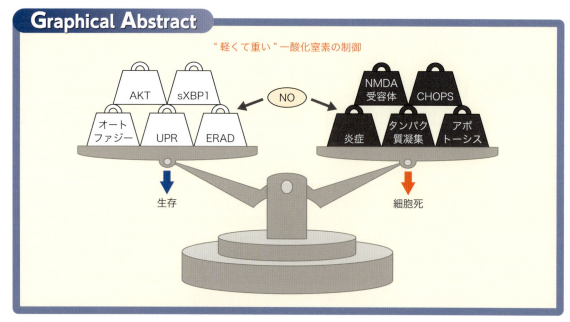

"軽くて重い"一酸化窒素の制御

◆ 一酸化窒素（NO）は神経細胞の運命を握っている

神経細胞の機能はさまざまなシグナルの平衡の上で成り立っている．これらの平衡を大きく変化させるシグナルとして，非常に小さい気体性分子"一酸化窒素"の働きが重要である．

いる．中でもNOは1980年代に心血管因子の弛緩因子として同定されるなど，その研究の歴史は長い．NOはL-アルギニンを基質として一酸化窒素合成酵素（NO synthase：NOS）により産生される．NOSには神経型（neuronal NOS：NOS1），誘導型（inducible NOS：NOS2），内皮型（endothelial NOS：NOS3）の3種類のアイソザイムが存在している．定常状態では，NOS1は神経細胞，NOS3は血管内皮細胞に局在し，細胞内Ca^{2+}流入によりその活性が上昇する．後述するが，神経細胞ではNMDA受容体によるCa^{2+}流入がNOSの活性化に重要である．炎症時にはマクロファージやグリア細胞でNOS2発現が誘導され，多量のNOを産生する．

典型的な神経伝達物質は基本的には特定の受容体のリガンドとして働き，その情報伝達は1方向性であり，作用範囲はシナプス間隙付近に限定される．一方でNOは，①その作用は発生源から拡散し双方向性に広がる（図1A），②多彩な標的タンパク質に結合しその活性に影響を与える，③標的部位の酸化還元状態に影響を受けるなどの特徴をもつ．これらの性質はNOのもつ化学的特性が関与している[1]．1つはNOが他の神経伝達物質と比較して非常に小さく，脂質二重膜を容易に透過できる点，もう1つは，NOのフリーラジカルとしての反応性にある．NOは生体内では不対電子を1つ有するフリーラジカルである．その半減期は短く，産生後すぐに段階的に酸化されて多様な代謝中間体を形成する．NOは活性酸素種の1つであるスーパーオキシド（O_2^-）と反応し，細胞障害性の高いペルオキシ亜硝酸イオン（$ONOO^-$）となり，また，ニトロソニウムイオン（NO^+）や三酸化二窒素（N_2O_3）などの代謝中間体が存在する．これらは総じて反応性が高く生体分子中のチロシン，システイン残基を酸化修飾〔ニトロ化および S-ニトロシル（SNO）化〕するため，活性窒素種（reactive nitrogen species：RNS）とよばれる．これらのRNSによる酸化修飾によりタンパク質の機能変化が起こることがNOのシグナル伝達機構の根幹となる．一方で，SNO化などの修飾は無秩序に起こるわけではなく特定の配列が修飾されやすい[2)3)]．例えば周囲に塩基性アミノ酸が多い場合，チオール基（-SH）のプロトンが奪われ，反応性の高いチオラートアニオン（$-S^-$）となり反応性が促進するなど，候補システイン周囲の環境が重要であると考えられている

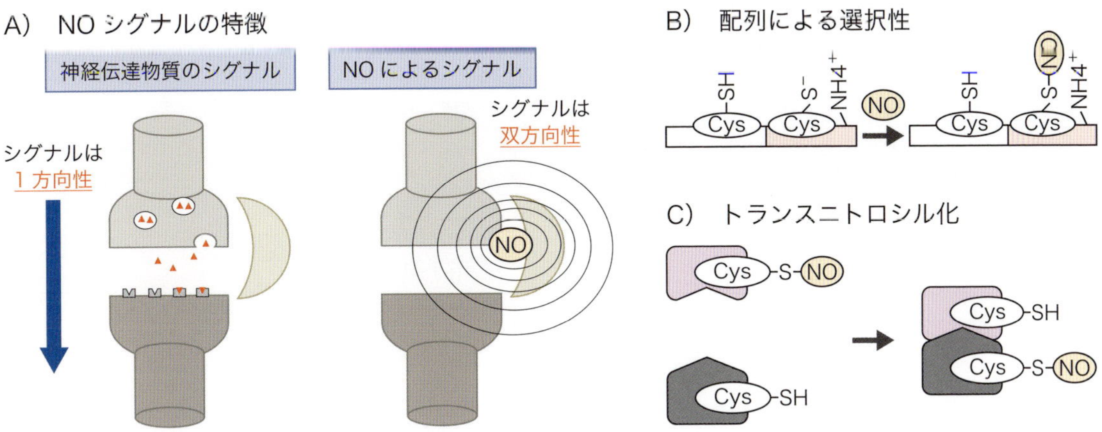

図1 NOシグナルの伝播と特異的な制御
A）典型的な神経伝達物質に対して，NOシグナルは発生源から広がっていき，容易に細胞膜を貫通する．B）SNO化はランダムに起こるのではなく，周辺の環境に依存する．図ではシステイン残基の周囲の環境によりチオラートアニオンが形成されることにより，反応性が進む例を示した．C）トランスニトロシル化の模式図を示す．

（図1B）．また，タンパク質の相互作用を介して伝達されるトランスニトロシル化も報告されている．例えば，NOは解糖系にかかわる酵素であるglyceraldehyde 3-phosphate dehydrogenase（GAPDH）をSNO化し，GADPHは核内に移行し，自身のSNO基を受け渡すことで標的タンパク質をSNO化する（図1C）[4]．このように，NOはシグナルとして特異的制御機構も有している．

2 神経変性疾患におけるNO産生変化と負のフィードバック

　脳内の神経細胞数は加齢とともに減少していく．一方で，環境的，遺伝学的なストレスにより特定の部位・種類の神経細胞が先行して死滅するのが神経変性疾患の特徴である．例えば，認知症のなかで最も頻度の高い疾患であるアルツハイマー病（AD）では，海馬のアセチルコリン産生神経細胞，運動機能障害を特徴とするパーキンソン病（PD）では中脳黒質においてドパミン産生神経細胞の脱落が起こる．これらの疾患の発症原因は不明な点が多いが，加齢や環境的ストレスなどによる脳内の酸化還元調節機構の破綻により，高濃度NOが発生し，新たなタンパク質が標的になることが明らかにされつつある．実際に，ADやPD患者の死後脳では健常脳と比べてNOラジカルの蓄積が強くみられ，またNOによるニトロ化およびSNO化修飾を受けたタンパク質が多く存在する[5]．神経変性疾患における病態の共通点として，脳内でタンパク質の蓄積・凝集が進むことがあげられる．例えば，ADではamyloid-β（Aβ）ペプチドと高度にリン酸化されたTau，PDではα-synuclein（αsyn）の蓄積・凝集が加齢依存的に進んでいく．これらのタンパク質の蓄積・凝集は慢性的な神経炎症を誘導し，iNOSの誘導によりグリア細胞からのNO産生が増加する．さらに，Aβは病態初期には可溶性の凝集体である多量体「オリゴマー」が形成され，Aβオリゴマーはアストロサイト細胞のα7アセチルコリンレセプターに結合することにより，グルタミン酸放出を促進する．その結果，NMDA受容体を活性化され，細胞内Ca^{2+}が増加することでnNOSが活性化し，NO産生が増加することが報告されている[6]．NMDA受容体の阻害薬であるmemantineが治療効果をもつことはNMDA受容体のAD発症機構への関与を強く示唆している．興味深いことに，ADのリスクを増大することが知られている2型糖尿病のモデル解析系である高グルコース負荷により，NMDA受容体活性化を介したNO産生の増加が起こることが報告されている[7]．増加したNOはインスリンとAβを分解する酵素であるインスリン分解酵素（IDE）の活性を低下させるため，糖尿病とADの病態を加速させる可能性がある．また，NOストレスによるチロシンのニ

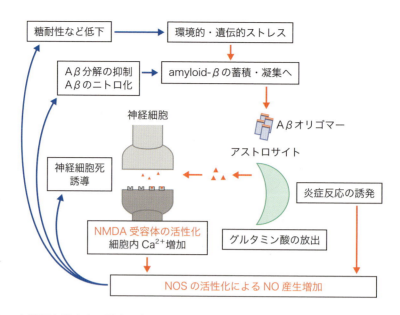

図2　NOストレスと神経変性疾患の発症は負のサイクル
図ではアルツハイマー病の発症機構とNOストレスの関係をまとめた．Aβの凝集毒性は最終的には神経細胞のカルシウム濃度の上昇によるNOS活性化を促進し，NOの産生が高まる．NOはAβ分解抑制，もしくはニトロ化による凝集促進に関与し，Aβの凝集毒性が促進する．これらの負のサイクルが回り続け，生存性シグナルを凌駕したとき発症・神経細胞死に至ると考えられる．

トロ化がAβ[8]，αsyn[9]に起こり，その凝集性や神経毒性を亢進することから，NOストレスは各病態を促進する負のサイクルを回す契機となる可能性がある（**図2**）．

3 NOによるUPR制御と神経細胞死

NOはタンパク質SNO化を介して，小胞体ストレス（ERストレス），ミトコンドリア機能，シナプス形成，アポトーシスなどの多様なシグナル制御により神経変性疾患に関与していると考えられている[10]．本項では，特にERストレス応答（unfolded protein response：UPR）に注目して解説する．当研究室上原らは，NOがタンパク質の成熟にかかわるprotein disulfide isomerase（PDI）をSNO化し，その酵素活性が抑制されることでERストレスが惹起され，神経細胞死の原因となる可能性を示してきた[5]．一方で，NOによるUPR制御については不明な点が残されていた．UPRは3つのセンサータンパク質 inositol requiring enzyme 1（IRE1α），double-stranded RNA-activated protein kinase-like, ER kinase（PERK），activating transcription factor 6（ATF6）が小胞体内の異常なタンパク質の蓄積を感知することによって活性化される．通常これらのタンパク質はシャペロンであるBiP/GRP78と複合体を形成しているが，UPRの活性化によりBiP/GRP78が解離し活性化される．PERKはeif2αのリン酸化に寄与し，タンパク質の翻訳を抑制し，さらにATF4の発現を介してストレスに対応する遺伝子発現の誘導が行われるとともに，アポトーシスを誘導するCHOPの発現も促進する．ATF6はゴルジ体で限定分解を受けたのち，その断片が核に移行し，シャペロンタンパク質の発現誘導を制御する．IRE1αはXBP1のmRNAのスプライシングを促進し，産生されるsXBP1は細胞生存に関与する遺伝子発現誘導を制御する．

薬剤誘導性のパーキンソン病モデルマウス[11]やアルツハイマー病モデルマウス[12]においてsXBP1の導入が有効であるため，神経変性疾患でのUPR，特にsXBP1に依存する防御機構の存在が示唆される．一方で，UPRには細胞死を誘導する機構も存在するため，これらの複雑な機構により神経細胞の運命がどのように制御されているかが大きな謎として残されていた．

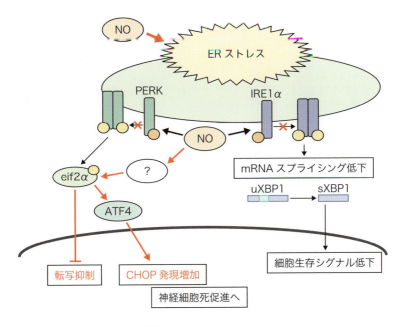

図3　NOストレスによるUPRシグナルの制御
高濃度NOストレスにより活性化するERストレスにおいて，PERK，IRE1αのSNO化（○）が誘導される．PERKの活性は抑制されるものの，eif2αはリン酸化（○）を受けるため，PERK以外のリン酸化酵素の活性化が起こり，転写活性の抑制効果は維持されていると考えられる．一方で，IRE1αのSNO化によりsXBP1産生系が抑制されることから，生存性シグナルが低下し，細胞死を誘導するシグナル系が活性化していると考えられる．

われわれは神経芽細胞にNOストレスを与えるとERストレスが活性化され，IRE1αとPERKのSNO化が起こることを見出した．興味深いことに，SNO化によりIRE1αのヌクレアーゼ活性，PERKのキナーゼ活性の不活化が起こるが，XBP1のスプライシングは抑制されるのに対して，PERKの基質であるeif2αのリン酸化は亢進し，転写活性が抑制されることが示唆された（図3）．これらの結果から過剰なNOストレスはUPRのシグナルを細胞死を促進する方向に制御する可能性が示唆され，実際NOストレスにより誘導される細胞死はSNO化を受けない変異型IRE1α，またはsXBP1の発現により抑制された[13]．今後PERKを介さずにeif2αをリン酸化する機構の解明が必要とされる．興味深いことに，同様のNOによるIRE1α-XBP1の調節機構は肥満による炎症反応に由来する肝機能の低下に関与することが報告され，糖尿病や脂質代謝異常症の発症機構としても注目される．

おわりに

NOはERストレスの制御など，神経細胞の機能・生存性を包括的に制御する因子として重要である．NO以外に，硫化水素，そして一酸化炭素などが神経保護作用をもつことが報告されている．これらのGTは相互作用により細胞内のレドックスステートを調節しているため，各疾患でどのようにこの均衡が変化しているのか，今後包括的な解析が必要であろう．NOは体内・脳内の多くの生理機構の制御に関与するため，その単純な産生阻害では神経変性疾患の治療薬としての開発は難しい．多くの標的タンパク質においてNOは特異的な部位を修飾するなど，NOストレスにも特異的制御機構があると考えられる．今後，これらの制御メカニズムの解明により，標的特異的，または疾患特異的なタンパク質のSNO化の阻害を実現し，神経変性疾患の根本的治療につなげることをめざしてわれわれは研究を続けている．

文献

1) Heinrich TA, et al：Br J Pharmacol, 169：1417-1429, 2013
2) Hess DT, et al：Nat Cell Biol, 3：E46-E49, 2001
3) Jia J, et al：Cell, 159：623-634, 2014
4) Sen N, et al：Neuron, 63：81-91, 2009
5) Uehara T, et al：Nature, 441：513-517, 2006
6) Talantova M, et al：Proc Natl Acad Sci U S A, 110：E2518-E2527, 2013
7) Akhtar MW, et al：Nature communications, 7：10242, 2016
8) Kummer MP, et al：Neuron, 71：833-844, 2011
9) Giasson BI, et al：Science, 290：985-989, 2000
10) Nakamura T & Lipton SA：Trends Pharmacol Sci, 37：73-84, 2016
11) Sado M, et al：Brain Res, 1257：16-24, 2009
12) Cissé M, et al：Mol Med, 22：905-917, 2016
13) Nakato R, et al：Sci Rep, 5：14812, 2015
14) Yang L, et al：Science, 349：500-506, 2015

＜筆頭著者プロフィール＞
高杉展正：1999年東京大学薬学部卒業，2003年東京大学大学院薬学系研究科卒業．大日本住友製薬株式会社（旧住友製薬）研究員，東京大学大学院薬学系研究科（研究員→助教），シカゴ大学Gopal Thinakaran研，順天堂大学大学院医学系研究科（助教）を経て現職．

第2章 レドックスと疾患

9. 消化管環境に存在するレドックス関連ガス状分子種と消化管疾患

内藤裕二

消化管内腔にはレドックス関連ガス状分子種が数多く存在し，宿主のさまざまな細胞の機能制御をしていることが明らかとなりつつある．水素，酢酸，メタン，硫化水素を産生する細菌叢を分類することにより，日本人に特徴的な細菌叢の存在も明らかとなった．一酸化窒素，一酸化炭素も消化管管腔に存在し多彩な役割を果たしている．本稿では，消化管炎症，機能性消化管疾患，大腸がんなどにおけるこれらガス状分子種の役割をレビューする．

はじめに

消化管内腔にはこれまで多くのガス状分子，揮発性化学物質が存在していることが明らかにされつつあり，酸化還元反応，酵素反応，嚥下による気体，細菌叢などにより多彩な分子種が存在する．嚥下とともに食道・胃内腔へ流入する窒素（N_2）および酸素（O_2），細菌叢により生成する水素（H_2），メタン（CH_4），二酸化炭素（CO_2），硫化水素（H_2S），酸化還元反応によるCO_2，一酸化窒素（NO），ヘリコバクター・ピロリ菌などのウレアーゼによるアンモニア（NH_3），ヘムオキシゲナーゼによる一酸化炭素（CO）などがある（図1）．それぞれの分子種の宿主，腸内細菌叢に対する作用が報告されてきているが，標的分子の同定に関しては未解決の問題も多い．消化管炎症性疾患，慢性便秘症や過敏性腸症候群などの機能性消化管疾患，大腸がんなどの病因における微生物叢，特に細菌叢の重要性が明らかとなりつつあり，本稿では，レドックス関連ガス状分子種と消化管疾患に関する新たな学術分野が生まれつつあることを紹介する．

[略語]
HO：heme oxygenase（ヘムオキシゲナーゼ）
IBS：irritable bowel syndrome（過敏性腸症候群）

1 日本人の腸内細菌叢と腸管内ガス状分子

大腸管腔内はきわめて酸素濃度が低く，嫌気性細菌に格好の場を提供している．管腔内の発酵反応により酪酸など短鎖脂肪酸が産生されるが，同時に水素ガスが産生される．この水素をエネルギー源として利用して酢酸，メタン，硫化水素などのガス状分子が産生され，そのガスが生体の生理機能に影響を与えることが以前より注目されてきた[1]．このガス状分子の産生には腸内細菌叢が密接な役割を果たしており，その細菌叢の解析の進歩とともに，興味深い事実が明らかとな

Gas mediators in the gastrointestinal tract and their roles in diseases
Yuji Naito：Molecular Gastroenterology and Hepatology, Kyoto Prefectural University of Medicine（京都府立医科大学大学院医学研究科消化器内科学/同附属病院内視鏡・超音波診療部）

Graphical Abstract

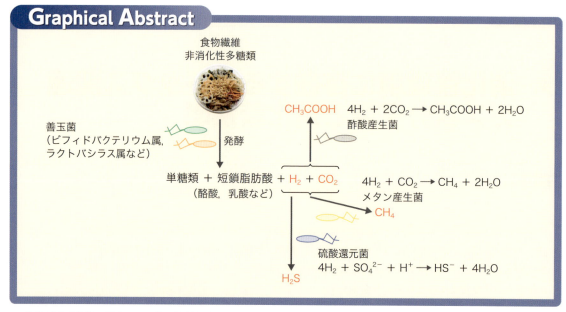

◆ 腸内細菌叢に依存したガス状分子種の生成

善玉菌は食物繊維，非消化性多糖類を利用した発酵反応により，各種単糖類，短鎖脂肪酸，水素（H_2），二酸化炭素（CO_2）を生成する．水素は酢酸産生，メタン産生，硫化水素産生にエネルギー源として利用されるが，各種ガス産生量は腸内細菌叢に依存する．

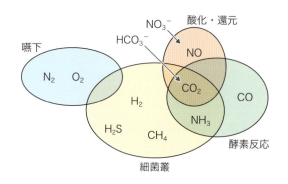

図1　消化管内腔に存在する多彩なガス状分子種，揮発性分子種

りつつある．最近発表された日本人の腸内細菌叢の成績は日本人が世界の国とは距離を置く特徴的細菌叢であることを示している[2]．Nishijimaら[2]は，日本を含めた12カ国のヒトの腸内細菌叢をメタゲノム解析し，日本人には食物繊維を分解すると産生される水素を利用し，酢酸を産生する菌が多く存在することを明らかにしている．酢酸産生菌は日本人に比較的特徴的であり，他の11カ国は中国も含めて水素はメタン産生に使われる傾向が高い．水素を利用した硫化水素産生についても国ごとに細菌叢が異なり，大腸内環境は水素，酢酸を中心にした揮発性短鎖脂肪酸，メタン，硫化水素などレドックスシグナルに関与する多彩なガス状分子種が充満した環境ともいえる（**Graphical Abstract**）．

DNA傷害に対する修復作用機能をもつ腸内細菌が少ないことも日本人の特徴であり，逆に日本人の腸内環境はDNA傷害が起きにくい環境であったとも考えられる．高脂肪食増加に代表される急激な食生活の変化に腸内細菌叢が十分に適応できていないことが現代の日本人の特徴なのかもしれない．さらに興味深いことにビフィズス菌が優勢なことも日本人の特徴である（**図2**）．最近，300名程度の日本人の腸内細菌叢について16S rRNA V3-V4シークエンス解析を実施し，ブリストル便性状スコアとの関連について解析を進めている．興味深いことにUnweighted UniFrac解析，Weighted UniFrac解析で共に統計学的に有意に男女差を認めている．ビフィズス菌が比較的多いことも確認できたが，日本人の25％はビフィズス菌が2％以下であり，少しずつではあるが日本人の腸内細菌叢も変化を見せてい

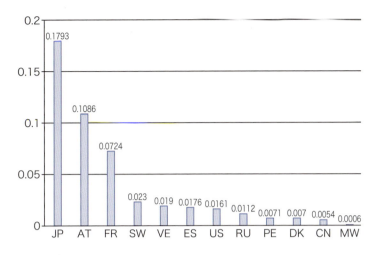

図2 世界12カ国の腸内細菌叢の比較―ビフィズス菌が占める割合
JP：日本，AT：オーストリア，FR：フランス，SW：スウェーデン，VE：ベネズエラ，ES：スペイン，US：アメリカ，RU：ロシア，PE：ペルー，DK：デンマーク，CN：中国，MW：マラウイ．文献2をもとに作成．

る．興味深いことに，本邦で実施された過敏性腸症候群患者を対象とした糞便移植の結果には，ドナーのビフィズス菌の量が影響するようである[3]．Mizunoら[3]は，10名の過敏性腸症候群患者に糞便移植を行い，6名に臨床的効果がみられ，ウサギの便のような比較的硬い便であるブリストル便性状スコア1の2名は共にスコア4に改善し，ドナーの腸内細菌叢の解析から*Bifidobacterium*属の存在が有効性の予測になる可能性を報告している．

2 腸内環境とアンモニア

胃酸環境下で生息を可能にするためにヘリコバクター・ピロリ菌（ピロリ菌）は尿酸を基質にしてウレアーゼによりアンモニア（NH_3）を産生し，局所的に胃酸を中和し，ピロリ菌の定着を可能にし感染が成立する．さらに感染により動員された白血球が産生する過酸化水素，次亜塩素酸とNH_3との反応によりモノクロラミンが生成する．モノクロラミンはより障害性が強く，粘膜傷害やDNA酸化障害に関与するとされている[4]．

大腸においてウレアーゼ遺伝子を有する細菌が産生するNH_3は吸収されて，肝性脳症の原因となることが知られていた．最近，腸管内細菌叢ウレアーゼは宿主の尿素を利用してNH_3を産生し，そのNH_3は窒素源として細菌叢のアミノ酸合成に利用されていることが明らかとなった[5]．宿主と微生物叢との相互作用の1つとして注目され，クローン病などの炎症性腸疾患ではウレアーゼ陽性細菌叢が増加することが腸内細菌叢の乱れ（dysbiosis）を惹起し，炎症増悪に関与する可能性も指摘されている．

3 腸内環境とメタン

ヒトのメタン濃度に関する情報は比較的少なく，呼気中メタン測定からは1～20 ppmで変動しており，個人差，日内変動も大きいとされている．慢性便秘症や過敏性腸症候群といった機能性腸管障害の罹患者数が増加し臨床的に問題となっているが，最近，メタンの病態への関与が示唆されている．Attaluriら[6]はメタン産生菌の割合と大腸通過時間の間には正の相関があることを見出した．また，メタン産生菌の多い過敏性腸症候群患者では食後のセロトニン濃度が低下し，腸管運動低下にかかわることなどが示されている[7]．Parthasarathyら[8]は，腸管通過時間遅延型の慢性便秘症患者の便中細菌叢，粘膜関連細菌叢，大腸通過時間，メタン産生を比較している．その結果，粘膜内細菌叢プロファイルは明瞭に便秘症と健常人を分けることが可能で，便秘症でBacteroidetes門が増加することが特徴であった．呼気中で測定したメタンガス濃度

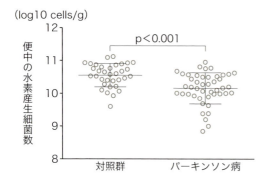

図3 パーキンソン病患者では水素産生腸内細菌が減少している
文献9より引用．

と腸内細菌叢の間にも相関がみられるが，便秘との関連は認めなかった．

4 腸内環境と水素

食物繊維を基質として腸内細菌の発酵の過程で短鎖脂肪酸と水素が産生される．日本人の腸内細菌叢には水素産生菌が多いことも明らかとなりつつある．大腸における水素の役割についての分子メカニズムは明らかではないが，最近，日本人パーキンソン病患者の腸内細菌叢解析の結果，健常群に比較してパーキンソン病患者で水素産生菌が有意に少ないことが報告され注目されている（図3）[9]．さらにパーキンソン病患者のなかで活動性が安定している群に比較して，進行する患者においては治療前の*Bifidobacterium*属が低下していることなども示されている[10]．水素とパーキンソン病病態との関連については今後の検討を必要とするが，パーキンソン病の起因となるα-synucleinタンパク質のリン酸化凝集体が腸管神経叢にも検出され，異常タンパク質凝集における腸内細菌叢の関与が指摘されはじめている．

水素によるさまざまな機能が報告され，議論されている．これまでに水素水の急性投与は胃粘膜傷害抑制作用は認められないが，慢性投与では組織保護作用があることが報告されていた．そこで，水素水の慢性投与が腸内細菌叢に影響している可能性を考え，マウスへの4週間慢性投与実験を実施した．その結果，16S rRNAメタゲノム解析による腸内細菌叢は対照群に比較して水素水投与群では主座標分析で明瞭に区別され，門レベルではActinobacteriaの有意な減少，Deferribacteresの有意な増加を認めた．水素を中心にした腸内環境研究が進行中である．

5 腸内環境と一酸化炭素

生体におけるCOはヘムオキシゲナーゼ（HO）から合成される．炎症性腸疾患の1つである潰瘍性大腸炎患者の大腸管腔内のCO濃度は，健常対照あるいは炎症治癒期に比較して明らかに高値であり，COガスが腸管管腔に存在する[11]．免疫組織学的な検討では誘導型HO（HO-1）は大腸粘膜のマクロファージ・単球系の細胞に陽性であり，COがマクロファージの活性化，分化誘導にかかわっている可能性が高い[12][13]．実験大腸炎モデルを用いた検討においても，デキストラン硫酸（DSS）腸炎の大腸粘膜ではHO-1タンパク質やHO-1陽性細胞が増加し，HO-1阻害剤であるZnPPは腸管炎症を有意に増悪させた[14]．さらにHO-1誘導剤であるhemin投与は腸管粘膜にHO-1を誘導し，腸管炎症が抑制された[15]．以上の結果はHO-1が腸管炎症の標的分子であり，その炎症抑制作用にはCOが関与することを示している．

CO遊離薬を応用した消化管炎症抑制に関しても新たな展開がある．COガス吸入治療[16]，CO遊離試薬CORM[17]，CO飽和液[18]が実験大腸炎を抑制することを明らかにし，COの標的細胞として筋線維芽細胞，上皮細胞，リンパ球，マクロファージなどが関与することを明らかにしてきた[19]（図4）．CORMに関して*in vivo*モデルを用いて炎症抑制作用が数多く報告されてきたが，化合物の中心金属がルテニウムであるためにそのヒトへの応用は困難であった．最近，CORM2を特殊な膜で内包化した錠剤を作製した．特殊な膜でCORM2を覆うためガスは遊離されるが，ルテニウムはそのまま糞便として排出される．約1 mm大の錠剤をマウスに経口投与してトリニトロベンゼンスルフォン酸による大腸炎に対する影響を検討したが，有意な抑制効果が得られた（図5）[20]．COは腸内細菌にも作用し自然免疫応答にかかわっているようである[21]．腸内細菌のリポポリサッカライドがマクロファージのTLR受容体を介してHO-1を誘導し，HO-1により生成し

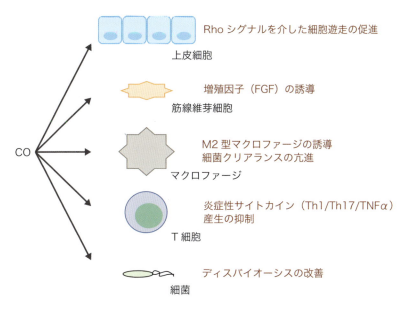

図4 一酸化炭素（CO）は種々の細胞を標的にして消化管炎症の抑制に関与する

たCOが腸内細菌に作用しATPの遊離を惹起し，ATPはマクロファージのインフラマソームの活性化，IL-1β産生を引き起こし，細菌のクリアランスに作用する結果，炎症の収束に関与することが明らかにされている．

6 腸内環境と硫化水素

最近，Chassardら[22]は，便秘型過敏性腸症候群（IBS-C）における硫酸還元菌の関与を報告している．硫酸還元菌は水素を利用して硫化水素（H_2S）を生成し，そのH_2Sが腸管運動や内臓神経過敏に影響する可能性が示されている．健常群と比較して，IBS-C群では水素を利用する硫酸還元菌が多く，酪酸産生に比較してスルフィド（sulfides）産生が亢進していることが報告されている．特に知覚神経に発現している侵害受容体であるtransient receptor potential ankyrin-1（TRPA1）やT-type Ca^{2+} channels（Cav3.2）がH_2Sあるいはその酸化生成物ポリスルフィドにより活性化されることが見出され，内臓知覚過敏との関連も考慮する必要がある[23)24]．一般的にH_2Sが産生されるためには，硫酸イオン（SO_4^{2-}）が高濃度で存在し，炭素源となる有機物が必要で，嫌気性環境かつ水の存在下で，硫酸還元菌が必要であり，大腸内環境と類似して

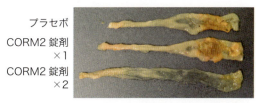
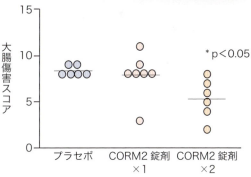

図5 新規CORM2錠剤はTNBS腸炎を有意に抑制した
文献20をもとに作成．

いる．タウリンを基質とする*Biophila wadsworthia*，システインを利用する*Fusobacterium nucleatum*，*Desulfovibrio*菌などが硫酸還元菌として知られている．*Fusobacterium nucleatum*は大腸がん組織に高頻度に

検出されることから発がんとの関連で研究が進められている[25]．*Biophila wadsworthia* は高脂肪高タンパク質食（肉食）との関連が見出されていて，タウリン抱合二次胆汁酸を基質としてH_2Sを産生する[26]．いずれにしても，日本人の腸内細菌叢解析のデータでは，これら硫酸還元菌は比較的少ないことが報告されていたが[2]，急速な食生活の変化による硫酸還元菌の増加が慢性便秘症や大腸がんの増加と関連している可能性もある．

おわりに

消化管内腔にはレドックス関連ガス状分子種が数多く存在し，宿主のさまざまな細胞の機能制御をしていることを紹介した．腸内微生物叢に対するメタゲノム解析，腸内環境に対するメタボローム解析などビッグデータが入手可能な環境となりつつあり，興味ある標的分子が見つかりつつある．ガス状分子種による細胞内シグナル，特にレドックスシグナルへの影響に関して未解決の課題が山積みである．

文献

1) Carbonero F, et al：Front Physiol, 3：448, 2012
2) Nishijima S, et al：DNA Res, 23：125-133, 2016
3) Mizuno S, et al：Digestion, 96：29-38, 2017
4) Handa O, et al：Redox Rep, 16：1-7, 2011
5) Ni J, et al：Sci Transl Med, 9：eaah6888, 2017
6) Attaluri A, et al：Am J Gastroenterol, 105：1407-1411, 2010
7) Pimentel M, et al：Dig Dis Sci, 49：84-87, 2004
8) Parthasarathy G, et al：Gastroenterology, 150：367-379.e1, 2016
9) Hasegawa S, et al：PLoS One, 10：e0142164, 2015
10) Minato T, et al：PLoS One, 12：e0187307, 2017
11) Takagi T, et al：Aliment Pharmacol Ther, 24 Suppl 4：233-238, 2006
12) Takagi T, et al：J Gastroenterol Hepatol, 23 Suppl 2：S229-S233, 2008
13) Harusato A, et al：Inflamm Bowel Dis, 19：740-753, 2013
14) Naito Y, et al：Aliment Pharmacol Ther, 20 Suppl 1：177-184, 2004
15) Yoriki H, et al：J Gastroenterol Hepatol, 28：632-638, 2013
16) Takagi T, et al：Dig Dis Sci, 55：2797-2804, 2010
17) Fukuda W, et al：Dig Dis Sci, 59：1142-1151, 2014
18) Takagi T, et al：Free Radic Res, 50：1098-1105, 2016
19) Naito Y, et al：Arch Biochem Biophys, 595：147-152, 2016
20) Steiger C, et al：J Control Release, 239：128-136, 2016
21) Wegiel B, et al：J Clin Invest, 124：4926-4940, 2014
22) Chassard C, et al：Aliment Pharmacol Ther, 35：828-838, 2012
23) Terada Y & Kawabata A：Handb Exp Pharmacol, 230：217-230, 2015
24) Hatakeyama Y, et al：Mol Pain, 11：24, 2015
25) Kostic AD, et al：Genome Res, 22：292-298, 2012
26) Yazici C, et al：Gut, 66：1983-1994, 2017

<著者プロフィール>

内藤裕二：1983年京都府立医科大学卒業，2001年米国ルイジアナ州立大学医学部分子細胞生理学教室客員教授，'05年独立行政法人科学技術振興機構科学技術振興調整費研究領域主幹，'09年京都府立医科大学大学院医学研究科消化器内科学准教授，'15年同附属病院内視鏡・超音波診療部部長〜現在に至る．専門：炎症性腸疾患，腸内フローラ，酸化ストレス，消化器病学．

第2章 レドックスと疾患

10. 活性酸素による核酸の酸化と老化関連疾患
―発がんから神経変性まで

中別府雄作

> DNA 中の 8-オキソグアニン（8-oxoG）は，ヌクレオチドプール中の dGTP の酸化型である 8-oxo-dGTP の DNA への取り込み，あるいは DNA 中のグアニン塩基の直接酸化に由来する．細胞の DNA に蓄積した 8-oxoG は，老化に伴うがんや神経変性の原因となるが，8-oxo-dGTP 分解活性を有する MutT ホモログ1（MTH1），8-oxoG DNA グリコシラーゼ活性を有する OGG1 およびアデニン DNA グリコシラーゼを有する MutY ホモログ（MUTYH）の作用によってそのレベルは制御されている．

はじめに

活性酸素（ROS）は，ミトコンドリアにおける電子伝達系をはじめとする代謝経路の副産物として生成されるだけでなく，宿主防御，神経伝達，血管拡張およびシグナル伝達などに必須な分子としても産生される．そのため，脂質，タンパク質，核酸などの細胞を構成する生体分子は，ROS によって酸化される危険性に常

[略語]

- **3-NP**：3-nitropropionic acid（3-ニトロプロピオン酸）
- **8-oxo-dGMP**：8-oxo-7,8-dihydro-2′-deoxyguanosine 5′-monophosphate（8-オキソ-7,8-ジヒドロ2′-デオキシグアノシン 5′-一リン酸）
- **8-oxo-dGTP**：8-oxo-7,8-dihydro-2′-deoxyguanosine 5′-triphosphate（8-オキソ-7,8-ジヒドロ2′-デオキシグアノシン 5′-三リン酸）
- **8-oxoG**：8-oxo-7,8-dihydroguanine（8-オキソ-7,8-ジヒドログアニン，8-オキソグアニン）
- **AIF**：apoptosis inducing factor（アポトーシス誘導因子）
- **BER**：base excision repair（塩基除去修復）
- **dGTP**：2′-deoxyguanosine 5′-triphosphate（2′-デオキシグアノシン 5′-三リン酸）
- **DKO**：double knockout（ダブルノックアウト）
- **KO**：knockout（ノックアウト）
- **MEF**：mouse embryonic fibroblast（マウス胚由来線維芽細胞）
- **PARP**：poly (ADP-ribose) polymerase〔ポリ-（ADP リボース）ポリメラーゼ〕
- **PCNA**：proliferating cell nuclear antigen
- **RPA**：replication protein A
- **SSB**：single-strand break（一本鎖切断）
- **TKO**：triple knockout（トリプルノックアウト）

Oxidation of nucleic acids by reactive oxygen species and age-related diseases—from cancer to neurodegeneration
Yusaku Nakabeppu：Division of Neurofunctional Genomics, Department of Immunobiology and Neuroscience, Medical Institute of Bioregulation, Kyushu University（九州大学生体防御医学研究所個体機能制御学部門脳機能制御学分野）

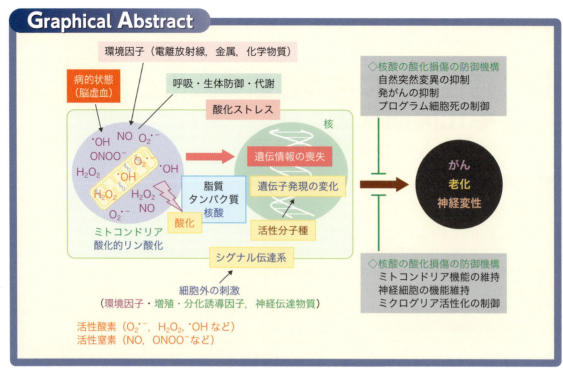

◆ 活性酸素による核酸の酸化とその防御機構の意義

生物にとって，その遺伝情報を担うゲノムDNAを細胞から細胞へ，親から子へと正確に伝え維持することは最も基本的な生物学的機能であるが，ゲノムDNAやその前駆体であるヌクレオチドは，酸素呼吸の過程で必然的に発生する活性酸素や生体防御のために生体が能動的に産生する活性酸素によって酸化される危険に常に曝されている．活性酸素に曝されたDNAやヌクレオチドはさまざまな酸化的化学修飾を受けるが，このような酸化損傷は修復，除去されないと突然変異を引き起こすことで細胞のがん化の原因となり，あるいは細胞死を引き起こすことで神経変性疾患の原因になる．

に曝されている．加齢に伴いさまざまな生体分子の酸化体が蓄積すると，多様な細胞機能障害を引き起こすため変性疾患や発がんにつながると考えられている[1)2)]．

細胞内のさまざまな生体分子の中でもDNAやその前駆体ヌクレオチドの酸化は，突然変異やプログラム細胞死の原因となることが明らかになってきた．生殖細胞系列の突然変異は遺伝的多型や遺伝性疾患の原因となり，体細胞における突然変異は発がんの原因となる．一方，DNA損傷を高度に蓄積した細胞はその修復過程に依存して細胞死に陥り，変性疾患の原因となる[1)2)]（**Graphical Abstract**）．

本稿では，主要な酸化塩基，8-オキソ-7,8-ジヒドログアニン（8-オキソグアニン：8-oxoG）に注目し，DNAに8-oxoGが蓄積するのを回避するための防御機構とその破綻がもたらすさまざまな病態について，発がんから神経変性まで概説する．

1 ROSによる8-oxoGの生成とDNAへの蓄積

すべての核酸塩基のなかで，グアニンはROSによる酸化に対して最も感受性が高い．DNA中のグアニンまたはヌクレオチドプール※1中の2′-デオキシグアノシン5′-三リン酸（dGTP）がヒドロキシラジカル（・OH）や一重項酸素（$^1O_2$）と反応すると，グアニンのC8炭

※1 **ヌクレオチドプール**

DNAとRNAの前駆体，さらにシグナル伝達，エネルギー伝達，代謝制御などのメディエーターとして機能する遊離ヌクレオチドの供給源．

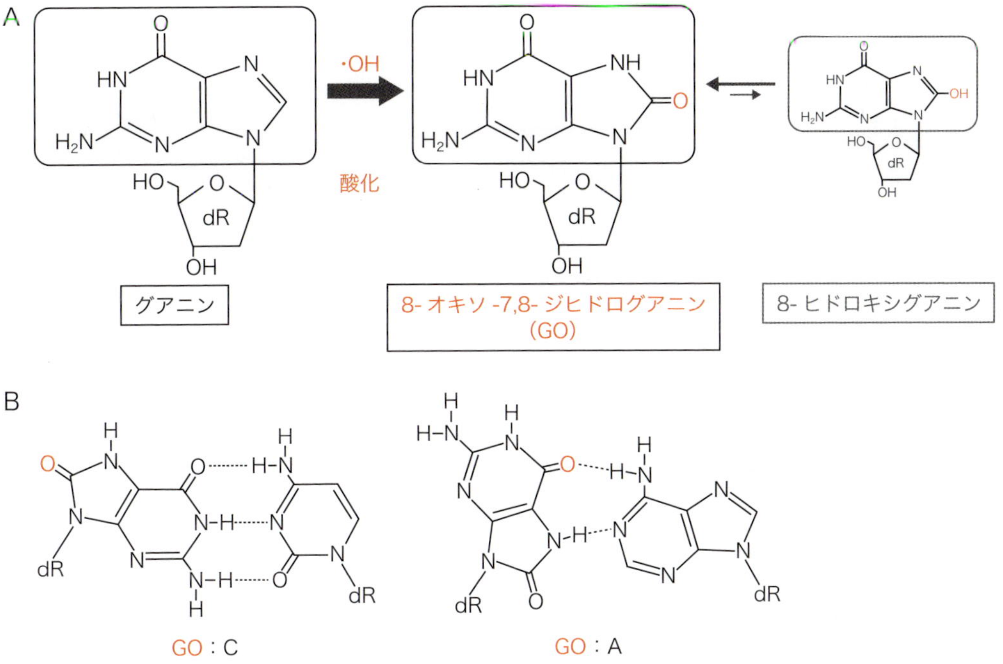

図1 8-オキソグアニンの生成と塩基対合の特徴
A）グアニンとヒドロキシラジカル（・OH）などのROSが反応すると，グアニンのC8炭素に酸素が付加されて8-オキソ-7,8-ジヒドログアニン（8-オキソグアニン：8-oxoG, GO）が生成される．8-ヒドロキシグアニンは8-oxoGの互変異性体の1つで2つの互変異性体は平衡状態にあるが，中性溶液ではほとんど8-oxoGとして存在する．B）DNA中の8-oxoG（GO）は，2′-デオキシリボース（dR）に対して*anti*および*syn*立体配座の両方を取りうるために，シトシンと同様にアデニンとも安定な塩基対を形成する．文献2より引用．

素に酸素が付加されて8-oxoGまたは8-オキソ-7,8-ジヒドロ-2′-デオキシグアノシン5′-三リン酸（8-oxo-dGTP）が生成される[2)3)]．8-ヒドロキシグアニン（8-hydroxyguanine）は8-oxoGの互変異性体の1つで2つの互変異性体は平衡状態にあるが，中性溶液ではほとんど8-oxoGとして存在する（**図1A**）[2)]．

ヌクレオチドプール中のdGTPはDNA中のグアニンよりも酸化されやすいことが知られている[2)]．DNAポリメラーゼは8-oxo-dGTPを鋳型鎖のアデニンまたはシトシンのいずれかに対して挿入するが，その頻度はDNAポリメラーゼの種類に依存する[4)]．

通常の核DNA中には10^6グアニン残基あたり2～3個の8-oxoG，ミトコンドリアDNAには10^5グアニン残基あたり2個前後の8-oxoGが検出されるが，DNA中の8-oxoGはヌクレオチドプール中に生じた8-oxo-dGTPとDNA中のグアニンの直接酸化に由来する．DNA中の8-oxoGは，2′-デオキシリボースに対して*anti*および*syn*立体配座の両方を取りうるために，シトシンあるいはアデニンのいずれかと安定な塩基対を形成する（**図1B**）．そのために，DNAまたはヌクレオチドプール中に8-oxoGが存在するとトランスバージョン型の突然変異（グアニン［G］からチミン［T］，またはアデニン［A］からシトシン［C］へ）が生じる（**図2**）[1)2)]．

2 8-oxoGのDNAへの蓄積を回避するための防御機構

哺乳動物細胞では，8-oxo-dGTPはMutTホモログ1（MTH1）によって8-オキソ-7,8-ジヒドロ-2′-デオキシグアノシン5′-一リン酸（8-oxo-dGMP）およびピロリン酸に加水分解される（**図2**）．MTH1タンパク質は主に細胞質に局在しているが，核とミトコンドリアにも存在する．DNAポリメラーゼはその基質として8-oxo-dGMPを利用できないことから，8-oxo-

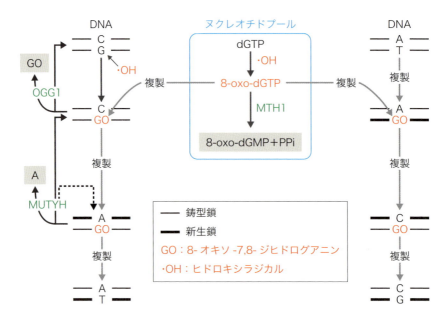

図2　哺乳動物細胞における8-オキソグアニンによる突然変異の誘発とその防御機構
ヌクレオチドプールに生じた8-oxo-dGTPのDNAへの取り込み，またはDNA中のグアニンの直接酸化によってDNA中に8-oxoGが蓄積する．DNAに蓄積した8-oxoGは2回のDNA複製を経て，GからT あるいはAからCへのトランスバージョン変異を引き起こす．グレーの矢印で突然変異の誘発経路を示す．MTH1は8-oxo-dGTPを8-oxo-dGMPおよびピロリン酸（PPi）に加水分解し，DNAへの取り込みを防ぐ．8-oxoG DNAグリコシラーゼ（OGG1）は8-oxoGを切り出して塩基除去修復（BER）を開始し，修復合成でG：C対合が維持される．MUTYHは鋳型鎖の8-oxoGに対して新生鎖に挿入されたアデニンを切り出し，BERを開始する．修復合成で8-oxoGに対してシトシンが挿入されると，OGG1がシトシンに対合した8-oxoGを切り出し，その後の修復合成でG：C対合が維持される．しかしながら，アデニンが挿入されると（破線），MUTYHがアデニンを再び切り出し，BERが繰り返される．BERの経路を黒の矢印で示す．文献2より引用．

dGTPが8-oxo-dGMPに加水分解されることでDNA中の8-oxoGのレベルが低く保たれる[2]．

DNA中のシトシンと対合した8-oxoGは，8-oxoG DNAグリコシラーゼ（OGG1）によって切り出され，その後塩基除去修復（BER）によってグアニンに置換される（図2）．ヒトの*OGG1*遺伝子は，選択的スプライシングによって核型およびミトコンドリア型OGG1の両方をコードしている[1]．

DNA複製時に鋳型鎖の8-oxoGに対して新生鎖にアデニンが挿入されると，アデニンDNAグリコシラーゼ活性を有するMutYホモログ（MUTYH）によって切り出される．アデニンが除去された後のBERの過程では，鋳型鎖に残っている8-oxoGに対して再度シトシンとアデニンのいずれかが挿入される．シトシンが挿入された場合にはOGG1が8-oxoGを除去し，グアニンに置換することで正常なG：C対合が維持される．しかし，再びアデニンが挿入された場合，MUTYHによって開始されるBERがくり返される（**図2**，**図3A**）[2]．

ヒト*MUTYH*遺伝子も選択的スプライシングによって核とミトコンドリア型MUTYHをコードする．核型MUTYHは，PCNA，MutSα，およびRPAを含む複製複合体の成分と相互作用し，複製中に鋳型鎖の8-oxoGに対して挿入された新生鎖のアデニンを選択的に認識し，除去する[2]．

3 MTH1，OGG1，MUTYHの欠損は突然変異とがんの自然発生頻度を増加させる

*Mth1*ノックアウト（KO）マウスでは，生後1年半の観察で肝臓，肺および胃における腫瘍の自然発生頻度の上昇が認められている[5]．*Mth1*-KOマウスでは自然突然変異頻度とDNA中の8-oxoGのレベルともに野生型に比べてわずかな増加が報告されている[2][6]．一

方，Ogg1-KOマウスでは，DNA中の8-oxoGのレベルだけでなくGからTへのトランスバージョン変異の頻度も野生型マウスより数倍高いことが報告されている．さらに，Ogg1-KOマウスでは，肺の腺腫とがん腫の自然発生頻度が顕著に増加する．Mth1/Ogg1-ダブルノックアウト（Mth1/Ogg1-DKO）マウスでは，DNA中の8-oxoGのレベルはOgg1-KOマウスに比べてわずかに増加していたが，生後1年半の観察では肺腫瘍は認められなかった[2) 6)]．

Mutyh-KOマウスでは，生後1年半の観察で特に腸管腫瘍の自然発生頻度が著明に上昇し，腺腫・腺がんおよび腸管リンパ腫を発症したマウスの割合は19.8％であり，野生型マウス（3.7％）の5倍以上に達していた．さらに，腸内の酸化ストレスを亢進させるために臭素酸カリウム（$KBrO_3$）を16週間連続飲水投与したところ，野生型マウスでは腸管に1個前後の腫瘍が認められたが，Mutyh-KOマウスではすべての個体で腸管に40〜110個前後の腫瘍が認められ，平均の発生頻度は50倍以上と著明に上昇した[7)]．Mutyh-KOマウスの腸管腫瘍ではApcおよびCtnnb遺伝子にGからTへのトランスバージョン変異がしばしば認められたが，KrasおよびTp53の変異は検出されていない[8)]．

Mutyh/Ogg1-DKOマウスでは65.7％のマウスが自然に腫瘍を発生することが報告されている．特に，肺と卵巣腫瘍，そしてリンパ腫が高頻度に認められ，さらに肺腫瘍の75％でKras遺伝子にGからTへのトランスバージョン変異が検出されている[9)]．

われわれは最近，Mth1，Ogg1およびMutyh遺伝子のすべてを欠損したトリプルKO（Mth1/Ogg1/Mutyh-TKO）マウスを樹立し，生後500日での生存率が10％以下まで顕著に低下することを見出した．さらに，死亡したMth1/Ogg1/Mutyh-TKOマウスの35％以上が，肝臓，腎臓，卵巣，乳腺，リンパ組織，ハーデリアン腺および毛包を含むさまざまな組織において肉眼で確認できる腫瘍を有していたことから，MTH1，OGG1，MUTYHの三重欠損はさまざまな組織において自然発がん頻度を著しく上昇させることがわかった[10)]．

Mth1/Ogg1/Mutyh-TKOマウスは，生殖細胞の核DNAに野生型マウスの2〜5倍高いレベルの8-oxoGを蓄積し，8世代以降は離乳後の生存率（＜5％）が顕著に低下し，子孫を得ることが困難であった．Mth1/Ogg1/Mutyh-TKOマウスの系列では，しばしば水頭症，白斑，および無眼球症を含む遺伝性の異常表現型を認め，生殖細胞系列の自然突然変異頻度の上昇が示唆された．マウスゲノムの全転写領域をカバーするエクソーム解析から，Mth1/Ogg1/Mutyh-TKOマウス系統では，2×10^{-7}変異/塩基/世代の変異率で自然突然変異が見つかったが，これは野生型（5.4×10^{-9}変異/塩基/世代）の40倍以上の変異率である．Mth1/Ogg1/Mutyh-TKOマウスで検出された突然変異の99％は，GからTへのトランスバージョン変異で，その変異率は野生型マウスの450倍以上に達していた[2) 10)]．

4 核とミトコンドリアDNAへの8-oxoG蓄積はMTH1とOGG1によって効率よく抑制されるが，MUTYHに依存して細胞死を誘導する

Mth1/Ogg1-DKOマウスではDNAに高度に8-oxoGを蓄積するにもかかわらず，腫瘍発生頻度の上昇は特に認められず，寿命も正常である．しかし，Mth1/Ogg1/Mutyh-TKOマウスは，腫瘍の自然発生頻度がきわめて高く，寿命も短い[6)]．この事実は，MTH1とOGG1の二重欠損下でDNAに8-oxoGが高度に蓄積してもMUTYHが腫瘍発生を効率よく抑制する能力をもつことを示している．腫瘍発生の抑制機序の1つとして細胞死の誘導が考えられることから，われわれは8-oxoGがDNA中に高度に蓄積した場合，MUTYHに依存して細胞死が誘導され，その結果として腫瘍化する細胞が排除される可能性を追求した．

Mth1-KOマウス胚線維芽細胞（mouse embryo fibroblast：MEF）は，ROSに曝すと核とミトコンドリアDNAの両方に8-oxoGを顕著に蓄積し細胞死に陥るが，hMTH1を強制発現させると核とミトコンドリアDNAへの8-oxoGの蓄積は顕著に抑制され，細胞死に対して抵抗性を獲得する．この結果は，ヌクレオチドプール中に生成された8-oxo-dGTPがゲノムDNAに蓄積する8-oxoGの主要な起源であることを示している[11)]．

Ogg1-KO MEFは，ROS誘発細胞死に対して高感受性であり，ヒトOGG1（hOGG1）を強制発現させると抵抗性を回復する．hOGG1の核型（hOGG1-1a

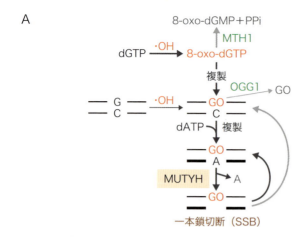
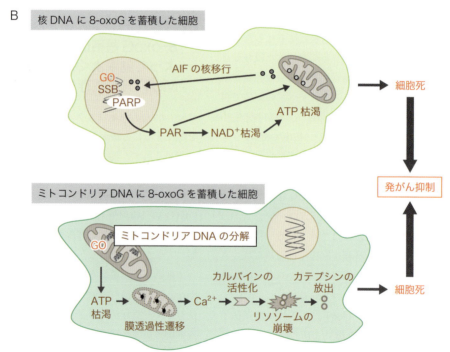

図3 核およびミトコンドリアDNAに蓄積した8-オキソグアニンによって引き起こされるMUTYH依存性のプログラム細胞死

A）細胞のDNAに蓄積する8-oxoGの大部分はヌクレオチドプール中に生成される8-oxo-dGTPに由来する．DNA中の8-oxoGは複製時にアデニンと対合するために，MUTYHによって切り出され，BERが開始される．修復DNA合成時に8-oxoGに対してアデニンが再度挿入されると，MUTYHによるBERが繰り返されるため，新生鎖に一本鎖切断（SSB）が蓄積する．B）MUTYHに依存して誘導される2つの異なる細胞死の経路は，MUTYHによる発がん抑制に重要である．上段：核DNA中に8-oxoG（GO）を蓄積した細胞ではMUTYHが開始するBERの過程で生じたSSBによりポリ（ADP-リボース）ポリメラーゼ（PARP）が活性化される．活性化PARPは，核内タンパク質のポリ（ADP-リボース）化（PAR）を触媒する．継続的なPARP活性化は，ニコチンアミドアデニンジヌクレオチド（NAD^+）およびATPの枯渇，続いてアポトーシス誘導因子（AIF）のプロセッシングと核移行を引き起こす．核内に移行したAIFはアポトーシスを引き起こす．下段：ミトコンドリアDNA中に8-oxoGが蓄積すると，MUTYHによって開始されるBERによってミトコンドリアDNAが分解され，その結果ミトコンドリア機能障害を引き起こす．特にミトコンドリア膜の透過性遷移はミトコンドリアからのCa^{2+}流出を引き起こし，カルパインを活性化するため，リソソームの崩壊を伴って細胞死を誘導する．文献2より引用．

あるいはミトコンドリア型（hOGG1-2a）を単独で強制発現させると核またはミトコンドリアDNAへの8-oxoGの蓄積が選択的に抑制され，細胞死も部分的に抑制された．また，核型とミトコンドリア型のhOGG1を共に強制発現させた細胞はROS誘発細胞死に最も抵抗性となる．この結果は，核あるいはミトコンドリアDNA中に蓄積した8-oxoGは独立に細胞死を誘導することを示している[12]．

興味深いことに，*Mutyh*-KO MEFはROS誘発細胞死に抵抗性を示し，また*Ogg1*-KOあるいは*Mth1*-KO MEFにおける*Mutyh*ノックダウンもROS誘発細胞死を抑制した[12][13]．これらの事実は，MTH1およびOGG1は，DNAにおける8-oxoGの蓄積を回避することによってROS誘発細胞死を効率よく抑制することを示しており，一方でROS誘発細胞死はMUTYHによって開始されるBERに依存することを示している．

DNA複製中に鋳型鎖の8-oxoGに対してアデニンが新生鎖に挿入されるとMUTYHがこのアデニンを切り出し，生じた脱塩基部位でAPエンドヌクレアーゼがDNA主鎖を切断してBERがはじまる．修復合成中にも鋳型鎖の8-oxoGに対してシトシンまたはアデニンが挿入される．アデニンが挿入されるとMUTYHによるBERが再度開始されるため，鋳型鎖に蓄積した8-oxoGの量に応じて新生鎖に一本鎖切断（single strand break：SSB）が蓄積する（図3A）．核DNAに蓄積したSSBはポリ（ADP-リボース）ポリメラーゼ（PARP）※2を活性化し，核内タンパク質のポリ（ADP-リボシル）化を介してミトコンドリア外膜に局在するアポトーシス誘導因子（AIF）のプロセッシングと核移行を引き起こす．核移行したAIFは，染色体DNAの断片化を伴うカスパーゼ非依存性のアポトーシスを誘導する．一方，ミトコンドリアDNAに蓄積した8-oxoGも複製によってアデニンと対合するとMUTYHによってはじまるBERの過程に依存してミトコンドリアDNAにSSBの蓄積をもたらす．結果として，ミトコンドリアDNAが分解され，ミトコンドリアは機能障害に陥る．特にミトコンドリア膜の透過性遷移はミトコンドリアからのCa^{2+}流出を引き起こし，細胞質内の［Ca^{2+}］上昇によりタンパク質分解酵素カルパイン※3が活性化され，最終的にはリソソームの崩壊を伴って細胞死を誘導する（図3B）[2][12]．

*MUTYH*遺伝子の生殖細胞系列の変異は，*APC*遺伝子に生殖細胞系列の変異を伴わない家族性ポリポーシスの原因の1つである．しかし，これまで*MTH1*と*OGG1*遺伝子のどちらにも家族性ポリポーシスの原因となる変異は報告されていない．MUTYHは，細胞死を誘導することによって核やミトコンドリアDNA中に高度に8-oxoGを蓄積した前がん細胞を排除し，腫瘍の発生を強力に抑制していると考えられる（図3）[2]．

5 がん細胞におけるMTH1発現亢進は，予後不良の原因となる

がん組織では低酸素，代謝変化，血管新生の亢進や炎症反応のために，ROSおよびペルオキシナイトライトなどの活性窒素種の産生が増加しており，がん細胞は高度な酸化ストレスに曝されている．実際，がん組織のDNAには8-oxoGが高度に蓄積しているケースが多数報告されている[2]．一方でわれわれは，MTH1の発現がさまざまながん組織で著明に増加していることを見出し，MTH1の発現レベルが高いほどがん患者の予後が悪いことを報告してきた[14][15]．

近年，がん原性の変異型RASによってトランスフォームした細胞の増殖にMTH1が不可欠であること

※2　ポリ（ADP-リボース）ポリメラーゼ（PARP）
PARPは，核DNAに生じた一本鎖切断端を認識してDNAに結合する．核DNAに結合したPARPは活性化され，ニコチンアミドアデニンジヌクレオチド（NAD^+）を基質としてPARP自身やDNA修復関連タンパク質にADP-リボースを付加し，ポリ-ADP-リボシル化を引き起こす．通常，ポリ-ADP-リボシル化はDNA修復反応を活性化するが，過度のPARPの活性化はNAD^+とATPの枯渇，さらにミトコンドリアに局在するアポトーシス誘導因子（AIF）の切断を誘導する．切断されて細胞質に放出されたAIFはミトコンドリアに局在していたエンドヌクレアーゼGとともに核に移行し，核DNAの断片化（〜50 kb程度）を引き起こし，細胞死を誘導する．

※3　カルパイン
カルシウムに依存して活性化されるシステイン・プロテアーゼで，調節サブユニットと活性サブユニットの二量体として存在する．カスパーゼのプロセッシングやリソソームの崩壊とカテプシンの放出などを介して細胞死を誘発する．

が報告されている.がん原性の変異型RASはROSの生成を促進するため8-oxo-dGTPの生成も亢進している.そのために,細胞の生存にはMTH1による8-oxo-dGTPの分解・排除が不可欠と考えられている[16) 17)].
3で述べたように,Ogg1-KOマウスで多発する肺腫瘍がMth1/Ogg1-DKOマウスでは認められないことから,MTH1はがん細胞の生存に有利に働くと想定される.このような考えに基づき,抗がん剤としての可能性を前提にMTH1に対する阻害剤が開発されている[18)〜20)].しかしながら,複数のがん細胞株でゲノム編集やsiRNAによりMTH1欠損を導入してもその増殖や生存には影響が認められないことから,MTH1の発現亢進は必ずしもがん細胞の増殖や酸化ストレス下での生存には寄与しないとの報告もされており[19) 20)],現状では,MTH1阻害剤が抗がん剤として有効かどうかはまだ結論できない.

がん細胞において過剰発現しているMTH1は,内因性のROSあるいは放射線・化学療法に伴って生成されるROSによって生じる8-oxo-dGTPやその他の酸化ヌクレオチドの分解・排除に寄与することが想定される.このような考えに基づくと,がん細胞でのMTH1の発現亢進がその悪性化や予後不良,さらには治療に対する抵抗性獲得の直接の原因の1つである可能性はまだ残っている.しかし,細胞のDNAに蓄積した8-oxoGが細胞死を引き起こすには多段階のプロセスが必要なことから,MTH1の阻害だけではがんを根絶するには不十分かもしれない.

6 MTH1とOGG1は脳ゲノムに8-oxoGが蓄積するのを抑制し,脳を酸化的ストレスから保護する

われわれは,ハンチントン病様の線条体変性を引き起こすミトコンドリア神経毒,3-ニトロプロピオン酸(3-NP)[※4]を用いてMTH1とOGG1の神経保護作用を解析した[21)].Mth1-KO, Ogg1-KO, Mutyh-KO, Mth1/Ogg1-DKOマウスに3-NPを投与するとMth1/Ogg1-DKOとOgg1-KOマウスが重度の運動機能障害を示した.Mth1/Ogg1-DKOとOgg1-KOマウスにおける3-NPによって誘発される神経変性の初期段階では,線条体の中型有棘神経細胞のミトコンドリアDNAに高レベルの8-oxoGとSSBが蓄積し,カルパイン活性化を伴って神経細胞の変性が誘導される.後期には,ミクログリアの活性化が顕著になり,その核DNA中に高レベルの8-oxoGとSSBの蓄積が認められる.ミクログリアの核DNAに蓄積したSSBは,PARP-AIF経路を活性化し,さらなるミクログリオーシス[※5]と神経変性の悪化を引き起こす(図4)[1) 2)].3-NPで誘発される運動機能障害と線条体変性は,hMTH1トランスジーンの発現によって共に効果的に改善されるが,同時に8-oxoGの線条体神経における蓄積も顕著に抑制されることが報告されている[22)].

最近,われわれは初代培養神経細胞におけるミトコンドリア機能障害の防御におけるMTH1とOGG1の寄与を検討した[23)].野生型およびMth1/Ogg1-DKOマウスの成体脳(15〜19週齢)から皮質神経細胞を単離し,抗酸化剤の培地への添加の有無で数日間維持し,神経細胞の形態を調べた.抗酸化剤の存在下ではMth1/Ogg1-DKO神経細胞にも野生型と同様に効率的な神経突起の伸長と十分な分枝を認めた.しかしながら,抗酸化剤が存在しない条件では,Mth1/Ogg1-DKO神経細胞のみがミトコンドリアDNAに8-oxoGを顕著に蓄積し,ミトコンドリア機能障害を呈していた.野生型に比べると,Mth1/Ogg1-DKO神経細胞では神経突起の伸長と分枝の程度が著しく低下しており,MTH1とOGG1が酸化ストレス下の神経突起の伸長または神経

※4 3-ニトロプロピオン酸(3-nitropropionic acid)
サトウキビなどにつくカビが産生するミトコンドリア神経毒で,ミトコンドリアのコハク酸脱水素酵素を不可逆的に阻害し,ミトコンドリアでの活性酸素生成を亢進させる.ヒトやサル,マウスが摂取すると線条体の変性を引き起こし,ハンチントン病様の神経機能障害を発症する.

※5 ミクログリオーシス
脳内で免疫防御を担っているグリア細胞の一種であるミクログリアが炎症反応の1つとして増殖すること.活性酸素の発生を伴い,組織傷害の原因となる.

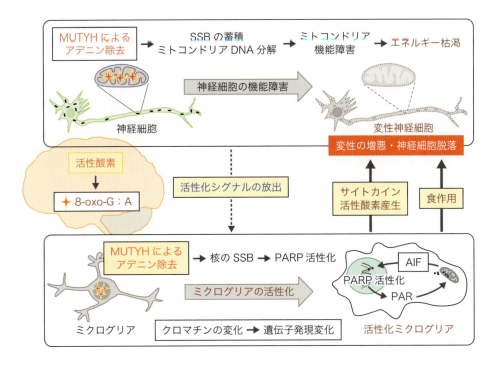

図4 神経細胞のミトコンドリアDNAとミクログリアの核DNAに蓄積した8-oxo-Gは，MUTYHに依存して神経変性を引き起こす

酸化ストレスを伴う神経変性の初期段階では，神経細胞のミトコンドリアDNAに高レベルの8-oxoGが蓄積する．その結果，MUTYHによって開始されるBERの過程でミトコンドリアDNAが分解され，枯渇するためミトコンドリア機能が障害される．このような状況では，シナプス機能障害や活性化カルパインによる神経細胞の変性が誘導される．後期には，変性神経細胞から放出されるヌクレオチドなどによりミクログリアが活性化される．活性化ミクログリアではROSの産生が亢進するためにその核DNA中に高レベルの8-oxoGが蓄積する．その後，MUTYHによって開始されるBERの過程で核DNAにSSBが蓄積する．ミクログリアの核DNAに蓄積したSSBは，PARP-AIFの活性化を介して，慢性的なミクログリアの活性化，すなわちミクログリオーシスを誘導するために，神経細胞の貪食やサイトカインによる神経変性の悪化を引き起こす．

突起の維持に不可欠であることが明らかになった[23]．

この結果から，分裂を終了しその核DNAをもはや複製しない神経細胞では，複製が継続しているミトコンドリアDNAに酸化ストレス下で生成される8-oxo-dGTPが選択的に取り込まれることがわかる．ミトコンドリアDNAに8-oxoGが蓄積すると，ミトコンドリアDNAの分解・枯渇が起こるために，ミトコンドリアの機能障害すなわちATP産生の低下が顕著となる．このような状況では，エネルギーを必要とする神経軸索または樹状突起の伸長・維持が困難となり，神経突起の変性に陥る．このような変性過程の神経細胞はミクログリアの活性化を誘発することが知られている．その結果，ミクログリアが分泌するさまざまなサイトカインの作用や活性化ミクログリアによる神経細胞の貪食などによってさらなる神経変性や神経細胞の脱落が進行すると考えられる（**図4，Graphical Abstract**）[1)2)]．

われわれは，網膜の視細胞で発現するcGMPホスホジエステラーゼ6のβサブユニットをコードする*Pde6b*遺伝子のrd10変異を有する網膜色素変性症のマウスモデルにおけるhMTH1トランスジーン発現の影響も検討している．rd10マウスでは光受容体における光誘導プロセスが視細胞の変性を引き起こすことが知られており，生後21日目の開眼とともに進行性の網膜変性を呈する．rd10の網膜ではミクログリアの核DNAに高度に8-oxoGが蓄積し，ミクログリオーシスを伴って視細胞の脱落が進行するが，hMTH1のトランスジーンの発現はこのような8-oxoGの蓄積とともに視細胞の脱落を抑える[24)25)]．

視細胞の変性に伴い活性化されるミクログリアではROSの産生が亢進しており，その結果ヌクレオチドプール中に8-oxo-dGTPが蓄積し，ミクログリアの核DNAの複製中に取り込まれたと考えられる．核DNAに蓄積した8-oxoGはさらにMUTYHによるBERとPARPの活性化に依存して，ミクログリアの慢性的な活性化を引き起こすと想定される．実際，Mutyh遺伝子欠損を導入したrd10マウスでは，網膜におけるミクログリアの活性化が抑制され，視細胞の脱落も顕著に改善していた．野生型マウスから単離したミクログリアは酸化ストレスの負荷で活性化されるが，Mutyh-KOマウス由来のミクログリアではその活性化が顕著に抑制されており，MUTYHによるBERがミクログリアの活性化に関与すると考えられる[25]．

おわりに

酸化ストレスは発がんおよび神経変性の両方に関与しており，ヌクレオチドプール中の8-oxo-dGTPの生成とDNAへの8-oxoGの取り込みは突然変異と発がんの原因となる．MTH1とOGG1はDNAへの8-oxoGの蓄積を効率よく抑制し，突然変異と発がんを抑制している．一方，核やミトコンドリアDNAに8-oxoGが高度に蓄積するとMUTYHが開始するBERに依存した細胞死が誘導される．MUTYHはがん細胞死を誘導することで発がんを強力に抑制するが，神経細胞死とミクログリアの活性化を引き起こすことで神経変性を増悪する（**Graphical Abstract**）．

謝辞

本稿で紹介した研究は，九州大学生体防御医学研究所脳機能制御学分野で行われたものです．また，一部の研究は九州大学大学院医学研究院基礎放射線医学分野および眼科学分野との共同研究として行われたものです．研究を推進していただいたメンバーの皆様に感謝いたします．

文献

1) Nakabeppu Y: Neurodegeneration caused by accumulation of an oxidized base lesion, 8-oxoguanine, in nuclear and mitochondrial DNA: from animal models to human diseases. 「The Base Excision Repair Pathway: Molecular Mechanisms and Role in Disease Development and Therapeutic Design」 (Wilson DM III, ed), pp.523-556, World Scientific Publishing Co., Pte. Ltd., 2017
2) Nakabeppu Y, et al: Free Radic Biol Med, 107: 151-158, 2017
3) Kasai H, et al: Nucleic Acids Res, 12: 2137-2145, 1984
4) Katafuchi A & Nohmi T: Mutat Res, 703: 24-31, 2010
5) Tsuzuki T, et al: Proc Natl Acad Sci U S A, 98: 11456-11461, 2001
6) Sakumi K, et al: Cancer Res, 63: 902-905, 2003
7) Sakamoto K, et al: Cancer Res, 67: 6599-6604, 2007
8) Isoda T, et al: Int J Biol Sci, 10: 940-947, 2014
9) Xie Y, et al: Cancer Res, 64: 3096-3102, 2004
10) Ohno M, et al: Sci Rep, 4: 4689, 2014
11) Yoshimura D, et al: J Biol Chem, 278: 37965-37973, 2003
12) Oka S, et al: EMBO J, 27: 421-432, 2008
13) Ichikawa J, et al: DNA Repair, 7: 418-430, 2008
14) Akiyama S, et al: Cancer Med, 6: 258-266, 2017
15) Fujishita T, et al: Lung Cancer, 109: 52-57, 2017
16) Giribaldi MG, et al: Oncotarget, 6: 11519-11529, 2015
17) Patel A, et al: Oncogene, 34: 2586-2596, 2015
18) Gad H, et al: Nature, 508: 215-221, 2014
19) Kettle JG, et al: J Med Chem, 59: 2346-2361, 2016
20) Kawamura T, et al: Sci Rep, 6: 26521, 2016
21) Sheng Z, et al: J Clin Invest, 122: 4344-4361, 2012
22) De Luca G, et al: PLoS Genet, 4: e1000266, 2008
23) Leon J, et al: Sci Rep, 6: 22086, 2016
24) Murakami Y, et al: Am J Pathol, 181: 1378-1386, 2012
25) Nakatake S, et al: JCI Insight, 1: e87781, 2016

<著者プロフィール>

中別府雄作：1984年九州大学大学院理学研究科博士課程修了．'85年九州大学医学部（助手）．'87年米国ジョンズ・ホプキンス大学医学部（Daniel Nathans教授）留学．'90年九州大学医学部（助手）．'92年九州大学生体防御医学研究所（助手）．'97年九州大学生体防御医学研究所（教授）．研究テーマ：活性酸素によるゲノム障害とその防御機構の解明．関心事・抱負：老化の主要な要因である酸化ストレスによる障害として，「脳・神経細胞死」と「突然変異と発がん」に注目して，「活性酸素によるゲノム障害とその防御機構」の解明をめざしている．

第2章 レドックスと疾患

11. フェロトーシスとレドックス生物学・疾患とのかかわり

豊國伸哉

フェロトーシスとは2012年に提唱された制御された壊死に関する新概念であり，鉄依存性の脂質過酸化が細胞致死的なレベルまで上昇するのが特徴である．細胞膜に不飽和脂肪酸を取り込むようになったのがその起源とされる．フェロトーシスへの感受性は種々の因子が関連しており，アミノ酸・鉄・不飽和脂肪酸代謝やグルタチオン・リン脂質・NADPH・コエンザイムQなどを含む．フェロトーシスは，神経変性疾患・発がん・脳卒中・再灌流傷害・腎障害における細胞死と深く関連するとされ，腫瘍抑制機能が提唱されている．したがって，うまく利用することによりがん治療として利用できる可能性もある．

はじめに

過去30年間にわたり，細胞死は能動的でエネルギーを消費するアポトーシス (apoptosis) と受動的でエネルギーは消費しない壊死 (necrosis) に二分されて論じられてきた．しかし，10年ほど前より，この2つの細胞死だけでは分類できないものがあることが認識されるようになり，プログラムされた非アポトーシス死あるいは壊死があることが明らかとなってきたのである．ネクロプトーシスがそのはしりであるが，2012年に今回話題とするフェロトーシスが提唱された．鉄は遷移金属であるが，フェロとは二価鉄を意味し，三価鉄のフェリではいけない．フェントン反応[※1]を開始するのは二価鉄であるからである．

1 鉄の進化における意義

宇宙ができたのが150〜200億年前，地球ができたのが46億年前，最初の生命が発生したのは38億年前

[略語]
CARS: cysteinyl-tRNA synthetase
 （システイニルtRNA合成酵素）
Fe-NTA: ferric nitrilotriacetate
 （鉄ニトリロ三酢酸）
GPX: glutathione peroxidase
 （グルタチオンペルオキシダーゼ）
PE: phosphatidylethanolamine
 （ホスファチジルエタノールアミン）

> ※1 フェントン反応
> 英国の化学者フェントンによる1894年の論文に基づいてつけられた反応名．$Fe(II) + H_2O_2 \rightarrow Fe(III) + \cdot OH + OH^-$としてよく知られるが，当時フェントンはヒドロキシラジカルの存在を意識していたわけではない．酒石酸にH_2O_2と$Fe(II)$を加えるとジヒドロキシマレイン酸を生じて色が変わることを報告した．生体内でこの化学反応が起こることがあるのは興味深い．

Ferroptosis in association with redox biology and diseases
Shinya Toyokuni: Department of Pathology and Biological Diseases, Nagoya University Graduate School of Medicine
（名古屋大学大学院医学系研究科病理病態学講座生体反応病理学分子病理診断学）

Graphical Abstract

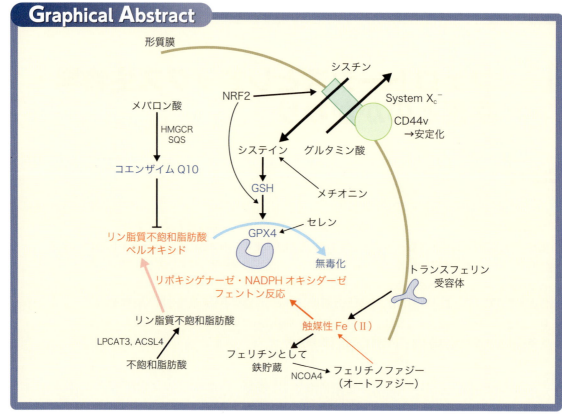

◆フェロトーシスの制御因子

と考えられているが，当時の原初の海には多量の二価鉄Fe（Ⅱ）が溶け込んでいたことがわかっている[1]．したがって，生命の発生に鉄が深く関係したのは間違いない．Fe（Ⅱ）がやがて鉄鉱石となり海底深くに沈んでいくにつれて，硫化水素（イオウ）が増えた時代が存在する．これがおそらくレドックス制御の起源である．その後，10億年前までにかけて大気中の酸素濃度は徐々に上昇し，現在のレベルになったことが地質学的に示されている（図）．

鉄なしで生存できる独立した生命体は地球上ではいまだ発見されておらず，私たちのからだでは，鉄は十二指腸から吸収されると積極的に排出する経路はない．それだけ進化上，鉄は貴重な元素であったものと解される．成人男子には約4gの鉄が含まれるが，その60％は酸素を運搬するヘモグロビンのヘムとして存在する．この鉄の毎日の出入りはわずかに1mgであり半閉鎖系であるが，赤血球の寿命は120日であるため

0.8％の老化赤血球が脾臓で壊され，その鉄はすぐに骨髄で造血に使用されている．体内で鉄はきわめて速いスピードで移動しているのである．鉄代謝を担う分子は，フェリチン，トランスフェリン系，DMT1，フェロポーチン，ヘプシジンなどが主役であるが，細胞基質における触媒鉄の動きなどまだまだわかっていないことも多い[2]．最近，PCBP2が細胞基質内でシャペロンの役割をしていることが報告されている[3]し，触媒性二価鉄蛍光プローブが開発されたのは大きな進歩である[4)5)]（第3章-5参照）．

2 鉄と関連する疾患

排泄経路がないということと相俟って，鉄は二面性を有する．発展途上国では食糧難からの鉄不足が一般の子どもや妊婦で大きな問題となっており，鉄強化醤油などの工夫がなされているが，種々の疾患に伴う局

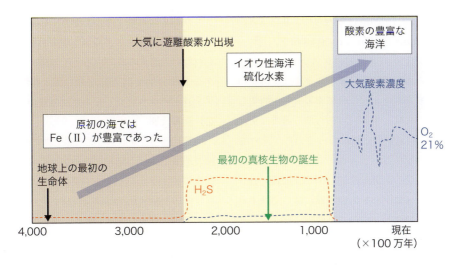

図　地球の歴史における鉄・イオウ・酸素の関係

所的あるいは全身的な鉄過剰状態も大きな問題である．東南アジアに多いサラセミアなどの輸血依存性疾患では子どものころから鉄過剰となり，主に心不全で死亡する．また，最近はウイルスを駆除できるようになったが慢性C型肝炎においては，肝臓への鉄の蓄積とその後の肝硬変・肝がんの発生がいまだに問題である．感染症は種間の戦いとも理解できるが，これは鉄の取り合いでもあり，慢性感染症では侵入種に鉄をやるまいとする原則が働いて，逆に宿主細胞の鉄過剰が起こることになる．一般的にヒトにおいて鉄過剰は発がんと関係している[2)6)]．他の例としては，卵巣の子宮内膜症に伴う卵巣がんやアスベスト曝露による中皮腫も過剰鉄に伴う発がんである．逆に，瀉血・献血をすれば体内の鉄を減らすことができる．500 mL年2回の瀉血で発がん率やがん死亡率が下がるというヒト介入試験のデータも存在する[7)]．鉄過剰状態では，細胞内で触媒性Fe（Ⅱ）が増加し，その結果発生するフェントン反応がゲノムDNAに修飾塩基や二本鎖切断を増やし，その結果，変異が増えるためと理由づけられる．

先進国においては結核などの主要な感染症の克服により平均寿命が著しく伸びている．1950年においては人生50年といわれたが，現在の日本人の平均寿命は男性が80歳を超え，女性は86歳となっている（http://ganjoho.jp/data/reg_stat/statistics/brochure/2016/cancer_statistics_2016.pdf）．このような状況においては鉄の制御が重要であると筆者は考えている．これは，いわば鉄と酸素を日々使用していることに対する対価であるとも考えられ，がんのみならず多くの神経変性疾患・認知症や動脈硬化症の進展にも相対的あるいは絶対的過剰鉄が関係していると考えられている．

3 フェロトーシスの発見

このような時期にフェロトーシス[※2]という概念が提案されたのは，たいへん時代に即したものであったと考えることができる．2012年の最初の報告[8)9)]は，種々のRAS遺伝子が活性化された細胞において，erastinという小分子により数時間の間にこれまで報告のない表現型で細胞死を起こすことを観察したことに端を発している．この細胞死は，形態的にもシグナル的にもアポトーシスではなく，細胞死の前に著明な脂質過酸化が認められた．そして，desferalのような鉄をredox-inactiveにするキレート剤によって細胞死を中途で止めることができるのが特徴であり，フェロトーシスと名付けられた．

> **※2　フェロトーシス**
> Fe（Ⅱ）依存性の制御性壊死の形態をとる細胞死の新たなコンセプトであり，2012年にStockwellらにより提唱された．種々の原因で細胞内脂質ペルオキシドが致死的なレベルまで上昇する．種々の代謝やGPX4が関与する．再灌流傷害や神経変性疾患の神経細胞死はフェロトーシスであり，がん細胞はフェロトーシス抵抗性であることがわかってきた．

調べていくうちに，Erastinは坂内らにより発見されたCystine/Glutamate antiporter（System X_c^-）[10)11)]を阻害することにより，細胞内のシステインレベル，ひいては生体内最多の抗酸化分子グルタチオンのレベルが下がり，脂質過酸化が起こってくることが判明した．こうした反応には，生体内のあらゆる場所に常時低濃度存在するH_2O_2濃度が鍵になっている．それを水に代謝するグルタチオンペルオキシダーゼ（GPX）には4つのアイソザイムがあるが，GPX4は膜特異的なものであり，フェロトーシスの本質に深く関係することも明らかになった[12)]．GPX4条件的ノックアウトマウスでは，尿細管細胞がフェロトーシスを起こすことにより急性腎不全が発生する[13)]．その後，爆発的にフェロトーシスが使用されるようになったのは，種々の認知症をきたす神経疾患においてフェロトーシス特異的と考えられる現象が次々に確認されていることにもよる．

4 フェロトーシスの制御
（Graphical abstract）

1）アミノ酸代謝

アミノ酸代謝はフェロトーシスの制御と密接な関係がある．細胞内のグルタチオン合成は利用できるシステイン量が規定しているので，細胞によってはメチオニンからイオウ転移によってシステインを合成するため，前述のSystem X_c^-をバイパスすることがある．また，ゲノムワイドな遺伝子ノックダウン解析により，cysteinyl-tRNA synthetase（CARS）のノックダウンによりイオウ転移が促進され，フェロトーシス抵抗性が生じることがわかっている[14)]．

グルタミン酸やグルタミンもフェロトーシスの重要な制御因子である[15)]．グルタミン酸はSystem X_c^-において1：1でシスチン（細胞内でシステインになる）と交換されるため，細胞外グルタミン酸レベルが高いとフェロトーシスを誘導する．この現象はグルタミン酸の神経毒性の少なくとも一部は説明するものと考えられる．グルタミンはヒトの組織や血漿内に多量に存在し，その分解（glutaminolysis）はTCAサイクルの燃料や脂肪合成の材料を提供する．グルタミン欠乏状態あるいはグルタミン分解の阻害があるとフェロトーシスが抑えられることがわかっている．これはフェロトーシスにはαケトグルタル酸を必要とするからかもしれないと考えられている[15)]．実際，実験的にはグルタミン酸分解の阻害により心臓・腎臓・脳におけるフェロトーシスを介した再灌流傷害が改善する[16)]．

2）脂質代謝

脂質代謝もフェロトーシス感受性に密接に関連する．脂質過酸化には不飽和脂肪酸が重要であり，その量と存在部位がフェロトーシス感受性にかかわっている．フリーの不飽和脂肪酸は脂質シグナル分子合成の基質であるが，フェロトーシスのシグナルとなるためには膜のリン脂質内にエステル化により組込まれる必要がある．リピドミクス研究により，アラキドン酸（C20：4）あるいはアドレン酸（C22：4）を含むホスファチジルエタノールアミン（phosphatidylethanolamine：PE）のレベルがフェロトーシスを起こすのに重要であることが判明してきた[17)]．例えば，ACSL4やLPCAT3は不飽和脂肪酸を含むPEの生合成やリモデリングにかかわる酵素であるが，これらの酵素をノックアウトすると脂質過酸化の基質が減り，フェロトーシス抵抗性となる[18)]．興味あることに，胎児における免疫系の発達には，適切な不飽和脂肪酸の摂取が必要であることがわかっており，この過程にフェロトーシスがかかわっている可能性がある．

3）鉄代謝

鉄はフェロトーシスの遂行に必須であるため，鉄の取り込み・排出・貯蔵・代謝回転はフェロトーシスの感受性に影響を及ぼす．そして，鉄代謝のマスター制御因子IREB2を止めるとフェロトーシスへの感受性が減る．細胞内においてはオートファジーもフェロトーシスへの感受性に関与している．フェリチン特異的なオートファジーはferritinophagyとよばれており，NCOA4がフェリチンをリソソームへリクルートし，この現象により細胞基質内の触媒性Fe（Ⅱ）が増加し，フェロトーシス感受性を上げると考えられている[19)]．

4）フェロトーシス感受性を制御するその他の代謝経路

その他の重要なフェロトーシス抵抗因子としては，メバロン酸経路により生合成されるコエンザイムQ10，脂質ヒドロペルオキシド除去に必要な還元分子の合成に必要なNADPH，そしてGPX4に必須なセレン補充などがあげられる．また，抗酸化酵素のマスター転写

表　フェロトーシスとFe-NTA誘発腎発がんの関係

年	フェロトーシス	Fe-NTA誘発腎発がん
	Fe（Ⅱ）依存性非アポトーシス細胞死，脂質ペルオキシドの致死的増加など酸化ストレスを伴う	redox-active鉄キレートであるFe-NTAをラット腹腔内に投与すると腎尿細管で傷害を起こし，その反復により高率に悪性度の高い腎臓がんを発生する
1980	System X_c^-の発見	
1982	GPX4の発見	Fe-NTA腎がんモデルの発見
1990		標的細胞で脂質過酸化増加を発見
1993		GSHサイクルの関与の発見
1994	ヒトGPXクローニング	HNEならびにHNE修飾タンパク質を標的細胞で検出
1999		発がん標的遺伝子がp16/p15がん抑制遺伝子であることを発見
2006		オキシゲノミクスの提唱
2008	GPX4欠損で非アポトーシス細胞死を観察	
2012	新細胞死フェロトーシスの提唱	がんの遺伝子変化がヒトがんに酷似していることを報告
2014	GPX4がフェロトーシス制御の鍵となることの発見	
2016		がんはフェロトーシス抵抗性を伴う鉄依存症（iron addiction with ferroptosis-resistance）であることを提唱
2017	ACSL4により膜脂質に組み込まれるアラキドン酸やアドレン酸を含むホスファチジルエタノールアミンが重要であることの発見	

Fe-NTA：鉄ニトリロ三酢酸，HNE：4-ヒドロキシ-2-ノネナール．文献24より引用．

因子であるNRF2はフェロトーシス抵抗性因子である[9]．

5）フェロトーシスと疾患とのかかわり

変性と発がんという真反対の病態に関係している．変性に関しては，フェロトーシスが細胞死を起こすという方向性であり，虚血性傷害ならびに種々の神経変性疾患である．後者には，パーキンソン病・ハンチントン病・アルツハイマー病・外傷性脳傷害など広範な病態が含まれる．脳の鉄レベルは加齢や変性疾患の進行と比例して増加することが知られている．鉄をredox-inactiveにするキレート剤のなかではdeferiprone（日本では未承認）がパーキンソン病に効果があるとされた．現在，フェロトーシス阻害剤としてはferrostatinやliproxstainなどがあり，少なくとも動物モデルでは効果が確認されている[9]．

発がんに関しては，増殖のために鉄を大いに取り込み利用するにもかかわらず，フェロトーシス抵抗性になっていることが，ことの本質であると考えられる．NRF2あるいはそのユビキチンへの結合分子KEAP1の変異によるNRF2転写因子の常時活性化や，がん幹細胞のマーカーとも考えられているCD44vがSystem X_c^-の安定化因子であることなどが，如実にそれを物語っている[9]．

5 発がんにおけるフェロトーシスの意義

1982年に京都大学病理学教室の岡田・翠川により，redox-activeな鉄キレート剤ferric nitrilotriacetate（Fe-NTA）のラットへの反復腹腔内投与により腎臓の腺がんが高率に発生することが報告された[20]．筆者はそのメカニズムの解明に30年以上にわたりかかわってきた[21]．2012年にはこの発がんの起こされるゲノム変化がヒト発がんにきわめて類似していることを報告した[22][23]が，そのうちにこのモデルでは初期に腎臓の近位尿細管でフェントン反応を介したフェロトーシスが起こっており，フェロトーシス抵抗性となるため発がんが起こっていることを確信するに至った[24]．**表**にフェロトーシスと本発がん研究の流れの比較を示す．

最近，がん細胞内では非がん細胞に比べて触媒性Fe（Ⅱ）が多いことを筆者らは示した[25]．これはHL60という白血病細胞をマクロファージに分化させると

RhoNox-1でみた触媒性Fe（Ⅱ）が減ることを示したものである．がん細胞はフェロトーシスを逃れるために分裂しているようにも感じられる[24]．

おわりに

フェロトーシスという新たな細胞死の概念は，思った以上に広がりを見せはじめている．鉄・イオウ・酸素は生命現象の根源であり，ひとりでも多くの若手研究者がこの分野に興味をもち，研究が進展することを期待する．

文献

1) Olson KR & Straub KD：Physiology (Bethesda), 31：60-72, 2016
2) Toyokuni S：Cancer Sci, 100：9-16, 2009
3) Yanatori I, et al：J Biol Chem, 292：13205-13229, 2017
4) Mukaide T, et al：Free Radic Res, 48：990-995, 2014
5) Hirayama T & Nagasawa H：J Clin Biochem Nutr, 60：39-48, 2017
6) Toyokuni S：Arch Biochem Biophys, 595：46-49, 2016
7) Zacharski LR, et al：J Natl Cancer Inst, 100：996-1002, 2008
8) Dixon SJ, et al：Cell, 149：1060-1072, 2012
9) Stockwell BR, et al：Cell, 171：273-285, 2017
10) Bannai S & Kitamura E：J Biol Chem, 255：2372-2376, 1980
11) Sato H, et al：J Biol Chem, 274：11455-11458, 1999
12) Yang WS, et al：Cell, 156：317-331, 2014
13) Friedmann Angeli JP, et al：Nat Cell Biol, 16：1180-1191, 2014
14) Hayano M, et al：Cell Death Differ, 23：270-278, 2016
15) Gao M, et al：Mol Cell, 59：298-308, 2015
16) Conrad M, et al：Nat Rev Drug Discov, 15：348-366, 2016
17) Kagan VE, et al：Nat Chem Biol, 13：81-90, 2017
18) Doll S, et al：Nat Chem Biol, 13：91-98, 2017
19) Gao M, et al：Cell Res, 26：1021-1032, 2016
20) Nishiyama Y, et al：Jpn J Cancer Res, 86：1150-1158, 1995
21) Toyokuni S：Pathol Int, 66：245-259, 2016
22) Tanaka T, et al：Oncogene, 18：3793-3797, 1999
23) Akatsuka S, et al：PLoS One, 7：e43403, 2012
24) Toyokuni S, et al：Free Radic Biol Med, 108：610-626, 2017
25) Ito F, et al：Biochem Biophys Res Commun, 476：600-606, 2016

<著者プロフィール>

豊國伸哉：1985年京都大学医学部卒業，'91年同大学院医学研究科博士課程修了．'90～92年米国FDA博士研究員．日本病理学会病理専門医．Society for Free Radical Research International 理事長．日本酸化ストレス学会理事長．日本鉄バイオサイエンス学会理事長．過剰鉄やそれに伴う酸化ストレスによる発がん機構の解明をライフワークとして行っており，特に男性は中年以降の全血400 mL年2回献血を唱道している．フェロトーシスの全貌を明らかにするとともに，がんの本質に迫りたいと考えている．

第2章 レドックスと疾患

12. NRF2依存性難治がんの成立機構とその特性

北村大志,本橋ほづみ

転写因子NRF2は,酸化ストレス・親電子性ストレスに応答して誘導的に活性化され,多くの生体防御遺伝子の発現を誘導する.しかし,一部のがんではNRF2が恒常的に活性化していることが明らかになり,肺がんや乳がんを含む多くの固形腫瘍において,NRF2の蓄積が強い予後不良因子として報告されている.NRF2が恒常的に活性化している腫瘍は,NRF2依存的な腫瘍形成能・治療抵抗性を示すことから,「NRF2依存性がん(NRF2-addicted cancer)」であると理解できる.本項では,難治性であるNRF2依存性がんの成立メカニズムや恒常的に活性化したNRF2の下流で腫瘍形成を支える因子について,最近の知見を紹介する.

はじめに

転写因子NRF2は外来異物の解毒や酸化ストレス応答など,生体防御機構において重要な役割を担っている.NRF2は刺激に応答して安定化し,小Maf因子と結合してヘテロ二量体を形成後,抗酸化応答配列(antioxidant response element:ARE)に結合し転写を活性化する(第1章-9参照).しかし,一部の固形腫瘍においてはNRF2が恒常的に活性化しており,しばしば悪性化の原因となっていることから,がん細胞におけるNRF2の機能解明に注目が集まっている.

[略語]
ARE:antioxidant response element
(抗酸化応答配列)
MEF:mouse embryonic fibroblast
(マウス線維芽細胞)
NRF2:Nfe2-related factor 2

1 がん細胞におけるKEAP1-NRF2制御系の破綻

通常状態においてNRF2は,KEAP1-CUL3ユビキチンE3リガーゼ複合体に結合してポリユビキチン化されプロテアソーム系により分解されている.細胞が酸化ストレス・親電子性ストレスに曝されると,KEAP1のシステイン残基が修飾を受けてKEAP1-CUL3ユビキチンE3リガーゼ複合体の活性低下が起こり,NRF2が安定化して生体防御遺伝子群を統括的に誘導する.NRF2依存性がんでは,こうした本来の酸化ストレス・親電子性ストレス応答が破綻した状態で,NRF2の恒常的な活性化が認められる[1].

NRF2の恒常的な活性化については,さまざまな原因が報告されている(図1).例えば,*NRF2*, *KEAP1*, *CUL3*遺伝子の体細胞変異や*NRF2*遺伝子のスプライシング異常[2]はKEAP1とNRF2の結合を阻害するほ

Establishment and characterization of NRF2-addicted cancer cells
Hiroshi Kitamura/Hozumi Motohashi:Department of Gene Expression Regulation, Institute of Development, Aging and Cancer (IDAC), Tohoku University(東北大学加齢医学研究所遺伝子発現制御分野)

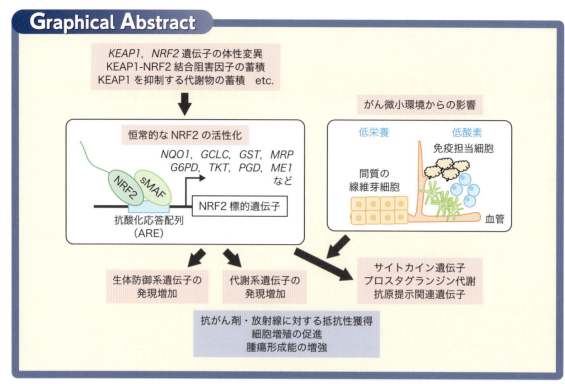

◆NRF2依存性がんの成立とその特徴

か，*KEAP1*遺伝子プロモーターのメチル化による発現低下，がん遺伝子によるNRF2の発現増加は，KEAP1に対するNRF2の存在量比が増加することにより，NRF2を蓄積させる．また，フマル酸ヒドラターゼ遺伝子の体細胞変異が引き起こすフマル酸の蓄積はKEAP1のシステイン残基を異常修飾することでKEAP1を不活化する．一方で選択的オートファジーのカーゴタンパク質p62/SQSTM1の異常蓄積は，KEAP1-NRF2相互作用の阻害をもたらす．このようにKEAP1-NRF2相互作用に干渉することでNRF2の活性化をもたらす因子としては，ほかにも，PALB2/FANCN[3]，BRCA1[4]，CDK20[5]，DPP3[6]，RAI/iASPP[7]などが報告されている．

2 NRF2依存性がんの成立機構

NRF2が恒常的に活性化しているがんは，NRF2依存的な腫瘍形成能・治療抵抗性を示し，しばしば難治性となる（**Graphical Abstract**）．われわれはこのようながんを「NRF2依存性がん（NRF2-addicted cancer）」と名付け，その生物学的な性質の解明を通して，新しい治療戦略の開発をめざして研究を進めている．NRF2の活性化は，発がんに対して防御的に作用することが知られており[1)～8)]，正常な細胞やマウス個体でNRF2を活性化させただけではがん化に至らないことから[9),10)]，NRF2依存性がんの成立には，NRF2とは異なる発がんのドライバー因子が必要であると予想される．

TCGAのヒトがんゲノムデータベースによると，*KEAP1*や*NRF2*の体細胞変異が*KRAS*や*TP53*などの発がん遺伝子と多く共起している．このことから，われわれは*KRAS*の恒常的な活性化や*TP53*の欠損が，NRF2の恒常的な活性化と何らかの協調作用をもちうるものと考えた．そこでこの仮説を検証するために，マウス胎仔線維芽細胞（mouse embryonic fibroblast：MEF）をベースにして，NRF2を恒常的に活性化させたモデルがん細胞を作製した．C57BL6バックグラウンドの野生型マウスとNRF2が恒常的に活性化してい

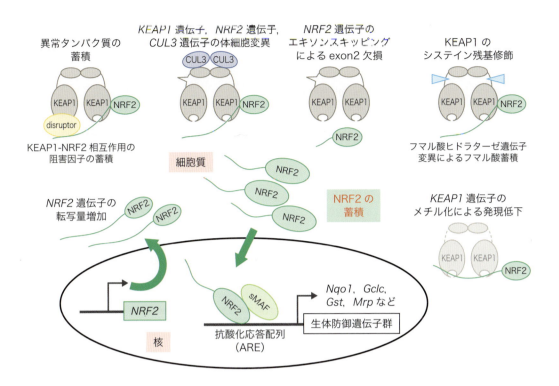

図1 がん細胞における恒常的NRF2活性化の原因

る *Keap1* 欠損マウスの胎仔からMEFを取得し，SV40 T抗原の導入によりTP53・RB経路を不活化して不死化させた（T-MEF）．野生型T-MEFと *Keap1* 欠損T-MEFに対して，それぞれ，HRAS変異体（HRAS^{G12V}）を導入した（TR-MEF）（**図2A**）．興味深いことに，*Keap1* 遺伝子欠損によるNRF2の活性化は，TR-MEFの in vitro での細胞増殖に影響を及ぼさないが，B6マウスの皮下への同種移植後の腫瘍形成能を顕著に増強した（**図2B**）[11]．この腫瘍形成能の上昇はNRF2のノックダウンにより抑制されたことから，*Keap1* 欠損TR-MEFは，NRF2依存性がんのモデルといえる．このようにRAS経路の恒常的な活性化とTP53・RB経路の不活化がともに存在する状態において，NRF2の活性化は腫瘍形成能の増大に大きく貢献することがわかった．すなわち，RAS経路の活性化とTP53・RB経路の不活化が，NRF2依存性がん成立を可能にする要件の1つであることがわかった．*Kras* や *Tp53* の機能異常がNRF2依存性がんの発生素地を担う可能性は，マウスの肺がんモデルでも報告されている[12]．

3 NRF2依存性がんにおいて腫瘍形成能に貢献する下流因子の同定

われわれは，NRF2の下流で腫瘍形成能に貢献している遺伝子を同定するために，NRF2依存性がんのモデル系として，*Keap1* 欠損TR-MEFを野生型TR-MEFと比較した．それぞれの細胞を，培養皿で培養した場合と，マウス皮下に移植して腫瘍を形成させた場合とで，遺伝子発現の違いを検討した．酸化ストレス応答に重要なNRF2の標的遺伝子群は，細胞の状態にかかわらず，NRF2が活性化している *Keap1* 欠損TR-MEFで発現が高かった（**図3A**）[11]．その一方で，いくつかのサイトカインやその受容体の発現が，*Keap1* 欠損TR-MEFが腫瘍を形成した場合において，大幅に上昇した．このなかでも特に顕著な発現増加を認めたIL-11を *Keap1* 欠損TR-MEFで欠損させると，培養皿での細胞増殖には影響せず，マウス皮下での腫瘍形成がほぼ完全に抑制された（**図3B**）[11]．IL-11は大腸がんや乳がんにおいて腫瘍形成に重要であることが報告されており，われわれが検討した乳がん症例でも，組織学

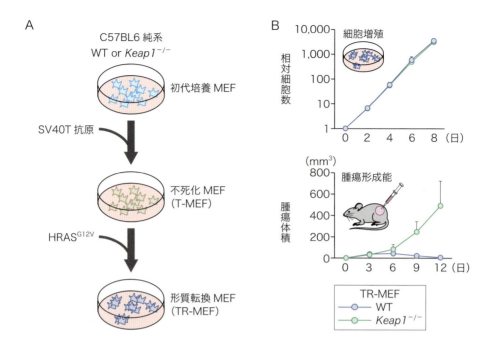

図2 NRF2依存性がん細胞モデルを用いた細胞増殖と腫瘍形成能の検討
A）NRF2依存性がん細胞モデルの作製．B）培養皿での細胞増殖とマウス皮下での腫瘍形成能の違い．

的なNRF2の蓄積とIL-11の産生は正の相関を示した[11]．以上の結果から，ヒト乳がんにおいてIL-11はNRF2の下流で腫瘍形成を促進すると考えられる．IL-11のNRF2依存的な発現上昇は，従来のNRF2の標的遺伝子とは異なり，腫瘍微小環境※に由来する何らかのシグナル経路の存在が加わることで起こると考えられ（図4），詳細なメカニズムは今後の解析を待たなくてはならない．

そのほか，NRF2の下流ではセリン合成経路が活性化されて，がん細胞の増殖に重要な役割を果たしていること[13]，核内受容体NR0B1がそのシステインのレドックス制御を介してがんの悪性化に貢献すること[14]，TP53の点変異体存在下でNRF2がプロテアソーム遺伝子発現を誘導することでプロテアソーム阻害剤に対する抵抗性を高めていること[15]など，NRF2依存性がんの下流で誘導されているさまざまながん悪性化のメカニズムが解明されつつある．

4 NRF2を標的とした NRF2依存性がんの治療方法開発

NRF2依存性難治がんの治療にNRF2の阻害は効果的であると考えられ，現在開発が進められている[16]．しかし，担がん宿主の正常細胞でNRF2を抑制することは，その生体防御における重要な機能を考えれば好ましいことではない．したがって，NRF2阻害剤を用いる場合は，その投与経路，投与方法を工夫することで，NRF2依存性がんになるべく特異的に作用させる必要がある．このような，がん部位特異的な薬剤デリバリー方法の開発が重要であると同時に，本項で紹介したとおり，NRF2の下流で腫瘍形成能に貢献する因子を標的とすることも，有効な手段と考えられる．

おわりに

TCGAのヒトがんゲノムデータベースによると，KEAP1やNRF2の体細胞変異によるNRF2の恒常的な

> ※ **腫瘍微小環境**
> 腫瘍のなかには線維芽細胞や免疫細胞または，血管細胞など非腫瘍細胞が多く存在し，腫瘍の成長をサポートしている．これらの細胞や環境を総称して腫瘍微小環境とよぶ．

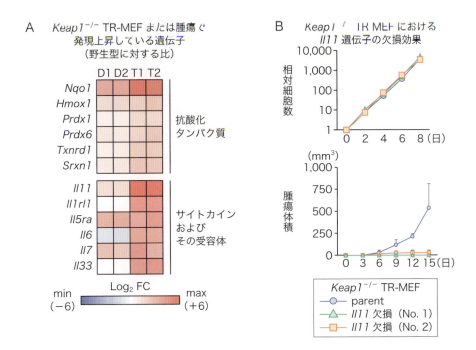

図3 NRF2依存性がん細胞モデルにおける遺伝子発現プロファイルとIL-11の重要性の検討
A）野生型TR-MEFに比較してKeap1欠損TR-MEFでの遺伝子発現変化．D：培養皿で培養した状態での結果，T：マウス皮下での腫瘍を形成させた状態での結果．B）CRISPR-Cas9法を用いてKeap1欠損TR-MEFのIl11遺伝子を破壊したことによる細胞増殖と腫瘍形成能への影響．

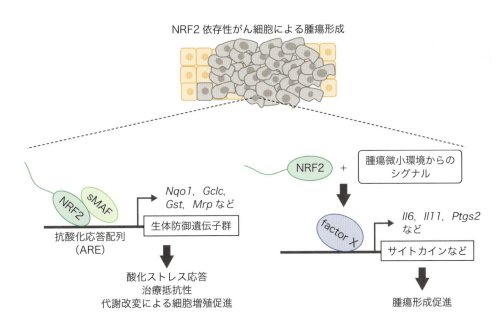

図4 NRF2依存性がんの腫瘍形成能を支える遺伝子発現

活性化が認められるがんは，肺，膀胱，頭頸部に多く，膵臓や大腸にはほとんど認められない．実際，マウスの気道上皮で*Keap1*::*Kras*::*Tp53*の三重変異を起こすとNRF2が活性化した悪性度の高い肺がんが発症するが[12]，膵臓で同様の変異を誘導してもがんは形成されず，膵実質細胞の萎縮が起こることが報告されている[17]．このことは，遺伝子変異を伴うNRF2の恒常的な活性化とがんの悪性化との関係に，がんの発生母地が有する組織特異性が影響することを示唆している．NRF2依存性難治がんの成立機構をこのような視点から解析することも，その新たな治療戦略の開発につながる可能性があると期待される．

文献

1) Mitsuishi Y, et al：Front Oncol, 2：200, 2012
2) Goldstein LD, et al：Cell Rep, 16：2605-2617, 2016
3) Ma J, et al：Mol Cell Biol, 32：1506-1517, 2012
4) Gorrini C, et al：J Exp Med, 210：1529-1544. 2013
5) Wang Q, et al：Oncogene, 36：5321-5330, 2017
6) Lu K, et al：Cancer Res, 77：2881-2892, 2017
7) Ge W, et al：Cancer Cell, 32：561-573, 2017
8) Satoh H, et al：Cancer Res, 76：3088-3096, 2016
9) Taguchi K, et al：Mol Cell Biol, 30：3016-3026, 2010
10) Wakabayashi N, et al：Nat Genet, 35：238-245, 2003
11) Kitamura H, et al：Oncogene, 36：6315-6324, 2017
12) Romero R, et al：Nat Med, 23：1362-1368, 2017
13) DeNicola GM, et al：Nat Genet, 47：1475-1481, 2015
14) Bar-Peled L, et al：Cell, 171：696-709.e23, 2017
15) Walerych D, et al：Nat Cell Biol, 18：897-909, 2016
16) Tsuchida K, et al：Free Radic Biol Med, 103：236-247, 2017
17) Hamada S, et al：Am J Physiol Gastrointest Liver Physiol, 314：G65-G74, 2018

＜筆頭著者プロフィール＞
北村大志：2013年，東北大学大学院農学研究科で学位取得．同年，同大学加齢医学研究所遺伝子発現制御分野に着任．'17年より東北大学スマートエイジングセンター学際重点研究センター助教．NRF2依存性難治がんの成立機構と，NRF2による腫瘍形成能の増強に貢献する下流因子に興味をもって研究を進めている．

第2章 レドックスと疾患

13. レドックス変化に応答した細胞内 Mg^{2+} 量の調節

山崎大輔, 三木裕明

活性酸素種は標的分子を酸化修飾することでさまざまなシグナル伝達を調節しており, 体内レドックス恒常性が破綻しシグナル制御が異常になると, がんや糖尿病など多くの疾病が引き起こされる. 本稿では, 活性酸素種の標的分子の1つ phosphatase of regenerating liver (PRL) がレドックス状態に応答して Mg^{2+} 輸送体 cyciln M (CNNM) の働きを抑え細胞内 Mg^{2+} 量を調節しており, その制御異常ががんの悪性化を促進することを紹介する.

はじめに

活性酸素種 (reactive oxygen species：ROS) は生体に損傷を与える毒性の強い物質であり, 体内レドックスバランスの破綻は, がん, 糖尿病, 炎症, 神経変性疾患など多くの疾患の病因となる. 最近, ROSが標的タンパク質を化学修飾することで細胞内シグナル伝達を調節し, 生体の恒常性維持に寄与していることが明らかになってきた. したがってレドックスバランスの破綻がもたらす多様な病態を理解するためには, ROSがどのような経路で特定のシグナルを制御しているのか, またその制御異常が生体にどのような影響をもたらすのかを知ることが必要である. 本稿では, ROSの標的タンパク質の1つ phosphatase of regenerating liver (PRL) に注目し, その分子機能とがん悪性化に果たす役割について概説する.

[略語]
CNNM：cyclin M
PRL：phosphatase of regenerating liver
PTP：protein tyrosine phosphatase
　　　（タンパク質チロシンホスファターゼ）
ROS：reactive oxygen species（活性酸素種）

1 PRL

PRL1は, 再生中の肝臓で発現が亢進している分子として同定された分子量約20 kDのタンパク質である. ヒトではPRL1〜3の3つのファミリー分子が存在し, それらの間ではアミノ酸配列上で約80％の一致がみられる. PRL1〜3は共通して protein tyrosine phosphatase (PTP) の活性部位PTPドメインをもち, C末端側にあるCAAXモチーフ中のシステインがプレニル化されることで膜へとつなぎとめられる[1].

2001年にVogelsteinらのグループが転移性の大腸がんでPRL3の発現が亢進していることを見出し, がん転移とPRLのつながりに注目が集まるようになった[2]. 彼らはヒト大腸がんの遺伝子発現プロファイルをもとに, 肝臓に転移した腫瘍で特異的に発現が高く

Regulation of intracellular magnesium levels in response to redox changes
Daisuke Yamazaki/Hiroaki Miki：Department of Cellular Regulation, Research Institute for Microbial Diseases, Osaka University（大阪大学微生物病研究所細胞制御分野）

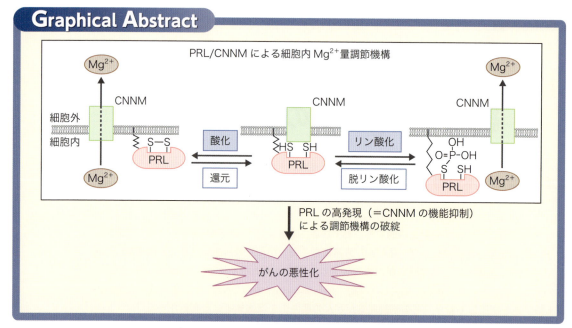

◆PRL/CNNMによる細胞内Mg^{2+}量の調節

なっている38遺伝子に注目し，PRL3の発現だけがすべての転移巣で亢進していることを見つけた．この研究を端緒としてさまざまな種類のヒト転移がんでPRL3の発現上昇が報告され[1]，PRLの発現上昇とがんの進展の間には密接な関係があることが示されている．その一方でマウス転移実験モデルを用いた解析から，PRLを異所的に発現させた細胞はより多くの転移巣を形成することが報告されており[3]，PRLには積極的にがん転移を促す働きがあることが強く示唆される．しかしPRLは他のPTPと比べて酵素活性が著しく弱く[4]，PRLによるがん悪性化促進メカニズムは不明であった．

2 PRLの酸化

PRLを含むすべてのPTPでは，活性中心に1つのシステイン残基（触媒システイン）が保存されている．このシステインのチオール基（-SH）には脱プロトン（H$^+$）化しチオラートアニオン（-S$^-$）を形成する傾向があるため，反応性が高くROSによる酸化修飾を受けやすい[5]．PTPであるphosphatase with sequence homology to tensin（PTEN）やprotein-tyrosine phosphatase 1B（PTP1B）では，活性中心のシステインが酸化されると，それぞれ分子内ジスルフィド（S–S）結合や分子内スルフェニルアミド（S–N）結合が形成され[6]，その結果ホスファターゼ活性が抑制される[7)8]．

PRL1およびPRL3では，触媒システインである104番目のシステインが，立体構造上近接している49番目のシステインと分子内ジスルフィド結合を形成することが報告されており[4)9]，PRLのホスファターゼ活性もまたシステインの酸化により制御されている．こうしたシステインの酸化修飾は可逆的であり，過酸化水素処理により酸化されたPRLはチオレドキシンファミリーの1つTRP32の働きにより還元される（図1A）[10]．

3 PRLによる細胞内Mg^{2+}量の調節

1）PRLはcyclin M（CNNM）に結合する

私たちは，PRLに結合するタンパク質を生化学的な手法を用いて網羅的に検索し，膜タンパク質cyclin M（CNNM）4がPRLに特異的に結合することを見つけた[11]．両者の結合は細胞内レドックス状態により制御されており，過酸化水素処理した細胞内ではPRLが酸化されることで解除される（図1A）．

哺乳類ではCNNMの類縁分子として，CNNM1～4

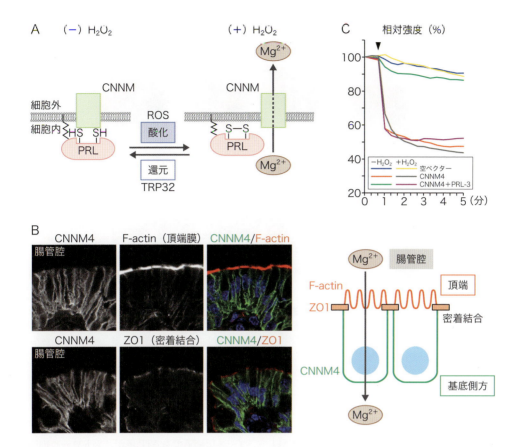

図1　PRLはCNNMによるMg²⁺排出を阻害する
A）PRLはROSにより酸化され分子内ジスルフィド結合を形成するが，TRP32の働きにより還元される．PRLはCNNMに結合することで細胞外へのMg²⁺排出を抑制しており，過酸化水素処理によりPRLが酸化されると，両者の結合が解除されMg²⁺が細胞外へと排出される．B）マウス大腸腸管上皮におけるCNNM4の局在を免疫染色により調べた．CNNM4は腸管上皮の基底側方膜に局在しており，腸管腔に面する頂端膜から取り込まれたMg²⁺を基底側方膜から排出することで，密着結合により仕切られている腸管上皮を介したMg²⁺の吸収に寄与している．文献14より引用．C）図中に示した発現コンストラクトを導入したHEK293細胞に，Mg²⁺の指示薬であるMagnesium Green™を取り込ませた．矢頭で示すポイントで細胞外のMg²⁺を除くことで細胞外へのMg²⁺排出を促進し，そのときの蛍光強度の変化を調べた（※1参照）．必要に応じて，Mg²⁺を除く前に細胞を200 μMの過酸化水素で処理した．グラフの値は10細胞の相対強度の平均を示しており，値の減少は細胞外へのMg²⁺排出を反映している．文献11より引用．

の4つの分子が存在する．これらは共通してdomain of unknown function 21（DUF21），cystathionine β-synthase（CBS），cyclic nucleotide monophosphate-binding domain（cNMP-BD）の3つのドメイン構造を有している[12]．中でもDUF21とCBSは細菌から広く保存されており，これらのドメイン構造が機能的に重要であることが示唆される[13]．CNNM4の分子機能解析から，CNNM4が細胞外にMg²⁺を排出する活性をもつことがわかった[11]．CNNM4は腸管に強く発現し，腸管上皮の基底側方膜に局在する（図1B）[14]．頂端側から取り込まれたMg²⁺がCNNM4により基底側方側から排出されることで，腸管腔のMg²⁺が体腔へと輸送される[14]．

2）PRLはCNNMによるMg²⁺排出を阻害する

PRLがCNNM4によるMg²⁺排出に与える影響を，細胞内Mg²⁺のイメージングにより検討した（※1参照）．CNNM4の発現によりMg²⁺の排出が促進されるが（図1C，赤），その効果はPRL3を共発現させることでほぼ抑えられた（図1C，緑）．しかし，PRL3とCNNM4の結合が起こらない過酸化水素存在下では，

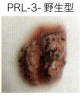
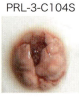

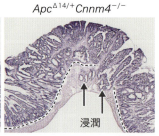

図2 PRLはCNNMを介してがんの悪性化を促進する
A）図中に示したMyc-PRL3コンストラクトを安定的に発現するB16細胞をマウス尾静脈に注射し，肺での転移巣形成を調べた（※2参照）．野生型PRL3を発現する細胞を注射したマウスの肺で，黒色の結節が多数形成された．スケールバー：2 mm．B）$Apc^{\Delta14/+}$, $Cnnm4^{+/+}$および$Apc^{\Delta14/+}$, $Cnnm4^{-/-}$マウスに形成された腸ポリープを薄切し，切片のH&E染色を行った．破線は粘膜上皮層と筋層の境界を，矢印は筋層への浸潤を示している．スケールバー：300 μm．いずれも文献11より引用．

PRL3発現によるMg^{2+}排出阻害効果はキャンセルされた（図1C, 紫）．これらの結果から，PRL3はCNNM4に結合することでMg^{2+}排出を阻害しており，細胞内レドックス状態の変化に応答しCNNM4との結合能を変化させることで細胞内Mg^{2+}量を調節していると考えられる（図1A）．実際，PRL3を高発現させた細胞やCNNM4の発現を抑えた細胞では細胞内Mg^{2+}濃度の上昇がみられ[11]，これらの細胞でMg^{2+}排出が阻害されていることが示唆される．

では，PRLの過剰発現による細胞内Mg^{2+}の増加は細胞にどのような影響をもたらすのであろうか？ 細胞内でMg^{2+}の多くはATPと複合体を形成しており，細胞内Mg^{2+}濃度が高いPRL3高発現細胞やCNNM4の発現を抑えた細胞ではATP量が増加していた[11]．

低グルコース環境下では細胞内ATP量が減少し細胞の増殖が抑えられるが，PRL3高発現細胞では低グルコース環境下でもATP量がコントロール細胞を通常条件で培養したときのそれと同じレベルに保たれており，増殖が可能であった[11]．このように，PRLの発現亢進には細胞のエネルギー代謝を変化させストレス環境下での細胞増殖を促進する効果があり，これががん悪性化の促進につながるのかもしれない．

4 PRLはCNNMを介してがんの悪性化を進展させる

B16メラノーマ細胞を用いたマウスがん転移実験モデル※2を使って，がん悪性化におけるPRL/CNNMの重要性について調べた．すでに報告されていた通り[15]，PRL3を高発現させることでB16細胞が形成する転移

※1　Mg^{2+}イメージングによるMg^{2+}排出の検討
高濃度のMg^{2+}を含む緩衝液に細胞を浸して細胞内にMg^{2+}を取り込ませた後，細胞外液のMg^{2+}を取り除き人為的にMg^{2+}の排出を促進させる．そのときの細胞内Mg^{2+}動態をMg^{2+}指示薬Magnesium Green™を用いたイメージングにより検出する．

※2　B16メラノーマ細胞を用いたマウスがん転移実験モデル
B16メラノーマ細胞をマウスの尾静脈に注射し，肺での転移巣形成を調べる．転移能をもつ細胞が肺に到達し増殖すると，肺に黒色の結節（nodule）が形成され転移の有無を比較的容易に判定することができる．

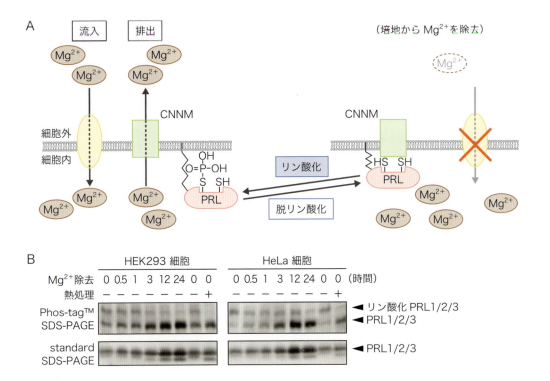

図3　PRLはMg^{2+}に応答してシステインリン酸化される

A) PRLとCNNMの結合は，PRLの触媒システインがリン酸化されることで阻害される．細胞外Mg^{2+}が減少すると非リン酸化PRLの量が増え，PRLがCNNMによる細胞外へのMg^{2+}排出を抑えることで細胞内Mg^{2+}量が一定に保たれる．**B)** HEK293およびHeLa細胞を，Mg^{2+}を含まない培地中で図中に示した時間培養した．回収した細胞の抽出物をPhos-tag™の存在下で電気泳動し，抗PRL抗体を用いたウエスタンブロットによりPRLを検出した．Phos-tag™は泳動中のゲル内でリン酸化されたタンパク質と結合しその移動を妨げることで，リン酸化タンパク質と非リン酸化タンパク質を分離させる．Phos-tag™の存在下では，PRLに由来する2本のバンドが検出され，PRLの脱リン酸化を促す熱処理によって移動度の小さなバンドは消失する（各細胞の右端のレーン）．いずれの細胞においても，培地中からMg^{2+}を除去することで，PRLの全体量は増えるにもかかわらず，リン酸化PRLの量は減少することがわかる．また同時にPRLの発現量も増加する．文献18より引用．

巣の数は増加したが，CNNMと結合することができない2つのPRL3変異体（C104S，C49S）には，転移を促進する効果は認められなかった[11]（図2A）．C49S変異体はC104S変異体とは異なりホスファターゼ活性を保持していることから，PRL3によるがん転移促進には酵素活性よりCNNMとの結合能が重要であることが示唆される．

そこでがん悪性化におけるCNNMの重要性を確認するため，腸管上皮で強く発現しMg^{2+}排出を担っているCNNM4の遺伝子欠損（$Cnnm4^{-/-}$）マウスと小腸に多数の良性腫瘍が形成される $Adenomatous\ polyposis\ coli$（$Apc$）遺伝子ヘテロ欠損（$Apc^{\Delta 14/+}$）マウスを交配させた．$Apc^{\Delta 14/+}$，$Cnnm4^{+/+}$マウスの腫瘍は粘膜上皮層にとどまっていたのに対して，$Apc^{\Delta 14/+}$，$Cnnm4^{-/-}$マウスの腫瘍の4割以上は筋層へ浸潤しており，CNNM4には腸における腫瘍の悪性化を抑制する働きがあることが示された[11]（図2B）．以上の結果から，PRLの高発現によりCNNM4の働きが抑えられることで，がん悪性化が促進されると考えられる．

5 システインのリン酸化

最近，PRLの触媒システインが酸化とは異なるユニークな化学修飾を受けることがわかった．PTPでは，その触媒サイクルの中で触媒システインが基質からリン酸を受け取り，リン酸化システイン中間体を形成す

る[16)17)]．その後，活性部位の中にあるセリンやスレオニン残基の働きでリン酸が解離する．しかし，PRLの場合それらのアミノ酸がアラニンに置換されているため，リン酸化システイン中間体の半減期が長く，その結果としてホスファターゼとしての酵素活性が他のPTPと比較して弱い[4)]．

そこで，触媒システインのリン酸化がCNNMとの結合に与える影響を調べるため，組換えPRLタンパク質を人工的な基質3-O-methylfluorescein phosphateと反応させ，PRLリン酸化システイン中間体（リン酸化PRL）を得た．リン酸化PRLではCNNMとの結合能が著しく低下しており，PRLのシステインリン酸化もPRL/CNNMの結合を阻害することがわかった（図3A）[18)]．PRL2およびCNNM3の構造解析の結果から，PRLの触媒システインはCNNMと水素結合をつくる直接の結合部位に隣接しており，この部分がリン酸化されると，CNNMとの結合が阻害されると推察される．

細胞内のPRLシステインリン酸化を調べたところ，内在性PRLのうちHEK293細胞では約半分，HeLa細胞ではその大半が通常の培養条件下でリン酸化されていた（図3B）[18)]．しかし，いずれの細胞においても培地中からMg^{2+}を除くと，PRLの全体量は顕著に増加するにもかかわらず，リン酸化PRLの量は減少した．細胞内Mg^{2+}量は流入と排出のバランスにより一定に保たれている．細胞外から流入するMg^{2+}量が減少した場合には，リン酸化PRLが減少し非リン酸化PRLが増えることで，CNNMによるMg^{2+}排出が抑えられ，細胞内Mg^{2+}量の恒常性が維持されると考えられる（図3A）．

おわりに

本稿では，PRL/CNNMがレドックス状態に応答して細胞内Mg^{2+}量を調節しており，その破綻ががんの悪性化につながることを紹介した（**Graphical Abstract**）．私たちは遺伝子改変マウスや線虫を用いた解析から，CNNMが精子の運動，血圧の調節，生殖腺の形成，寿命の調節など多様な生命現象に関与していることを報告している[19)〜22)]．これらの現象においてもPRL/CNNMによる細胞内Mg^{2+}量のレドックス制御が重要な役割を果たしている可能性があり，今後の研究の進展が期待される．

文献

1) Besestte DC, et al：Cancer Metastasis Rev, 27：231-252, 2008
2) Saha S, et al：Science, 294：1343-1346, 2001
3) Zeng Q, et al：Cancer Res, 63：2716-2722, 2003
4) Kozlov G, et al：J Biol Chem, 279：11882-11889, 2004
5) Peters GH, et al：Biochemistry, 37：5383-5393, 1998
6) Kwon J, et al：Proc Natl Acad Sci U S A, 101：16419-16424, 2004
7) Salmeen A, et al：Nature, 423：769-773, 2003
8) Ostman A, et al：J Biochem, 150：345-356, 2011
9) Yu L, et al：Biochim Biophys Acta, 1773：1473-1482, 2011
10) Ishii T, et al：J Biol Chem, 288：7263-7270, 2013
11) Funato Y, et al：J Clin Invest, 124：5398-5410, 2014
12) Wang CY, et al：Gene, 306：37-44, 2003
13) Hirata Y, et al：J Biol Chem, 289：14731-14739, 2014
14) Yamazaki D, et al：PLoS Genet, 9：e1003983, 2013
15) Wu X, et al：Am J Pathol, 164：2039-2054, 2004
16) Denu JM, et al：Proc Natl Acad Sci U S A, 92：5910-5914, 1995
17) Zhang ZY, et al：J Biol Chem, 266：1516-1525, 1991
18) Gulerez I, et al：EMBO Rep, 17：1890-1900, 2016
19) Yamazaki D, et al：J Cell Sci, 129：1940-1949, 2016
20) Yamazaki D, et al：Biochem Biophys Res Commun, 474：441-446, 2016
21) Funato Y, et al：J Hypertens, 35：585-592, 2017
22) Ishii T, et al：PLoS Genet, 12：e1006276, 2016

<筆頭著者プロフィール>
山崎大輔：2003年東京大学大学院医学系研究科博士課程修了（医学）．'05年東京大学医科学研究所助手．'07年神戸大学大学院医学研究科助教．'11年大阪大学微生物病研究所助教．'17年10月より大阪大学微生物病研究所准教授．現在は，腸管上皮細胞における細胞内Mg^{2+}調節の役割について研究しています．

第2章 レドックスと疾患

14. 酸化ストレスと腎障害

鈴木健弘,阿部高明

酸化ストレスは急性腎障害(AKI)と慢性腎臓病(CKD)の病態進行を促進し,腎臓ではミトコンドリア,NOX,NOSから発生した活性酸素(ROS)が血管内皮,ポドサイト,尿細管上皮細胞障害や間質線維化を惹起して糖尿病性腎症や糸球体硬化症が発症する.新規のミトコンドリア病治療薬MA-5はミトコンドリア由来ROSを増加することなくミトコンドリアでのATP産生を促進してAKIを改善する効果を示した.酸化ストレス制御をターゲットとした薬剤は腎臓病の新たな治療戦略となる.

はじめに

急性腎障害(AKI)は,虚血,敗血症,薬剤性腎障害などで起こる急性の腎機能低下に伴い,患者の高い死亡率と慢性腎臓病(CKD)への高い移行率,心臓血管病(CVD)の高い合併率から,近年より長期の患者予後因子として再認識されている[1].一方CKDは先進国人口の10%程度の頻度で合併し,AKIからの移行や高血圧,糖尿病,脂質異常症,動脈硬化などの生活習慣病やCVDを原因とし,患者の高い死亡率,高いCVD関連死,進行CKDが透析など腎代替療法を要する末期腎臓病(ESRD)に至ることから患者の生命予後のみならず医療経済学的にも大きな問題である[2].

AKIの腎障害において酸化ストレス(oxidative stress)が重要な因子であることは以前より指摘されている[1,3].また,慢性経過のCKDにおいて高血糖,終末糖化産物(AGE),虚血や慢性炎症に伴う酸化ストレスはミトコンドリア機能障害,糸球体上皮細胞・内皮細胞・尿細管上皮細胞の機能不全や細胞死,糸球体硬化や尿細管間質線維化の進行へ関与が指摘されている[2]~[5] (**Graphical Abstract**).

細胞ではその生命活動・呼吸に伴い活性酸素(ROS)が生理的に生成され,情報伝達やミトコンドリアでの酸化的リン酸化(OXPHOS)によるATP合成・エネルギー産生,異常細胞や進入異物の処理や防御などに重要な役割を果たしている.ROSの産生源としてはミトコンドリア,NOX,NOSが重要である.酸化ストレスとはROSの過剰・持続的産生により抗酸化システムとのバランスが破綻し,生理的シグナルとしてのROSが組織障害的に作用した状態であり,この酸化ストレスと組織・臓器障害が相互に増幅しあう悪循環により慢性疾患や難治性疾患が生じていくと考えられる[3] (**Graphical Abstract**).抗酸化システムとしては,スーパーオキシドジスムターゼ(SOD),グルタチオ

Oxidative stress and kidney diseases
Takehiro Suzuki[1,2] /Takaaki Abe[1,2,3]:Division of Nephrology, Endocrinology, and Vascular Medicine, Tohoku University Graduate School of Medicine[1] /Division of Medical Science, Tohoku University Graduate School of Biomedical Engineering[2] /Department of Clinical Biology and Hormonal Regulation, Tohoku University Graduate School of Medicine[3]
(東北大学病院腎高血圧内分泌科[1] /東北大学大学院医工学研究科分子病態医工学分野[2] /東北大学大学院医学系研究科病態液性制御学分野[3])

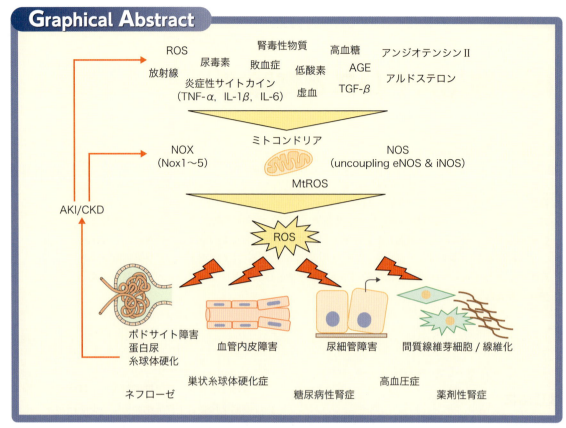

◆酸化ストレスと腎障害の悪循環

ンペルオキシダーゼ（GPX），カタラーゼなどがあり，こうした還元力：レドックス（redox）とのバランスにより恒常性が維持されている[3]．

1 酸化ストレスの血管内皮への作用と腎障害

　酸化ストレスは血管内皮障害や尿細管上皮機能障害を介して高血圧症や慢性腎虚血，あるいは慢性炎症による糸球体障害，尿細管上皮障害や間質線維化を通じてさらなるCKD進行を促すと考えられる[3) 6) 7)]．

　血管内皮のeNOSから産生されるNO（nitric oxide）は，その血管拡張因子や抗血栓作用により生理的濃度から中等度上昇の状況では抗酸化ストレス作用を発揮する[8]．また，虚血や低酸素，炎症などの細胞外ストレス応答として中等度に上昇する細胞内ROSは低酸素応答を担う転写因子のHIFや，酸化ストレスに応答する遺伝子群の転写を司るNRF-2を安定化してこれらの転写因子の核内への移行を誘導する．こうした中等度あるいは比較的短期間で抗酸化システムにより除去される制御された酸化ストレスはHIFやNRF-2下流の抗低酸素／抗酸化ストレス遺伝子群の誘導により，恒常性維持機構として腎臓保護的に作用すると考えられる．AKIやCKDを引き起こすような虚血，炎症，腎毒性物質や糖尿病などの病態により，mtROSの増加やNOXの誘導などでROSが過剰になると，血管内皮細胞のeNOSがuncouplingの状態となり，NOの産生低下とともにさらなるフリーラジカルの産生源となる[6) 8) 9)]．eNOSの機能低下が糖尿病において糸球体の内皮障害のみならず，糸球体上皮（ポドサイト）の障害を引き起こすことが報告されている[10]．ポドサイト特異的な恒常的活性化TGF-β受容体変異導入マウスにアドリアマイシンを投与した巣状糸球体硬化症（FSGS）マウスモデルでの検討では，内皮細胞でのmtROS増加を

介してエンドセリン・シグナルとTGF-βシグナル亢進によるポドサイトのアポトーシス亢進がFSGS増悪を引き起こすことも報告されている[11]．TGF-βシグナルはNOXを誘導するとともに，NOXから生じる酸化ストレスがさらにTGF-β等の線維化シグナルや炎症性サイトカインを誘導することが，慢性病態としての腎臓線維化（糸球体硬化・尿細管間質線維化）を促進する[5]．

2 酸化ストレスと糖尿病性腎障害（DKD）

糖尿病性腎症（DKD）は透析導入の原因として最多の腎疾患である．DKDにおける高血糖やAGE，虚血や慢性炎症，ミトコンドリア機能障害，uncoupling eNOSなどに伴いROS産生が増加する[4]．糖尿病での過剰なグルコースの供給はミトコンドリアの電子伝達系（ETC）でのOXPHOSの亢進により，ミトコンドリア由来活性酸素（mtROS）の過剰産生による酸化ストレスを亢進も以前より主張されている[12]．また糖尿病の病態においてNOXによるフリーラジカル産生と酸化ストレス誘導が指摘されている[4]．NOXは生体内でROSの主要な産生源となる酵素群であり，現在7つのアイソフォームが同定されている（Nox1～5，Duox1～2）．このうち腎臓ではNox1, 2, 3, 4, 5の発現が確認されているが[4][13]，このなかでもNox4は腎臓の主要なNOXとして同定された．このためNox4は腎臓での生理的なROS産生を担う一方で糖尿病や慢性炎症などの病的な状態でその発現が誘導され，過剰なROS産生によるDKDやCKDへのかかわりが多く報告されている[4][14]．

最近，ストレプトゾシン（STZ）投与1型糖尿病モデルマウスでNOX4がミトコンドリアにも局在してOXPHOSに伴うmtROSに加えて，糖尿病などの病態下での主要なROS産生源となっていることを示唆する報告が出た[15]．その後，NOX4は糸球体上皮細胞[16]，メサンギウム細胞[17]，尿細管上皮[18]などの腎臓構成細胞でROS産生にかかわることが報告された．NOX4由来ROSは内皮細胞でeNOSのuncouplingを促進してeNOS機能不全を起こす[19]．さらにApoEノックアウト（KO）マウスを用いたSTZ投与糖尿病マウスは細胞外マトリクス（ECM）増加を伴うDKD像を呈するモデルであるが，NOX4 KOマウスとの交配やNOX1/NOX4の選択的阻害薬とされるGKT137831投与によりROS産生低下と腎組織障害の改善効果を認める報告がある[20]．またNOX活性とmtROSによるポドサイト

[略語]
AGE：advanced glycation endproduct（終末糖化産物）
AKI：acute kidney injury（急性腎障害）
CKD：chronic kidney disease（慢性腎臓病）
CVD：cardiovascular diseases（心臓血管病）
DKD：diabetic kidney diseases（糖尿病性腎症）
ECM：extracellular matrix（細胞外マトリクス）
ESRD：end stage renal disease（末期腎臓病）
ETC：electron transport chain（電子伝達系）
FSGS：focal segmental glomerulosclerosis（巣状分節性糸球体硬化症）
GPX：glutathione peroxidase（グルタチオンペルオキシダーゼ）
GSH：glutathione（グルタチオン）
HIF：hypoxia inducible factor（低酸素誘導因子）
KSS：Kearns-Sayre syndrome（Kearns-Sayre症候群）
LHON：Leber hereditary optic neuropathy（Leber遺伝性視神経症）
MELAS：mitochondrial myopathy, encephalopathy, lactic acidosis, stroke-like episodes
mtROS：mitochondria derived ROS（ミトコンドリア由来活性酸素）
NADPH：nicotinamide adenine dinucleotide phosphate（ニコチンアミドアデニンジヌクレオチドリン酸）
NO：nitric oxide（一酸化窒素）
NOS：NO synthase（NO合成酵素）
NOX：NADPH oxidase（NADPHオキシダーゼ）
NRF-2：nuclear factor E2-related factor（NF-E2-関連因子2）
OXPHOS：oxidative phosphorylation（酸化的リン酸化）
RNS：reactive nitrogen species（活性窒素種）
ROS：reactive oxygen species（活性酸素）
SOD：superoxide dismutase（スーパーオキシドジスムターゼ）
TGF-β：transforming growth factor-β（トランスフォーミング増殖因子）

のアポトーシスがdb/dbマウス（2型糖尿病）とAkitaマウス（1型糖尿病）の異なるDKDモデルの発症にかかわることが報告されている[21]．

最近NOX2のDKDへのかかわりも指摘されている[13]．db/dbマウスやAkitaマウスのモデルマウスの腎臓でNOX2発現が増加しており，血管内皮特異的NOX2過剰発現型トランスジェニック（TG）マウスとAkitaマウスの交配により，より早期のアルブミン尿増加，内皮障害やメサンギウム細胞増殖などのDKD病態が増悪するとの報告がある[22]．さらに，NOX5はヒト糖尿病性腎症の生検では発現の増加が認められるが，齧歯類ではその相同遺伝子がなく，動物モデルでの検討が困難であった．最近ヒトNOX5のポドサイト特異的過剰発現型TGマウス[23]と血管平滑筋特異的プロモーターを用いて，血管平滑筋とメサンギウム細胞で過剰発現させたTGマウス[24]を用いたSTZ投与1型糖尿病モデルではいずれも腎障害が悪化することが示され，NOX5のヒトDKD進行へのかかわりが示唆される．

またROSとミトコンドリア機能障害が炎症細胞浸潤を介して腎臓の炎症と線維化にかかわることも注目されている．mtROSがnlrp3（nucleotide-binding domain and leucine-rich repeat pyrin 3 domain）インフラマトソームを高血糖やAGEによるストレスを介してポドサイト炎症と線維化促進することがdb/dbマウスとSTZ-糖尿病モデルマウス（C57BL6）で報告されている[25]．

ところで従来，糖尿病，高血糖状態により増加するmtROSが病態進行を促進することが示唆されている培養細胞[12]や2型糖尿病モデル（db/dbマウス）[26]が報告される一方で，最近STZ 1型糖尿病モデルマウスのin vivoでの腎臓mtROSの検討で，ミトコンドリア代謝障害で腎臓のmtROS自体は減少している報告があり議論となっている[27]．これはDKDモデルによってはETCの複合体（Complex）Ⅰ～Ⅲが長期的には活性が低下することなどによるかもしれないが，今後の検討が待たれる[14]．

3 ミトコンドリア障害と酸化ストレス

ミトコンドリアはOXPHOSによるATP合成で細胞内エネルギー産生の90％以上を担う細胞内器官である．ミトコンドリア機能異常によるATP産生の減少，mtROSの増加とアポトーシスシグナルなどにより引き起こされるミトコンドリア病は確立した治療法のない難治性疾患であり，ミトコンドリアの豊富な腎臓でも多彩な腎疾患が合併する[28]．OXPHOSに伴いETCのCⅠとCⅢからROSが発生するが，ミトコンドリア内のSOD（MnSOD/SOD2）によってすみやかにH_2O_2に変換され，さらにGSHやカタラーゼなどの抗酸化システムによってH_2Oに還元除去される[4)28]．

われわれは，植物の成長ホルモンでありオーキシン（auxin）としても知られるIAA（indole acetic acid）をリード化合物として，細胞内ATPを増加させる新規合成インドール化合物のMA-5を見出した．MA-5はLeigh脳症，KSS，LHON，MELASの4つのミトコンドリア病患者由来線維芽細胞の酸化ストレス誘導細胞死モデルで細胞生存率を濃度依存性に改善させ，細胞内ATP量は増加する一方でmtROSは減少する[29]．MA-5はミトコンドリアの構造と機能維持に必須であるミトコンドリア内膜タンパク質のミトフィリン（Mitofilin/Mic60）と結合する[30]（図1）．MA-5のミトコンドリア病患者細胞保護作用がETCのCⅠ～Ⅳの遺伝子異常によらず，またCⅠ～Ⅳの特異的活性阻害薬の影響がなかったことから，ETC構成タンパク質の発現や活性を介した作用ではないと類推された[29)30]．

次にわれわれは，MA-5がATP合成酵素〔F1FO ATP synthase/Complex V（CV）〕のダイマー化（dimerization）を促進してATP産生を亢進するのではないかと仮定した．ATP合成酵素はミトコンドリアクリスタに局在し，ミトコンドリア内膜でCⅠ～Ⅳの活性で形成されるプロトン濃度勾配を利用したATP合成反応を行う．ATP合成酵素のダイマー化はミトコンドリアにおいて，クリスタ構造を維持し，ATP合成酵素と電子伝達系呼吸鎖複合体（CⅠ～Ⅳ）およびATP/ADPキャリアーなどのATP合成タンパク質群の集約によりATP合成を効率化する．われわれはウシ心臓由来ミトコンドリアにMA-5を添加して，タンパク質を変性させずにタンパク質重合体や酵素活性を維持したまま電気泳動するnative-PAGE法を用いた検討を行い，MA-5が①ATP合成酵素のダイマー化を促進すること，②その重合化した高位のATP合成酵素のバンドでATP合成活性が亢進していることを示した（図2）[31]．

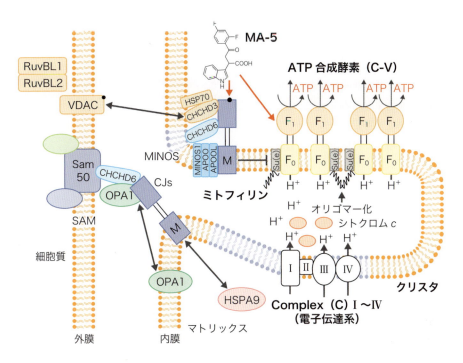

図1 ミトコンドリアの外膜，内膜，内膜クリスタ構造，Crista Junction（CJs；クリスタ接合部）とMA-5，ミトフィリン，MINOS，ATP synthase dimerの相互作用

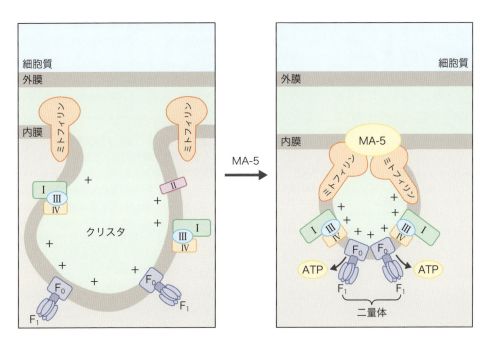

図2 MA-5はミトフィリンと結合することでATP合成酵素の重合を促進し，ATP合成を亢進させる

ミトコンドリア病モデルマウス（mitomice）にMA-5を長期投与すると，心臓と腎臓のミトコンドリアETC-ComplexⅣのCOX（cytochrome *c* oxidase）活性が上昇してミトコンドリア呼吸機能が改善し，短命なモデルマウスの寿命延長効果も認められた．また，AKIモデルマウスの虚血再灌流腎症とシスプラチン腎症でもMA-5は急性尿細管壊死と腎機能障害を有意に改善した[30]．

以上の結果から，MA-5はミトコンドリア内膜タンパク質のミトフィリン結合によりミトコンドリア特異性をもち，ATP合成酵素重合化によりmtROSを減少させながらATP合成を促進してミトコンドリア機能を改善する新たなmitochondria-homing drugとして，ミトコンドリア病/ミトコンドリア腎疾患のみならずミトコンドリア機能異常が関与する腎臓疾患の新たな治療薬となる可能性がある．

おわりに

腎臓ではミトコンドリア，NOX，NOSを主要な産生源として発生した過剰なROSが，血管内皮やポドサイト，尿細管上皮の機能障害と細胞死，線維化を引き起こす酸化ストレスとなり，糖尿病性腎症や糸球体硬化症，腎線維化を促進する．抗酸化ストレス機構の活性化やmtROSを増加させないミトコンドリア機能改善は，こうした酸化ストレスによる難治性腎疾患の新たな治療戦略となることが期待される．

文献

1) Bellomo R, et al：Lancet, 380：756-766, 2012
2) Chawla LS, et al：N Engl J Med, 371：58-66, 2014
3) Ratliff BB, et al：Antioxid Redox Signal, 25：119-146, 2016
4) Jha JC, et al：Antioxid Redox Signal, 25：657-684, 2016
5) Richter K & Kietzmann T：Cell Tissue Res, 365：591-605, 2016
6) Schaffer SW, et al：Vascul Pharmacol, 57：139-149, 2012
7) Araujo M & Wilcox CS：Antioxid Redox Signal, 20：74-101, 2014
8) Vanhoutte PM, et al：Circ Res, 119：375-396, 2016
9) Satoh M, et al：Am J Physiol Renal Physiol, 288：F1144-F1152, 2005
10) Yuen DA, et al：J Am Soc Nephrol, 23：1810-1823, 2012
11) Daehn I, et al：J Clin Invest, 124：1608-1621, 2014
12) Nishikawa T, et al：Nature, 404：787-790, 2000
13) Sedeek M, et al：J Am Soc Nephrol, 24：1512-1518, 2013
14) Sharma K：Antioxid Redox Signal, 25：208-216, 2016
15) Block K, et al：Proc Natl Acad Sci U S A, 106：14385-14390, 2009
16) Das R, et al：Am J Physiol Renal Physiol, 306：F155-F167, 2014
17) Shah A, et al：J Biol Chem, 288：6835-6848, 2013
18) Kim SM, et al：PLoS One, 7：e39739, 2012
19) Lee DY, et al：J Biol Chem, 288：28668-28686, 2013
20) Jha JC, et al：J Am Soc Nephrol, 25：1237-1254, 2014
21) Susztak K, et al：Diabetes, 55：225-233, 2006
22) Nagasu H, et al：Lab Invest, 96：25-36, 2016
23) Holterman CE, et al：J Am Soc Nephrol, 25：784-797, 2014
24) Jha JC, et al：Diabetes, 66：2691-2703, 2017
25) Shahzad K, et al：Kidney Int, 87：74-84, 2015
26) Kitada M, et al：Diabetes, 60：634-643, 2011
27) Dugan LL, et al：J Clin Invest, 123：4888-4899, 2013
28) Emma F, et al：Nat Rev Nephrol, 12：267-280, 2016
29) Suzuki T, et al：Tohoku J Exp Med, 236：225-232, 2015
30) Suzuki T, et al：J Am Soc Nephrol, 27：1925-1932, 2016
31) Matsuhashi T, et al：EBioMedicine, 20：27-38, 2017

＜筆頭著者プロフィール＞
鈴木健弘：1996年，東北大学医学部卒業，2003年，東北大学大学院医学系研究科博士課程修了．'04年，東北大学21世紀COEプログラム「シグナル伝達病の治療戦略創生拠点」フェロー．'08年，東北大学病院腎高血圧内分泌科助教．'13年からハーバード医学大学院Brigham and Women's Hospitalに留学，Bonventre JV教授に指導を受けた．'15年，東北大学大学院医工学研究科特任准教授（現職）．現在はミトコンドリアを標的とした腎疾患治療薬の開発に取り組んでいる．

第2章 レドックスと疾患

15. 内耳の酸化障害とその防御機構

本蔵陽平,香取幸夫

難聴対策は健康長寿社会の実現のために重要な課題である.加齢性難聴や騒音性難聴は内耳にある蝸牛コルチ器の有毛細胞の酸化障害が主要因であるとされる.有毛細胞は哺乳類では再生しないため,有毛細胞の抗酸化能を高めることで難聴を予防するという概念は合理的であるといえる.転写因子NRF2は内耳における抗酸化機構の中心的な役割を果たすことが示唆されており,NRF2の活性化は酸化障害に伴う難聴の予防法解明のための臨床的ターゲットになることが期待される.

はじめに

2015年にWHOより,携帯音楽プレーヤーなどの普及による不適切な音楽鑑賞が原因となり11億人もの若者で難聴発症のリスクが高まっているとの報告がなされた.また,世界中で65歳以上人口の3分の1程度が難聴患者であるとされており,超高齢化社会の到来を控える本邦においても,さらなる難聴患者の増加が予想される.さらに,難聴は高齢者のコミュニケーション障害に加え,認知機能の低下とも有意な相関があることが示唆されており,難聴の対策は健康長寿社会を実現するために重要な課題である.

難聴は主に蝸牛コルチ器の感覚細胞(有毛細胞)の障害によって発症するとされているが,いったん消失した有毛細胞は哺乳類では再生しないため,有毛細胞消失による難聴は不可逆的である.つまり,有毛細胞の防御能を高め細胞機能を維持することで難聴を予防するという概念はとても合理的であるといえる.

1 内耳の酸化障害

ROS(活性酸素種)およびRNS(活性窒素種)による内耳[※1]の酸化障害が,加齢性難聴[※2]や騒音性難聴[※3]や薬剤性難聴の主要因であるとされる[1].蝸牛に

[略語]
ABR:auditory brainstem response
(聴性脳幹反応)
RNS:reactive nitrogen species(活性窒素種)
ROS:reactive oxygen species(活性酸素種)

※1 内耳
耳の最も奥に存在し,ここにある蝸牛が聴覚に最も重要な部分である.蝸牛コルチ器にある感覚細胞(有毛細胞)により音は振動エネルギーから電気的エネルギーに転換されて脳に伝えられる.

※2 加齢性難聴
加齢に伴い聴力は高周波数から障害され,徐々に低中音域まで障害される.個人差は大きい.女性に比べ男性で強く障害される傾向がある.発症すると改善は困難である.

Prevention of oxidative stress injury in the cochlea
Yohei Honkura/Yukio Katori:Department of Otolaryngology-Head & Neck Surgery, Tohoku University Graduate School of Medicine(東北大学大学院医学系研究科耳鼻咽喉・頭頸部外科学分野)

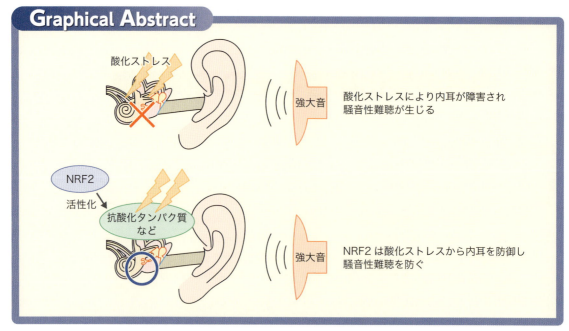

◆NRF2の活性化による内耳の防御機構

は多くの種類の細胞が規則正しく配列して聴覚を維持しているが，細胞によってROSおよびRNSによる易障害性に差があることが示唆されているものの未解明な点も多い．組織学的検討により，騒音曝露により血管条や外有毛細胞で酸化ストレスの蓄積が認められること[2]，外有毛細胞は支持細胞より障害されやすいこと，さらに頂回転より基底回転の有毛細胞の方が障害されやすいこと[3]が報告されている．今後，内耳におけるROSやRNSの局在や動態を明らかにし，どの細胞もしくは部位を保護することが聴覚維持に重要なのかを解明することは，臨床的な難聴予防法を解明するにあたりとても重要なテーマであると考えられる．

1）加齢性難聴

遺伝要因も環境要因も複雑に関与する多因子疾患ではあるが，一般的に主要因は内耳の酸化障害であると考えられている[4]．ミトコンドリアはROSの主な発生源であるが，加齢に伴いミトコンドリア機能が低下す

るとさらにROSの増加をもたらし，酸化ストレスに伴う組織障害を引き起こす[5]．その結果，加齢性難聴が進行すると理解されている．

2）騒音性難聴

騒音性難聴の発症機序の1つは内耳の虚血再還流障害であるとされる．強大音に曝露されると血管収縮作用をもつ8-イソプロスタン-F2a量が内耳で増加し[6][7]内耳血流が一時的に低下し[8]，再還流に伴い蝸牛でのROS産生が増加し[9]内耳組織が傷害されることで難聴が生じると理解されている．

一方，騒音性難聴は職務や娯楽での強大音曝露が原因となることが多く，受傷機会を予測しやすい難聴であるといえる．そのため予防薬の開発は，臨床応用へと発展できる可能性があると考えられる．

2 防御機構

1）これまでに報告されている難聴予防法

これまでに加齢性難聴が軽減すると報告されている有効な方法は，食事摂取カロリー制限[10]と運動療法[11]である．カロリー制限では，Sit3活性化を介してミトコンドリアでのNADPH産生が促進され，還元型グル

※3　騒音性難聴
大きな音を長時間もしくはくり返し聞いたことがきっかけで生じる難聴．発症初期には4,000 Hz付近の高音域の聴力低下がみられ，発症すると改善は困難である．

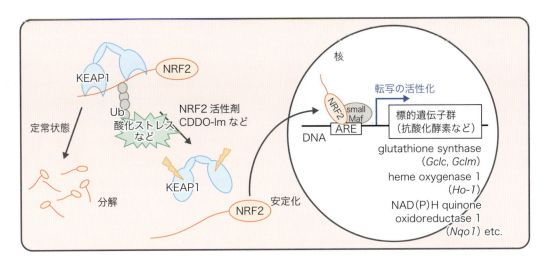

図　KEAP1-NRF2制御系

タチオンが増加し，ミトコンドリアで発生するROSが還元されることで酸化ストレスが軽減することが，難聴予防の機序であるとされている[10]．一方，運動療法による難聴予防の機序については未解明な点が多い．

また，騒音性難聴予防についても，酸化ストレスを減弱させるというコンセプトに基づき，GSH（還元型グルタチオン），glutathione monoethylester（GSHE），N-acetylcysteine（NAC），ebselen[12]，resveratrol[13]，allopurinol[14]，deferoxamine mesylate[15] などの化合物の有効性が報告されている．

2）NRF2活性化による難聴予防

転写因子NRF2は，酸化ストレスや外来異物の刺激により活性化され，*heme oxygenase 1*（*Ho-1*），*glutamate-cysteine ligase, catalytic subunit*（*Gclc*），*glutamate-cysteine ligase, modifier subunit*（*Gclm*）などの生体防御機構を担う抗酸化酵素や解毒酵素群の遺伝子発現を統括的に誘導することで，酸化ストレス防御において中心的役割を果たす転写因子である（図）．

これまで述べてきたように，内耳の酸化障害を軽減することは難聴予防のために有効な戦略であることがわかる．さらに興味深いことは，上記の予防効果が報告されている化合物はいずれもKEAP1-NRF2系の制御下にある化合物やその類似化合物，もしくはNRF2を活性化することが知られている化合物である．NRF2と内耳との関連については，*Nrf2* 欠損マウスでは加齢性難聴が早期に進行すること[16]，騒音曝露により蝸牛でのHo-1の蓄積[17] やグルタチオン産生の増加[18] が認められること，また最近，rosmarinic acid（ロスマリン酸）がNRF2の活性化を介して音響障害の予防効果を示すこと[19] が報告されている．

これらの報告より，NRF2が酸化障害に対する内耳保護機構において中心的な因子である可能性が示唆される．そこで，われわれはNRF2の内耳における機能に着目し研究を行っており，騒音性難聴とNRF2との関連について研究した結果[20] について以下に述べる．

まずABR（聴性脳幹反応）での聴力評価により，*Nrf2* 遺伝子欠損マウスでは強大音曝露による聴力低下が大きいことがわかった．次にマウスの蝸牛でのNRF2標的遺伝子の発現を検討したところ，強大音曝露の刺激のみではNRF2は活性化されないが，NRF2活性剤であるCDDO-Imの腹腔内投与により蝸牛でのNRF2を活性化できることを明らかとした．そこで，NRF2活性剤を投与して強大音曝露実験を行ったところ，強大音曝露前にあらかじめNRF2活性剤を投与した場合NRF2依存的に内耳障害を軽減することができた．一方，強大音曝露後にNRF2活性剤を投与しても内耳障害は軽減されなかった．つまり，NRF2の活性化による騒音性難聴予防の可能性が示されたことになる．

次に，NRF2活性化による強大音曝露に対する内耳保護のメカニズムを解明するため，酸化ストレスマーカーである4-hydroxy-2-nonenal（4HNE）のマウス

の蝸牛における動態について検討した. すると, 4HNEは強大音曝露により有毛細胞で検出されるようになり, NRF2欠損ではより強く検出される一方, 野生型ではNRF2活性剤の投与により4HNEが軽減することが明らかとなった. さらに蝸牛のグルタチオン定量解析では, NRF2欠損マウスはグルタチオン総量が少なく, 酸化型グルタチオン (GSSG) /還元型グルタチオン (GSH) 比の増加が顕著であることを明らかにした. そして, 野生型マウスではNRF2活性剤投与によりGSSG/GSH比の増加を抑制することが明らかとなった. つまり, NRF2の活性化による強大音曝露に対する内耳保護の機序は, 内耳での酸化ストレスの軽減によるものであることがわかった.

最後に, これらのマウス実験から得られた結果を受けて, ヒトにおいてもNRF2と聴力の維持とに関連があるか検討するため, 日常の職務のなかで騒音曝露の機会が多いとされている陸上自衛隊員602人の健康診断データを用いて, NRF2プロモーター領域の一塩基多型 (rs6721961) と騒音性難聴との相関の有無について統計学的に解析した結果, NRF2の発現量が少ないNRF2プロモーター領域の一塩基多型を有する人は騒音性難聴のリスクが高いということを明らかにした.

以上のとおり, ヒトでもマウスと同様にNRF2の活性と騒音性難聴の発症に関連があることを報告した. 強大音に曝される前にあらかじめNRF2活性化剤でNRF2の働きを強めておくことで臨床的に騒音性難聴を予防できる可能性があることが見出された (**Graphical Abstract**). 内耳の酸化障害の機序を踏まえて考えると, NRF2の活性化は内耳の酸化ストレスを減弱することで, 騒音性難聴と同様に加齢性難聴をも軽減する効果があるのではないかと期待される. 内耳酸化障害の予防のためにはNRF2の活性化は臨床的にも重要なターゲットであることが示唆される.

おわりに

超高齢化社会を迎える今, 臨床的な難聴予防についての社会の要望は大きい一方, 内耳の酸化障害には未解明の点がとても多く, 今後NRF2と加齢性難聴の関連について研究を進める方針である.

内耳は以下の2つの点により研究が困難な組織といえる. 1点目は有毛細胞に増殖および再生能がないことから in vitro 研究が困難であること, そして2点目は内耳が硬い骨に囲まれた組織であることから, サンプルの採取が困難であり, また脱灰処理などによるダメージにより細胞生物学的検討が困難であることである. しかしその一方, 再生能がないことは, 障害とそれに対する防御効果がシンプルに表現型として現れるため, 酸化障害を検討するには適している組織であるともいえるのではないだろうか. 今後の研究の発展が期待される.

文献

1) Poirrier AL, et al：Curr Med Chem, 17：3591-3604, 2010
2) Usami S, et al：Brain Res, 743：337-340, 1996
3) Sha SH, et al：Hear Res, 155：1-8, 2001
4) Yamasoba T, et al：Hear Res, 303：30-38, 2013
5) Wallace DC：Annu Rev Genet, 39：359-407, 2005
6) Miller JM, et al：Audiol Neurootol, 8：207-221, 2003
7) Ohinata Y, et al：Brain Res, 878：163-173, 2000
8) Yamane H, et al：Acta Otolaryngol, 111：85-93, 1991
9) Le Prell CG, et al：Hear Res, 226：22-43, 2007
10) Someya S, et al：Cell, 143：802-812, 2010
11) Han C, et al：J Neurosci, 36：11308-11319, 2016
12) Sakurai T, et al：Chem Res Toxicol, 19：1196-1204, 2006
13) Ungvari Z, et al：Am J Physiol Heart Circ Physiol, 299：H18-H24, 2010
14) Demirel U, et al：Inflammation, 35：1549-1557, 2012
15) Chung JH, et al：J Periodontal Res, 49：563-573, 2014
16) Hoshino T, et al：Biochem Biophys Res Commun, 415：94-98, 2011
17) Matsunobu T, et al：Acta Otolaryngol Suppl, 562：18-23, 2009
18) Yamasoba T, et al：Brain Res, 804：72-78, 1998
19) Fetoni AR, et al：Free Radic Biol Med, 85：269-281, 2015
20) Honkura Y, et al：Sci Rep, 6：19329, 2016

＜筆頭著者プロフィール＞
本蔵陽平：東北大学耳鼻咽喉・頭頸部外科助教. 2007年東北大学医学部卒業. '14年から東北大学加齢医学研究所遺伝子発現制御分野 (本橋ほづみ教授) のもとで学び, '17年東北大学大学院医学系研究科博士課程を修了し, 現職. 臨床医として耳科手術の研鑽を積みつつ, 酸化ストレス内耳障害およびミトコンドリア病の難聴予防法をテーマに研究している.

第2章 レドックスと疾患

16. 眼疾患と酸化ストレス

國方彦志, 中澤 徹

生体内の光増感物質は, 光エネルギーに曝露されると活性酸素 (ROS) を生成する. そもそも生体内臓器のなかで, 眼球は光刺激を視認するという特別な役割のため, 視軸上に存在する角膜, 水晶体, 網膜は直接光にさらされることが多く, ROS とはいつも隣り合わせといえる. ROS の生体内ホメオスタシスが破綻し, ROS がタンパク質や核酸などを攻撃し毒性を示す「酸化ストレス」優位になると眼疾患の発症または増悪をもたらすと考えられる. 酸化ストレスは, 多数の眼疾患の原因であることが明らかになっており, 失明原因最上位の緑内障, 糖尿病網膜症などの病態にも深くかかわっている.

はじめに

活性酸素 (ROS) は化学的に活性状態となった酸素であり, タンパク質や核酸などを攻撃し種々の毒性を示し, いわゆる「酸化ストレス」をもたらす. 生体が生きていくうえで酸素は重要であるが, 酸素は鉄を錆びさせるがごとくヒト生体組織に障害を与えてしまう. 生体内の光増感物質が光エネルギーに曝露されると, 化学構造が変化し ROS が生成される. 生体内臓器のなかで, 眼球は光刺激を視認するという特別な役割のため, 視軸上に存在する角膜, 水晶体, 網膜は直接光にさらされることが多く, ROS とはいつも隣り合わせといえる. ROS とその消去系とのバランスを生体内レドックスというが, その維持が破綻し, 酸化ストレス優位になると眼疾患の発症または増悪をもたらすと考えられる. 失明原因最上位の緑内障, 糖尿病網膜症, 加齢黄斑変性は多因子疾患であるが, 酸化ストレスが深くかかわっている (**Graphical Abstract**). 本稿では, それら三疾患に加え白内障に関して, 酸化ストレスとの関係について解説する.

[略語]
AGE : advanced glycation end product
　　（終末糖化産物）
BAP : biological antioxidant potential
　　（抗酸化力値）
NTG : normal tension glaucoma
　　（正常眼圧緑内障）
ROS : reactive oxygen species （活性酸素）
RPE : retinal pigment epithelium
　　（網膜色素上皮）
VEGF : vascular endothelial growth factor
　　（血管内皮増殖）

Retinal diseases and oxidative stress
Hiroshi Kunikata/Toru Nakazawa：Department of Ophthalmology, Tohoku University Graduate School of Medicine（東北大学大学院医学系研究科神経感覚器病態学講座眼科学分野）

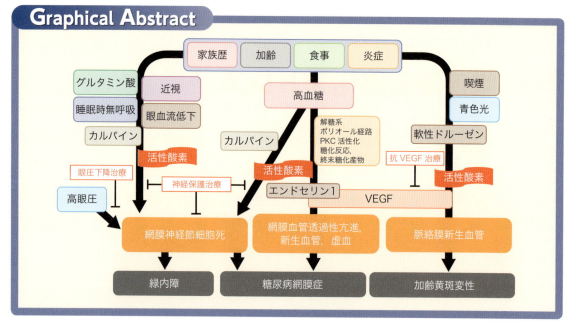

◆酸化ストレスを含む多因子によりもたらされる緑内障と網膜疾患
　緑内障，糖尿病網膜症，加齢黄斑変性は，順に網膜神経節細胞死，網膜血管新生，脈絡膜血管新生を本態とする．これらはすべて多因子疾患であり，特に活性酸素による酸化ストレスの各病態への関与が最近注目され，新しい病態理解につながっている．

1 緑内障

　緑内障は緑内障性視神経症と定義され，日本における成人中途失明原因第1位の疾患である．その本態は視神経乳頭篩状板部における軸索障害に続発する網膜神経節細胞死であり，視野障害を生じる（図1）．現在の主たる治療は眼圧下降であるが，眼圧は低下しても進行してしまう症例が多数存在する．よって，緑内障は眼圧だけでなく，酸化ストレスを含めさまざまな因子が関与すると考えられている．また日本では，眼圧が正常範囲（10～21 mmHg）である正常眼圧緑内障（NTG）が多く，全緑内障患者の約7割を占める．よって，緑内障の病態には，酸化ストレス，炎症，眼循環，視神経乳頭脆弱性，軸索流低下，グルタミン酸障害などの眼圧非依存性因子が関与していると考えられている．これまで400例もの緑内障患者の検討で，biological antioxidant potential（BAP）低値が関係していたとの報告がある[1]．最近のわれわれの検討では，NTG患者では8-hydroxy deoxyguanosine（8-OHdG）がヒト生体内で高値であれば視神経乳頭組織血流が低下しており，その傾向はNTG初期でより顕著であった[2]．さらに，65歳以下の開放隅角緑内障男性においては，BAPが高いほど，推定網膜神経節細胞が多かった[3]．このように緑内障病態に酸化ストレスが深く関与していることが明らかになってきた．

　今後の緑内障治療の有力候補としては，非眼圧関連因子による網膜神経節細胞死を阻止する神経保護治療があげられる．これまでに動物実験において，抗酸化酵素の発現を促す転写因子Nrf2や抗酸化酵素HO-1は神経保護作用に貢献すること[4)5)]，また，酸化ストレスによる神経節細胞死にはカルパイン活性化が関与し，カルパイン阻害薬は神経保護作用を認め網膜神経節細胞死を抑制することが明らかになってきた[6)7)]．酸化ストレス生体応答機構の解明は，緑内障の病態理解や新しい抗酸化治療につながるものと期待される．

2 糖尿病網膜症

　糖尿病網膜症は，わが国の成人中途失明原因第2位であり，その最終ステージである増殖型（PDR）は，

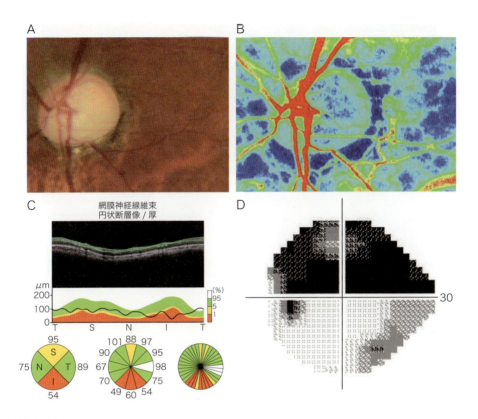

図1　緑内障の一例
　A）左眼眼底カラー写真では，血管狭小化と視神経乳頭陥凹拡大を認める．B）レーザースペックルフローグラフィーでは，視神経乳頭内組織が寒色系に描出されており血流低下が確認できる．C）光干渉断層計では，特に視神経乳頭下方での視神経線維層厚が菲薄化している．T：耳側，S：上側，N：鼻側，I：下側．D）静的量的視野検査では，下方の網膜神経節細胞障害に一致して，上方が黒く描出されており視野障害を認める．

硝子体出血，牽引性網膜剥離などを伴い，高度の視力障害をきたす．高血糖状態持続による細胞レベルの代謝異常がその病態メカニズムであるが，その進行にかかわるさまざまなパスウェイを活性化するものの1つとして酸化ストレスがある．まず，高血糖により，ミトコンドリアでの酸素のエネルギー変換，終末糖化産物（AGE）の増加，ポリオール経路の亢進，プロテインキナーゼCの活性化などが起こり，ROSが生じる[8]．ROSによる直接的な網膜毛細血管の基底膜や周細胞の障害，さらにAGEがAGE受容体に結合することによりNF-κBを介してvascular endothelial growth factor（VEGF）やendothelin 1を分泌させる．VEGFは血管透過性亢進や血管新生にかかわり，endothelin 1は強力に血管収縮作用を発揮し血管狭窄や閉塞につながり，糖尿病網膜症の病態に強く関与していると考えられている[9]．

PDRでは新生血管に富んだ線維血管増殖が網膜に癒着するため，治療には最難度の硝子体手術を要する．硝子体出血を慎重に取り除き，その後に広範な増殖膜の処理に長時間を要し，術中出血に難渋することもある．手術目標は，microincision vitrectomy surgery（小切開硝子体手術）により，医原性裂孔をつくることなく全増殖膜切除と汎網膜光凝固を行うことであるが（**図2**），進行すると血管新生緑内障に至ることも多く，視力予後は不良である[10]．よって，PDRにまで進行する前に，早期発見・早期治療を行うことが大切である．

われわれの検討では，PDRに至る前の早期糖尿病網膜症の患者に関して，AGEの1つであるペントシジンの血中濃度と眼血流の関係を調べたところ，特に視神経乳頭組織血流は，血中ペントシジン濃度と負の相関関係を認めた[11]．さらに多変量解析でも，皮膚AGEや血中ペントシジンが高いと，視神経乳頭組織血流は低

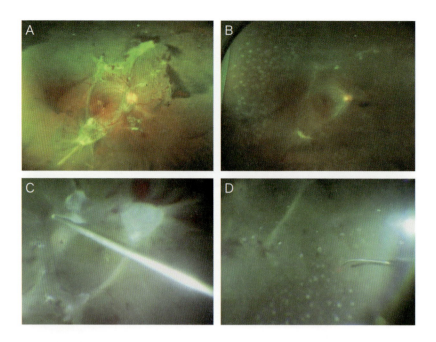

図2 増殖糖尿病網膜症の一例
A）右眼眼底カラー写真では，線維血管増殖と硝子体出血，さらに牽引性網膜剥離を認め，硝子体手術を要する重篤な状態であることがわかる．B）硝子体手術後の右眼眼底カラー写真では，線維血管増殖と硝子体出血が除去されているのが確認できる．C）硝子体手術前半の映像であり，27ゲージ器具で線維血管増殖を丁寧に除去している．D）硝子体手術後半の映像であり，硝子体出血や線維血管増殖を除去した後，網膜レーザー光凝固を行っている．

いことも明らかになった[11]．皮膚AGEは，autofluorescence readerで皮膚自発蛍光として簡単に測定可能である．皮膚AGEは糖尿病患者で有意に高く，網膜症重症度と関係し，ロジスティック解析でもPDRの存在に寄与する因子として同定されている[12)13)]．よって，皮膚や血液のAGE測定は，簡便かつ非侵襲的なツールとして糖尿病網膜症のリスク判定に有用と考えられる．また，最近，硝子体手術を要する糖尿病網膜症ヒト眼内サンプルにおいて，活性イオウ分子種の生成が確認された[14)]．強力な抗酸化活性を有する活性イオウ分子種はマウス各臓器で確認され臓器間での差異を認めており，ヒト血液でも確認されているが[15)]，今回，はじめて眼内でも確認されたことは興味深い．しかし，血液内の活性イオウ分子種濃度は，糖尿病網膜症患者とコントロールの間で差異がなく，CysSSHなどの活性イオウ分子種の生成は眼内（前房水と硝子体）において亢進していた[14)]．糖尿病網膜症において，活性イオウ分子種が眼内において亢進する機序は不明であるが，今後，新たな治療ターゲットになりうるかもしれない．

3 加齢黄斑変性

加齢黄斑変性は，欧米では成人中途失明原因のトップであり，近年，わが国でもその順位は上昇傾向である．ものを見ることによるレチノイドサイクルで生じる酸化ストレスにより慢性炎症を生じ，ドルーゼンを生じることによる[16)]．すなわち，光刺激により視細胞外節円板は脱落し網膜色素上皮（RPE）細胞に貪食されるが，貪食できないものはリポフスチンとしてブルッフ膜やRPE細胞内に蓄積されていく．リポフスチンがブルッフ膜に蓄積すると，ドルーゼンとして検眼鏡的に観察され，大きくなると軟性ドルーゼンと称し加齢黄斑変性前駆病変の状態になる．リポフスチンは，青や黄色の光を吸収すると励起状態になり，活性酸素である一重項酸素を発生させ細胞を傷害（RPE細胞の老化促進や視細胞外節の脂質過酸化）し，酸化ストレスをもたらす．

加齢黄斑変性には滲出型と萎縮型があり，わが国では前者が多い．老化したRPE細胞は，VEGF過剰分泌，炎症性サイトカイン（IL-6, IL-8）産生，補体H因子分

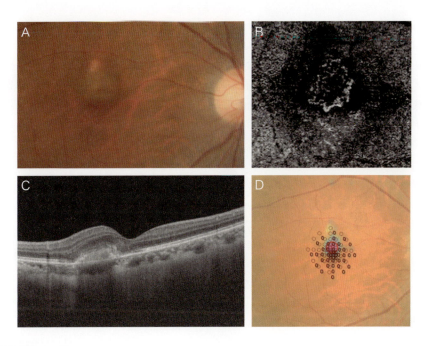

図3 加齢黄斑変性の一例
A）右眼眼底カラー写真では，黄斑部に灰白色の脈絡膜新生血管を認め，その周囲に出血も認める．B）光干渉断層計アンギオグラフィーでは，網膜外層に脈絡膜新生血管が描出される．C）光干渉断層計では，脈絡膜新生血管が網膜色素上皮細胞層の上方にまで進展していることがわかる．D）微小視野計では感度低下が深刻である可能性も示唆された．

泌抑制を起こす[17]．VEGFと炎症は，破綻しやすい脈絡膜新生血管を誘導し，視細胞層など網膜外層を傷害して，重篤な視機能障害に至る（**図3**）．これが滲出型であるが，一方，萎縮型はリポフスチン蓄積によるRPE細胞アポトーシスが代償されず，RPE細胞欠損部が生じてしまうことによる．RPE細胞欠損部では，RPE由来のVEGFも分泌されないため，脈絡膜毛細血管や視細胞の萎縮をきたし，出血はしないものの重篤な視機能障害に至る．滲出型は抗VEGF製剤の眼内注射をくり返すことによりある程度治療できるようになってきたが，萎縮型にはいまだ画期的な治療法は存在しない．

加齢黄斑変性は，遺伝子や生活習慣など含め多因子疾患である．家族歴，喫煙状況，飲酒状況を含むデータ解析では，家族歴，喫煙のオッズ比がそれぞれ4.5，2.2と高く，飲酒は0.97であった[18]．特に喫煙はROSの増加と抗酸化物質の低下をもたらしやすく，早期の禁煙が推奨されている．食物に関してはω-3脂肪酸（魚油，アマニ油など）はRPE細胞老化抑制効果があるが，ω-6脂肪酸（サラダ油など）は過剰摂取により慢性炎症を促しRPE細胞老化を促進すると考えられている．600人以上の双子の調査では，喫煙に加え，ω-3脂肪酸は加齢黄斑変性のリスクを低減すると報告されている[19]．カロテノイドからなる黄斑色素，抗酸化酵素，抗酸化ビタミンも酸化ストレスを抑制する．サプリメント補充療法はいまだ議論はあるが，食事で摂取が不足気味であれば，ルテイン，ゼアキサンチンといったカロテノイド，それに加えビタミンC，Eのサプリメントが推奨されるだろう．また，そもそも光刺激が酸化ストレスの主原因であるので，その曝露を最小限にすることが大切である．特に近年はパソコンやタブレットなどのLEDから発するブルーライトは，リポフスチンに吸収されると活性酸素を発生させるので，長時間曝露には留意したい．

4 白内障

ヒトは水晶体により，適切に光刺激を網膜に投影でき，またその柔軟な調節力から遠近明瞭に見ることがで

きる．水晶体の透明性維持と屈折率維持には，クリスタリンという水晶体タンパク質が重要である．水晶体内を光，特に紫外線が通過すると，クリスタリン内のアミノ酸のトリプトファンを介して，光増感反応によりROSを生成する．代謝が活発でない水晶体内では，加齢性ROSも加味され，タンパク質安定性低下や凝集体形成を引き起こし，不溶性沈殿が水晶体混濁，すなわち白内障をきたし視機能障害を起こす．このクリスタリン不溶化の要因はさまざまなアミノ酸修飾があげられている[20)21)]．現代の白内障手術による術後成績はきわめて良好である．よって，白内障は，先進国では手術により根治可能であり，成人中途失明原因の主因にはならない．しかしながら，途上国ではいまだに失明原因のトップクラスであり，効果的な内科的治療が期待される．

わが国では白内障予防のための点眼薬として，ピレノキシン点眼とグルタチオン点眼薬が処方されている．ピレノキシンの作用機序は，トリプトファン代謝物であるキノン体が水晶体タンパク質に結合し変性をきたすことを阻害するというもの．グルタチオンの作用機序は，水晶体タンパク質のSH基がS-S結合（ジスルフィド結合）することを阻害することにより抗酸化作用を示し，水晶体混濁を抑制するというもの．いずれも軽度の皮質型白内障に対して進行を遅らせる効果があるとされている．これらの点眼薬には一度進行してしまった白内障を透明にする効果はない．一方で，海外で認可されているNアセチルカルノシン点眼薬は，点眼後にカルノシンへ変化して眼内で酸化防止剤として働く効果が期待されている．ラット細胞培養で酸化ストレスの影響を調べたところ，カルノシン添加により培養液中の8-OHdGの生成量が抑制されたとの報告もある[22)]．天然の抗酸化物質であるカルノシンは加齢とともに低下していくので，それを補うためのNアセチルカルノシン点眼薬は白内障進行を防ぐだけでなく，白内障改善・透明化も期待されている．しかし，その効果を証明するデータはまだ少なく，日本での認可も下りていない．

おわりに

全身疾患や老化による生体内レドックス破綻に加え，光刺激による酸化ストレスは，視力を脅かすさまざまな眼疾患の原因になっている．眼疾患による失明を予防することは，ヒトの視覚が外界からの情報の80％を占めており生活の質に直結していることから，超高齢化社会を迎えるわが国の重要課題の1つであろう．特に，失明原因最上位の緑内障，糖尿病網膜症，加齢黄斑変性における網膜細胞・網膜神経節細胞への神経障害は不可逆的であるため，早期発見・早期治療が大切である．今後，酸化ストレスと眼疾患とのかかわりがより明らかにされ，病態解明と疾患予防の促進，さらには新しい抗酸化神経保護治療の開発にも期待したい．

文献

1) Tanito M, et al：PLoS One, 7：e49680, 2012
2) Himori N, et al：Graefes Arch Clin Exp Ophthalmol, 254：333-341, 2016
3) Asano Y, et al：Sci Rep, 7：8032, 2017
4) Himori N, et al：J Neurosci Res, 92：1134-1142, 2014
5) Himori N, et al：J Neurochem, 127：669-680, 2013
6) Ryu M, et al：J Neurosci Res, 90：802-815, 2012
7) Yokoyama Y, et al：Biochem Biophys Res Commun, 451：510-515, 2014
8) Nishikawa T, et al：Nature, 404：787-790, 2000
9) Kakizawa H, et al：Metabolism, 53：550-555, 2004
10) Kunikata H, et al：J Ophthalmol, 2014：306814, 2014
11) Hashimoto K, et al：J Diabetes Complications, 30：1371-1377, 2016
12) Yasuda M, et al：Curr Eye Res, 40：338-345, 2015
13) Tanaka K, et al：Diabet Med, 29：492-500, 2012
14) Kunikata H, et al：Sci Rep, 7：41984, 2017
15) Ida T, et al：Proc Natl Acad Sci U S A, 111：7606-7611, 2014
16) Ferrington DA, et al：Prog Retin Eye Res, 51：69-89, 2016
17) Marazita MC, et al：Redox Biol, 7：78-87, 2016
18) La Torre G, et al：Eur J Epidemiol, 28：445-446, 2013
19) Seddon JM, et al：Arch Ophthalmol, 124：995-1001, 2006
20) Fujii N, et al：Biochim Biophys Acta, 1860：183-191, 2016
21) Takata T & Fujii N：FEBS J, 283：850-859, 2016
22) Kantha SS, et al：Biochem Biophys Res Commun, 223：278-282, 1996

<筆頭著者プロフィール>
國方彦志：1997年東北大学医学部卒業後，東北大学眼科学教室に入局．'99年公立気仙沼総合病院医員，2002年東北大学眼科医員，'03年同助教，'08年同講師を経て，'12年から東北大学大学院医学系研究科眼科学分野准教授．医学博士．専門は網膜疾患，特に網膜硝子体疾患の外科的治療．現在，東北大学眼科学教室（中澤徹主任教授）において，環境保健分野・赤池孝章教授との共同研究により，目に優しい新規抗酸化眼内灌流液を開発中である．

第2章 レドックスと疾患

17. 骨粗鬆症の酸化ストレス病態

宮本洋一,金子児太郎,上條竜太郎

> 骨は生涯を通じてリモデリングをくり返す動的な組織である.骨のリモデリングは,破骨細胞による古い骨の吸収と骨芽細胞による新しい骨の形成が連関(カップリング)することで成り立っている.成人の骨の形態と強度は,骨吸収と骨形成のバランスが保たれることで維持されるが,このバランスが崩れ,骨吸収が優位になると骨強度が低下する.その代表的な疾患が骨粗鬆症である.酸化ストレスは,破骨細胞の形成や骨吸収機能を活性化させる一方,骨芽細胞による骨形成を抑制することが知られており,骨粗鬆症の病態に深くかかわっている.

はじめに

骨は,硬く静的な印象を与えるが,実は,破骨細胞による吸収と骨芽細胞による形成という,スクラップ・アンド・ビルドをくり返す動的な組織である.この再構築(骨リモデリング)により,古い骨が壊され,そこに新しい骨がつくられる.この過程はきわめて活発で,全身の骨はおよそ3〜4年ですべて置き換わるといわれている.成長期には骨形成が優位に進み,20歳前後に最大骨量を迎える.最大骨量は40歳代まで維持され,それ以降は加齢とともに骨量が減少する.成人の骨の形態と強度は,骨吸収と骨形成のバランスによって維持されている.骨吸収と骨形成のバランスが破綻すると,病的な骨吸収や骨形成を引き起こす.骨吸収が優位になることで骨強度が低下する典型的な骨代謝疾患が骨粗鬆症である.本稿では,骨リモデリングを担う破骨細胞と骨芽細胞および骨リモデリングを調節するといわれている骨細胞の分化および代謝が酸化ストレスによってどのように制御されるか,また骨粗鬆症の病態に酸化ストレスがどのようにかかわるかを,これまでの知見をもとに概説したい.

1 骨リモデリング

古い骨を吸収し,新しい骨と置き換える骨リモデリングは,破骨細胞による骨吸収によって開始される.破骨細胞は,単球・マクロファージ系の前駆細胞から分化した多核の巨細胞である.破骨細胞は,酸(H^+イ

[略語]
- **CREB**: cAMP response element binding protein
- **NRROS**: negative regulator of ROS
- **RANK**: receptor activator of nuclear factor-κB
- **RANKL**: RANK ligand
- **ROS**: reactive oxygen species(活性酸素種)

Pathogenic role of oxidative stress in osteoporosis
Yoichi Miyamoto[1] /Kotaro Kaneko[1, 2] /Ryutaro Kamijo[1]: Department of Biochemistry, Showa University School of Dentistry[1] /Department of Oral and Maxillofacial Surgery, Tokyo Medical University[2] (昭和大学歯学部口腔生化学講座[1] /東京医科大学口腔外科学講座[2])

Graphical Abstract

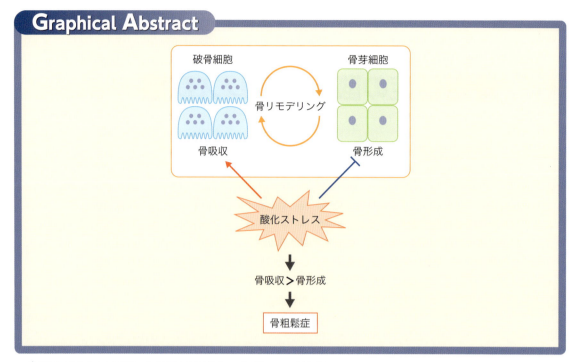

◆ 酸化ストレス亢進による骨リモデリングバランスの破綻

骨は，骨芽細胞による骨形成，破骨細胞による骨吸収からなる骨リモデリングによって動的恒常性を保っている．酸化ストレスは，骨形成を抑制する一方，骨吸収を促進する．酸化ストレスの亢進は，骨形成と骨吸収のバランスを骨吸収優位にし，骨粗鬆症の原因となる．

オン）とプロテアーゼを分泌し，骨ミネラルの溶解と骨基質の分解，すなわち骨吸収を行う．その後，間葉系幹細胞から分化した骨芽細胞がⅠ型コラーゲンを主成分とする骨基質タンパク質を分泌し，さらに石灰化が起こることで骨形成が行われる．破骨細胞による骨吸収が骨芽細胞による骨形成を誘導するカップリング・ファクターの存在が想定され，種々の分子がその候補としてあげられている．一方，生理的あるいは炎症性の骨吸収因子の刺激を受けた骨芽細胞は細胞膜上にRANKL〔receptor activator of nuclear factor-κB（RANK）ligand〕を発現する．RANKLが破骨細胞前駆細胞上の受容体RANKと結合することで破骨細胞分化が開始される．また，骨芽細胞から分化し，骨組織に埋め込まれた骨細胞は，互いにネットワークを形成し，骨に加わる力学的負荷を感知し，骨リモデリングを調節すると考えられている．

2 酸化ストレスによる骨吸収の促進

RANKLが破骨細胞前駆細胞の膜上の受容体RANKに結合すると，破骨細胞分化が開始される．RANKLを結合したRANKの下流では，NF-κBの活性化が起こる．また，細胞内Ca^{2+}が上昇し，活性化されたカルモジュリンキナーゼがCREB（cAMP response element binding protein）を活性化し，転写因子c-Fosの発現が誘導される．NF-κBとc-Fos（c-Junとの複合体AP-1）は，破骨細胞分化のマスター転写因子NFATc1の発現を誘導する．NFATc1はAP-1とともにNFATc1自身の発現を増大させる．これには，Ca^{2+}依存的な脱リン酸化酵素カルシニューリンによるNFATc1の脱リン酸化による活性化が重要な役割を果たすことが明らかとなっている．また，JNK，ERK，p38等のMAPキナーゼがAP-1を活性化することで，破骨細胞分化を促進する[1]．

破骨細胞分化が酸化ストレスによって促進されると

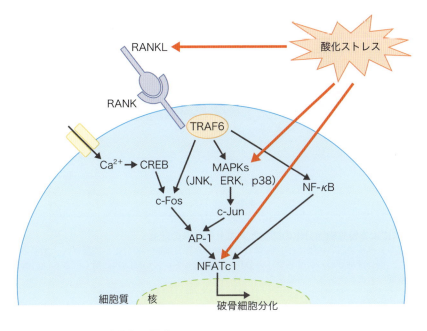

図1　酸化ストレスによる破骨細胞分化の促進
酸化ストレスは，破骨細胞分化のマスター転写因子NFATc1の発現に重要な役割を果たしている．また，MAPキナーゼ系の活性化により，破骨細胞分化を促進する．さらに，破骨細胞分化に必須のサイトカインRANKLの発現は，酸化ストレスにより上昇する．

いう報告は多い．例えば，NADPHオキシダーゼ（NOX）-1あるいはNOX-2由来の活性酸素種（ROS）によるMAPキナーゼの活性化やNFATc1の発現促進が観察されている[2)3)]．また，小胞体に分布するNRROS（negative regulator of ROS）はNOX-1/2によるROS産生を低下させることで，c-FosとNFATc1の発現が低下し，破骨細胞分化が抑制される[4)]．抗酸化遺伝子群の発現を誘導する転写因子Nrf2は，MAPキナーゼ系やc-FosとNFATc1の発現の抑制にかかわることが報告されている[5)]．われわれは最近，一酸化窒素（NO）とROSの下流シグナル分子である8-nitro-cGMPが，NOX活性に依存してマクロファージや破骨細胞でつくられ，破骨細胞分化を促進することを見出した[6)]．

また，骨芽細胞と骨細胞は，細胞膜にRANKLを発現するとともに，RANKLに結合することで，RANKLとRANKの結合を阻害するOPG（オステオプロテゲリン）を分泌する．ROSは，RANKLの発現を促し，OPGの発現を抑制するため，これらの細胞でのROSレベルの上昇は，RANKL/OPG比を上昇させ，破骨細胞分化の促進をもたらす[9)]．これらの知見は，酸化ストレスが骨吸収を促進することを意味する（図1）．

3 酸化ストレスによる骨形成の抑制

間葉系幹細胞から骨芽細胞・脂肪細胞への分化の振り分けはROSレベルの制御を受け，ROSレベルが低い場合は骨芽細胞へ，高い場合は脂肪細胞へ分化が進むことが知られている．その機序として，骨芽細胞分化を促進し，脂肪細胞分化を抑制するヘッジホッグ・シグナルやWnt/β-カテニン・シグナルがROSにより阻害されることが報告されている[7)]．また，抗酸化物質であるNAC（N-アセチルシステイン）は前骨芽細胞から骨芽細胞への分化を促進した[8)]．さらに，酸化ストレスは，MAPキナーゼの活性化を介して骨芽細胞や骨細胞のアポトーシスを誘導することで，骨形成を抑制する．われわれは，8-nitro-cGMPによるマウス骨芽細胞の石灰化の抑制を観察している．これらは，酸化ストレスが骨形成の抑制因子であることを示唆している（図2）．

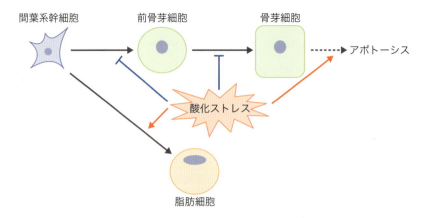

図2 酸化ストレスによる骨芽細胞分化の抑制とアポトーシスの促進
酸化ストレスのレベルが高い状態では，間葉系幹細胞から骨芽細胞への分化が抑制され，脂肪細胞への分化が促進される．また，前骨芽細胞から骨芽細胞への分化にも酸化ストレスが抑制的に働く．さらに，酸化ストレスは，骨芽細胞や骨細胞のアポトーシスを誘導する．

4 骨粗鬆症

骨粗鬆症は，骨強度が低下して骨折リスクが増大する疾患で，国内の患者数は，およそ1,300万人といわれている．特に老人では，骨粗鬆症は寝たきりによる廃用症候群の原因ともなり，大きな問題となっている．骨粗鬆症患者の骨では，骨吸収と骨形成のバランスが骨吸収優位となることで骨量が低下し，骨の微細構造が変化することで骨強度の低下が起こっている．骨粗鬆症は，原発性骨粗鬆症（老人性骨粗鬆症，閉経後骨粗鬆症）と他の疾患や薬剤投与が原因で発症する続発性骨粗鬆症に分類される．以下に，原発性骨粗鬆症の病態形成における酸化ストレスの関与を考察したい．

5 老人性骨粗鬆症の酸化ストレス病態

老人性骨粗鬆症は，骨吸収と骨形成がともに低下する低代謝回転型を呈する．骨芽細胞の機能低下が破骨細胞の機能低下を上回ることに加え，全身のカルシウム・バランスの悪化により，骨量が減少する．ただし，同じ骨量でも高年齢ほど骨折リスクが高いことから，骨基質の主成分であるⅠ型コラーゲンの質的劣化も骨折リスク上昇の要因と考えられている．また，加齢に伴い骨芽細胞が減少し，骨髄腔内では脂肪細胞が増加している．

マウスの実験では，老化に伴う全身あるいは骨髄における酸化ストレス・マーカーの上昇と骨芽細胞の減少，骨形成速度の低下，骨量減少に相関が確認されている[10]．骨芽細胞で，抗酸化酵素の発現を誘導する転写因子FoxOを老化関連遺伝子p66[shc]が不活性化することや[11]，骨芽細胞特異的FoxO欠損が骨形成の低下，骨芽細胞・骨細胞のアポトーシス増加，骨髄細胞の脂肪細胞への分化を促進することが知られており[12]，老化による抗酸化能の低下が骨形成能低下の重要な要因と考えられている．また，骨細胞では，RANKL発現誘導にミトコンドリア由来のO_2^-ラジカルが関与することが明らかになっている[13]．これらは，酸化ストレスが老人性骨粗鬆症の発症に重要な役割を果たしていることを示している[10]（**図3**）．

6 閉経後骨粗鬆症の酸化ストレス病態

閉経後骨粗鬆症は，エストロゲンの低下が骨吸収を促進し，その結果，骨形成も亢進する高代謝回転型の骨粗鬆症である．メタ解析により，閉経後骨粗鬆症患者ではホモシステインとNOが上昇する一方，抗酸化酵素であるSOD（スーパーオキシドジスムターゼ）とGPX（グルタチオンパーオキシダーゼ）および総抗酸化能の低下が明らかとなっている[14]．

エストロゲンはマウス・マクロファージにおける

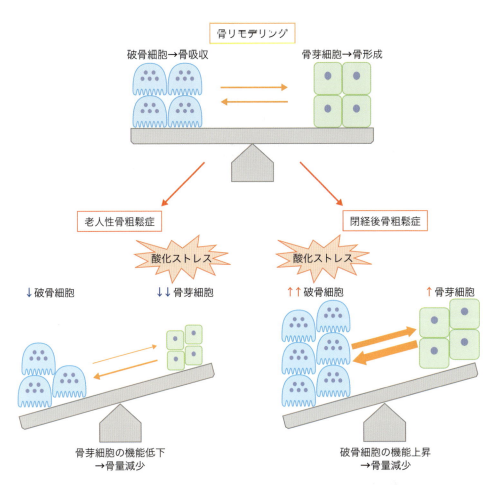

図3 老人性骨粗鬆症と閉経後骨粗鬆症の酸化ストレス病態
老人性骨粗鬆症:老化に伴う酸化ストレスの上昇が骨芽細胞の減少と機能低下を引き起こし,骨形成能が低下することで低代謝回転型の骨粗鬆症の発症につながる.閉経後骨粗鬆症:エストロゲンの低下により高まる酸化ストレスが,破骨細胞分化と機能を高め,高代謝回転型の骨粗鬆症の発症を引き起こす.

GPX1の発現を上昇させ,破骨細胞分化と骨吸収を抑制した.また,ポリエチレングリコール修飾により安定化したカタラーゼの投与で卵巣摘出マウスにおける骨量減少が抑制されたことから,閉経後骨粗鬆症にH_2O_2が重要な役割を果たしていることが示唆された[15].卵巣摘出マウスの骨組織におけるGR(グルタチオンリダクターゼ)の活性低下がエストロゲンによって回復し,NACは骨芽細胞と骨細胞のアポトーシスを防ぎ,骨量減少も抑制した[16].ヒト単球では,エストロゲンがNF-κBの活性化抑制を介してNOXの構成タンパク質p47^{phox}の発現とNOX活性を低下させた[17].これらは,エストロゲン・レベルの低下が破骨細胞・破骨細胞前駆細胞の抗酸化ストレス機能を低下させる

ことで骨吸収を上昇させることを示唆している(図3).

おわりに

加齢に伴う酸化ストレスの増大が骨形成を抑制することが老人性骨粗鬆症の原因の1つであり,エストロゲンの減少による酸化ストレスの上昇が骨吸収を促進することが閉経後骨粗鬆症発症の要因であることを見てきた(**Graphical Abstract**).本稿で取り上げなかった,ステロイド性骨粗鬆症,関節リウマチに伴った骨粗鬆症,糖尿病が原因で発症する骨粗鬆症などの続発性骨粗鬆症でも酸化ストレスの関与が報告されている.酸化ストレス下に骨代謝の変化をもたらす実行分子の

1つとして見出した8-nitro-cGMPは，シグナル伝達経路や分解経路の解明が進んでいることから[18]，それらの知見に基づいた骨粗鬆症の抗酸化ストレス制御の可能性も考えられる．

文献

1) Negishi-Koga T & Takayanagi H：Immunol Rev, 231：241-256, 2009
2) Lee NK, et al：Blood, 106：852-859, 2005
3) Kang IS & Kim C：Sci Rep, 6：38014, 2016
4) Kim JH, et al：Mol Cells, 38：904-910, 2015
5) Hyeon S, et al：Free Radic Biol Med, 65：789-799, 2013
6) Kaneko K, et al：Nitric Oxide, 72：46-51, 2018
7) Atashi F, et al：Stem Cells Dev, 24：1150-1163, 2015
8) Yamada M, et al：Biomaterials, 34：6147-6156, 2013
9) Domazetovic V, et al：Clin Cases Miner Bone Metab, 14：209-216, 2017
10) Manolagas SC：Endocr Rev, 31：266-300, 2010
11) Nemoto S & Finkel T：Science, 295：2450-2452, 2002
12) Ambrogini E, et al：Cell Metab, 11：136-146, 2010
13) Kobayashi K, et al：Sci Rep, 5：9148, 2015
14) Zhou Q, et al：Dis Markers, 2016：7067984, 2016
15) Lean JM, et al：Endocrinology, 146：728-735, 2005
16) Almeida M, et al：J Biol Chem, 282：27285-27297, 2007
17) Sumi D, et al：Biochim Biophys Acta, 1640：113-118, 2003
18) Ida T, et al：Proc Natl Acad Sci U S A, 111：7606-7611, 2014

＜筆頭著者プロフィール＞
宮本洋一：1986年，筑波大学大学院医学研究科修了（細胞生物学薬理学専攻），日本油脂株式会社入社（筑波研究所）．'96年，博士（医学）熊本大学．'97年，熊本大学医学部微生物学教室・助手．2000年，豪州メルボルン大学医学部特別研究員．'02年，昭和大学歯学部口腔生化学講座講師．助教授を経て'07年より同講座准教授．舞台の脇役に意外な一面を見つけるような研究に魅力を感じている．

第2章 レドックスと疾患

18. 放射線障害における生物学的応答を介した酸化ストレス亢進機構

小野寺康仁

電離放射線による細胞障害において，活性酸素種（reactive oxygen species：ROS）の産生による酸化ストレスは中心的な役割を担っている．放射線照射は水の電離のみならずさまざまなメカニズムを介してROSの産生を促進するが，その影響は照射後も長期間にわたって持続・増大し，さらには周囲の細胞にも伝播しうる．本稿では，放射線照射後に起こる生物学的応答を介した酸化ストレス亢進のメカニズムについて概説し，ミトコンドリアの細胞内分布とROS産生の関連性に着目した筆者自身の最近の研究も併せて紹介したい．

はじめに

　電離放射線は，その名のとおり物質の電離を引き起こす高エネルギーの光子線（電磁波）および粒子線のことであり，一般にはこれらを指して「放射線」とよぶ．放射線の及ぼす生物学的な効果は「直接作用」と「間接作用」に大別されるが，これらは生体高分子に対する作用の様式を示している．前者は放射線そのものや二次電子による作用を示し，後者は放射線により生じたラジカルを介する作用を示す．放射線照射による生体内でのラジカル産生は，主として水の電離または励起によるものであり，ROSがその生成物である（図1）[1]．がん治療等に広く用いられているX線やγ線，電子線などの放射線は，その生物学的影響の大部分が間接作用によって起こると考えられている．間接作用の特徴として，放射線照射時に酸素が十分存在することによって効果が高くなる「酸素効果」が知られているが，これは水の電離によるROS産生が促進されることや，ROSによって生じたDNAダメージ等が容易に修復できない状態となる「固定化」とよばれる現象が起こることによると考えられている（図1）[1]．一方，線エネルギー付与（linear energy transfer：LET）の高い重粒子線や，低LET放射線のうち陽子線については，生物学的影響は主として直接作用によるものとされ，そのため酸素濃度の影響を受けにくいと考えられている．このような特性は腫瘍内でしばしば生じる低酸素領域に対して特に有効であると考えられており，加えて線量分布が被照射体の深部において特徴的な極大（ブラッグピーク）を示すことを利用した局所性の向上も可能であるため，従来用いられてきたX線等に代わる「次世代放射線治療」として有用性が期待され

[略語]
NOX：NADPH oxidase（NADPHオキシダーゼ）
RIRR：ROS-induced ROS release（ROS誘導ROS増幅）

Enhancement of radiation-induced oxidative stress via biological responses
Yasuhito Onodera：Department of Molecular Biology, Hokkaido University Faculty of Medicine（北海道大学大学院医学研究院生化学分野分子生物学教室）

Graphical Abstract

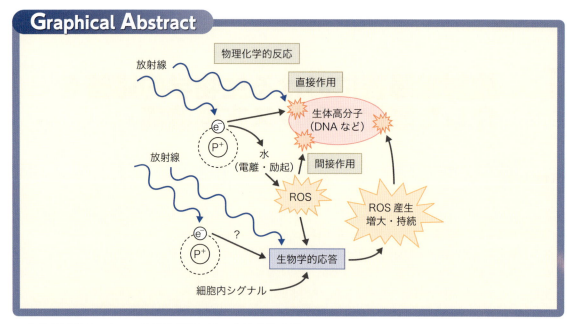

◆ **放射線障害における物理化学的反応と生物学的応答**
放射線照射の直後に起こる物理化学的反応は直接作用と間接作用とに大別され，後者は水の放射線分解によるROSによるものである．ROS産生の亢進は放射線照射に対する生物学的応答によっても起こり，照射後長時間にわたって持続する．

ている．

放射線照射による生物学的な影響を理解するためには，前述のような照射直後に起こる物理化学的反応のみならず，比較的遅い時期に起こる生物学的応答にも着目する必要がある．例えば培養細胞等を用いた生物学的な解析からは，低LET放射線のみならず陽子線や重粒子線による細胞障害においてもROS産生が重要な役割を果たしていることが明らかにされているが，種々の放射線によるROS産生においては水の電離以外にもさまざまなメカニズムが関与しており，その影響は照射後も長期間にわたって持続することがわかってきた（Graphical Abstract）．以下ではそのようなメカニズムのうち代表的なものをとり上げ概説する．

1 放射線によるNADPHオキシダーゼの活性化

細胞はさまざまなメカニズムによって能動的にROSを産生し，さまざまな生理的機能のために利用している．細胞膜上に局在するNADPHオキシダーゼ

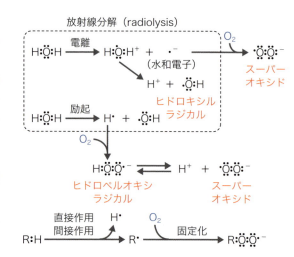

図1　放射線障害における物理化学的反応の概要
水の放射線分解ではヒドロキシルラジカルが生じ，その他の生成物が酸素と反応することによって，さらにスーパーオキシドを生じる．また，放射線の直接作用および間接作用によって生じた生体高分子のラジカル（R・）は酸素との反応によりペルオキシルラジカル（$RO_2・$）となり，容易には修復されない損傷として固定化される．

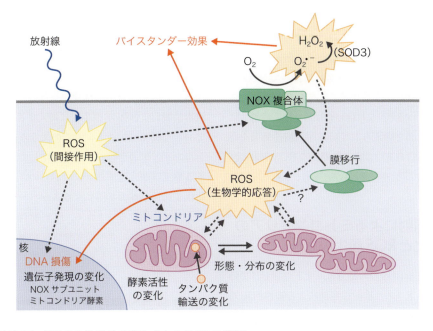

図2 放射線障害における生物学的応答を介したROSの増幅
放射線照射後のROS産生の亢進は，水の放射線分解のみならずNOX複合体やミトコンドリアの活性変化によっても引き起こされる．そのメカニズムは多岐にわたり，持続性や周囲の細胞への伝播性（バイスタンダー効果）を特徴としている．

（NADPH oxidase：NOX）複合体はそのようなメカニズムの1つであり，酸素への電子供与によってスーパーオキシドを産生する．さまざまなコンテクストにおいて，放射線照射による酸化ストレスにNOX活性の亢進が関与することが報告されている（**図2**）．例えばヒト肺由来の線維芽細胞において，α線照射によるROS産生の亢進がNOX阻害剤によって抑制されること，非照射細胞の馴化培地がROS産生の亢進能を有することが1997年に報告されている[2]．ラットの脳毛細血管内皮細胞ではγ線照射によってp22 phoxおよびp47 phoxの発現量が一過性に亢進し，細胞内ROSの増大に寄与している[3]．ヒト線維芽細胞では，NOXファミリーのうちNOX4およびNOX5の発現および活性を抑制することによって，γ線照射後のDNAダメージが軽減される[4]．ヒト甲状腺由来の細胞では，ペルオキシダーゼドメインを併せもち最終産物として過酸化水素を生じるDUOX1の発現がγ線照射後に亢進することにより長期間にわたって酸化ストレスが増大し，恒常的なDNA損傷の原因となることが示唆されている[5]．マウスへのγ線の全身照射は，造血幹細胞において

NOX4の発現を亢進し，酸化ストレスによって細胞老化を促進することが示唆されている[6]．以上は遺伝子発現の亢進を介したものであるが，肝がん由来のHepG2細胞への炭素線照射では，NOX複合体の活性化に必須であるp47phoxサブユニットの膜移行を促進し，ROS産生を亢進してミトコンドリアを傷害する．このときミトコンドリアにおけるROS産生が亢進し，それによってDNAダメージや細胞死が誘導されることが示唆されている[7]．

上記のようなNOX活性の亢進にかかわる分子メカニズムの解明はいまだ部分的ではあるが，放射線によって生じたROSが引き金となり，ポジティブフィードバックによって酸化ストレスの亢進が長期間持続すると考えられている．また，NOXによりスーパーオキシドが生じるのは細胞外であるため，その影響が周囲の細胞に伝播することも容易に想像できる．実際に，放射線照射後の酸化ストレスの増大は非照射細胞のみならず周囲の細胞にも起こること，その際に何らかの液性因子が必須であることが，数多くの研究によって示唆されている[8]．上記は主に正常組織における放射線

障害に関する知見であるが，NOX活性の亢進を介する細胞障害の誘導は，がん治療における放射線増感に応用できるかもしれない．しかしながら，例えば前立腺がん細胞においては，アンドロゲンによってNOXの発現（および活性）が亢進することで，むしろ放射線耐性に寄与している[9]．これはいわゆる「適応応答」によって起こるものと考えられているが，増感効果を得るためには一過的あるいはより爆発的なROS増大の誘導が必要であることが示唆される．

2 放射線照射によるミトコンドリアの性質変化とROS産生の亢進

細胞が産生するROSの大部分は，ミトコンドリアの電子伝達系に由来する．放射線照射による細胞内ROS産生の亢進において，ミトコンドリアが関与することは2001年に報告されている[10]．その後の多くの解析から，放射線照射によりミトコンドリアにおいてさまざまな性質変化が起こることが明らかにされている（図2）．例えばラット大動脈平滑筋由来のA7r5細胞では，γ線照射により呼吸鎖複合体Ⅰの活性が低下するが，それに付随してROS産生が亢進し，ミトコンドリアDNAの酸化損傷が蓄積する[11]．複合体Ⅰの阻害は膜電位およびATP産生を低下させると同時にROS産生を亢進し，アポトーシスを誘導することが知られている[12]．これとは逆に，ヒト肺がん由来のA549細胞ではX線照射によりミトコンドリアの膜電位，酸素消費およびATP産生が亢進する．興味深いことに，X線照射に伴って起こるG2/M arrestの結果，細胞内のミトコンドリアの総数が増加し，ROS産生の亢進に寄与することが示唆されている[13]．その他，放射線照射によるミトコンドリアへの影響は多岐にわたり，酵素の発現および構造への影響による活性変化や，さらにはミトコンドリア内部へのタンパク質輸送までもが影響されると考えられている[14)15]．

上記のように，放射線によってミトコンドリアの性質変化が促される一方で，ミトコンドリアの初期状態の違いが放射線への感受性に影響することも明らかにされている．腎がんにおいては，淡明細胞型腎細胞がんに頻繁に認められるpVHLの機能欠損によりPGC-1αの発現が抑制され，ミトコンドリア数が減少することによって放射線耐性に寄与することが示唆されており[16]，上記と同様に，ミトコンドリアの総数が重要な因子であることを裏付けている．また，ヒト線維芽細胞を用いた最近の研究から，老化（aging）に伴って呼吸鎖複合体の活性が全体的に低下する一方，酸素消費およびROS産生量は増大することが報告されている．興味深いことに，このような老化細胞ではミトコンドリアの形態が大きく変化しており，X線に対する感受性が亢進する[17]．これらのミトコンドリアの状態変化は薬剤添加等によるスーパーオキシドの抑制によって回復することから，ROSを介したポジティブフィードバックによって状態変化が維持するものと推察される．

3 ミトコンドリアの細胞内分布とROS制御

上述のようなミトコンドリアの性質変化のみならず，細胞内分布の制御はミトコンドリアの機能と密接に関連していることが知られている[18]．放射線への細胞応答とのかかわりについてはいまだ報告されていないものの，心筋組織における「ROS誘導ROS増幅（ROS-induced ROS release：RIRR）」の知見は，ROS制御においてミトコンドリアの細胞内分布が重要であることを強く示唆している[19)20]．心筋細胞では非常に多数のミトコンドリアが規則的に整列し，絶え間なく動き続けるために必要なエネルギーの供給を担っている．このような高密度ミトコンドリア群の一部においてROSを人為的に発生させると，興味深いことにROS産生の亢進および膜電位の消失が近接するミトコンドリアへと伝播する．この現象はRIRRとよばれ，ミトコンドリアの膜透過性遷移孔（permeability transition pore：PTP）やミトコンドリア内膜に局在する陰イオンチャネル（inner membrane anion channel：IMAC）が関与すると考えられている[20]．RIRRが誘起される条件およびその結果に関するシミュレーションでは，ミトコンドリアの密度および配向が重要であることが示唆されている[21]．上記のような連鎖反応において，ミトコンドリアから漏出したROSが細胞質中で他のものと反応する前に次のミトコンドリアに出会う必要があると考えれば，密度や配向が重要となること

は想像に難くない．

　上記のようなメカニズムによるROS増幅反応がその他の組織や細胞でも起こりうるか，また，放射線の感受性に寄与するか否か，実際に解析された例はこれまでにない．ミトコンドリアを含むさまざまな小器官の細胞内分布は，微小管上のモータータンパク質とそのアダプターによって制御されており，これを任意に操作することは容易ではないが，さまざまな細胞内小器官の分布をある程度の範囲で制御する方法は，すでに確立されている[22]．筆者らは現在，この技術を応用して，単一の乳がん細胞内におけるミトコンドリア分布と細胞内ROS産生および放射線感受性との関連性について解析を進めている．これまでの結果から，ミトコンドリア内および細胞質中で発生したROSが，実際にミトコンドリアの密集領域において増幅しうることが明らかになりつつある（論文準備中）．

おわりに

　放射線照射によるROS産生の過程では物理化学的反応ばかりでなく生物学的応答も同様に重要であり，したがってその解析においては，細胞の状態や置かれた環境を考慮することが必要不可欠である．例えば低酸素環境におけるがん細胞の放射線耐性は，このような生物学的応答への影響が寄与していることも考えられ，さらには低酸素に付随する「低栄養」の影響も考慮されるべきである．また，種々の細胞内シグナルはがん細胞の放射線耐性に寄与することが知られているが，放射線障害により誘起される「細胞死シグナル」に対して抑制的に働くのみならず，上述のような放射線への生物学的応答を制御することで酸化ストレス自体を軽減しているかもしれない．放射線に対する生物学的応答については，ROSを介さない放射線や二次電子による「直接的」な様式も考えられるが，近年注目されている「量子生物学」の視点に基づく新たな解析が必要であると思われる．

文献

1) Jordan BF & Sonveaux P：Front Pharmacol, 3：94, 2012
2) Narayanan PK, et al：Cancer Res, 57：3963-3971, 1997
3) Collins-Underwood JR, et al：Free Radic Biol Med, 45：929-938, 2008
4) Weyemi U, et al：Radiat Res, 183：262-270, 2015
5) Ameziane-El-Hassani R, et al：Proc Natl Acad Sci U S A, 112：5051-5056, 2015
6) Wang Y, et al：Free Radic Biol Med, 48：348-356, 2010
7) Sun C, et al：J Cell Physiol, 229：100-107, 2014
8) Mothersill C & Seymour CB：Nat Rev Cancer, 4：158-164, 2004
9) Lu JP, et al：Prostate Cancer Prostatic Dis, 13：39-46, 2010
10) Leach JK, et al：Cancer Res, 61：3894-3901, 2001
11) Yoshida T, et al：Free Radic Res, 46：147-153, 2012
12) Li N, et al：J Biol Chem, 278：8516-8525, 2003
13) Yamamori T, et al：Free Radic Biol Med, 53：260-270, 2012
14) Azzam EI, et al：Cancer Lett, 327：48-60, 2012
15) Kam WW & Banati RB：Free Radic Biol Med, 65：607-619, 2013
16) LaGory EL, et al：Cell Rep, 12：116-127, 2015
17) Mapuskar KA, et al：Cancer Res, 77：5054-5067, 2017
18) van Bergeijk P, et al：Trends Cell Biol, 26：121-134, 2016
19) Zorov DB, et al：J Exp Med, 192：1001-1014, 2000
20) Zorov DB, et al：Physiol Rev, 94：909-950, 2014
21) Park J, et al：PLoS One, 6：e23211, 2011
22) Kapitein LC, et al：Biophys J, 99：2143-2152, 2010

＜著者プロフィール＞

小野寺康仁：2001年，京都大学理学部卒業．'06年，同大学院生命科学研究科博士課程修了．大阪バイオサイエンス研究所特別研究員（兼放射線取扱主任者），米国ローレンスバークレー国立研究所ポスドクを経て，'09年，北海道大学大学院医学研究科（現医学研究院）助教に着任，'14年より講師．がんの悪性形質と代謝とのかかわりについて研究を進めている．趣味は実益を兼ねてマニアックな遺伝子構築を考えること．

第3章 レドックスの検出手法，応用など

1. レドックスイメージングのための蛍光プローブ開発

花岡健二郎，浦野泰照

生命現象の理解をめざすうえで，生きている状態の生体内でリアルタイムかつ高感度にさまざまな生命現象を可視化することはきわめて重要である．そのため，蛍光イメージングは生命科学研究になくてはならない技術であり，特に観測対象分子を選択的に可視化する蛍光プローブは，生体分子（生理活性種・酵素・受容体・タンパク質など）の活性あるいは濃度の変化を時々刻々とダイナミックに捉えることができるため必要不可欠である．本稿では，活性窒素種および活性酸素種，活性イオウ分子種などのレドックスにかかわる分子種について，われわれ研究グループが開発にかかわった蛍光プローブの現状を紹介する．

はじめに

生命現象を理解するうえで，生きている状態の生体サンプルでリアルタイムかつ高い時空間分解能で生命現象を可視化することは，それらの理解のためにきわめて重要である．このような観察を可能にする蛍光イメージングは，その簡便性や高い感度，高い時空間分解能から汎用されている．2008年ノーベル化学賞にて「緑色蛍光タンパク質（GFP）の発見と開発」，2014年にノーベル化学賞にて「超解像度の蛍光顕微鏡の開発」が受賞対象になったことからも，近年の蛍光イメージング技術の重要性がうかがえる．一方，このような蛍光イメージング技術において，蛍光プローブ[※1]は信頼性のある蛍光イメージングを達成するうえで必要不可欠である[1]．本稿では，レドックスイメージングに焦点を絞り，われわれ研究グループがこれまでに開発にかかわった，一酸化窒素（NO）および反応性の高い活性酸素種を検出する蛍光プローブ，さらには近年取り組んでいる硫化水素（H_2S）およびsulfane sulfur[※2]を検出する蛍光プローブについて紹介する（Graphical Abstract）．

[略語]
3MST：3-mercaptopyruvate sulfurtransferase
（3-メルカプトピルビン酸硫黄転移酵素）
CBS：cystathionine β-synthase
（シスタチオニンβ合成酵素）
CSE：cystathionine γ-lyase
（シスタチオニンγ-リアーゼ）
ROS：reactive oxygen species（活性酸素種）

※1 蛍光プローブ（fluorescence probe）
ここで言う蛍光プローブとは，標的とする生体分子との化学反応によって，励起波長・蛍光波長・蛍光強度などの蛍光特性が変化する機能性分子のことであり，単に分子を蛍光ラベル化する蛍光標識試薬とは異なるものである．

Development of fluorescence probes for redox imaging
Kenjiro Hanaoka[1]/Yasuteru Urano[1)2)]：Graduate School of Pharmaceutical Sciences, The University of Tokyo[1]/Graduate School of Medicine, The University of Tokyo[2]（東京大学大学院薬学系研究科薬品代謝化学教室[1]/東京大学大学院医学系研究科生体情報学教室[2]）

Graphical Abstract

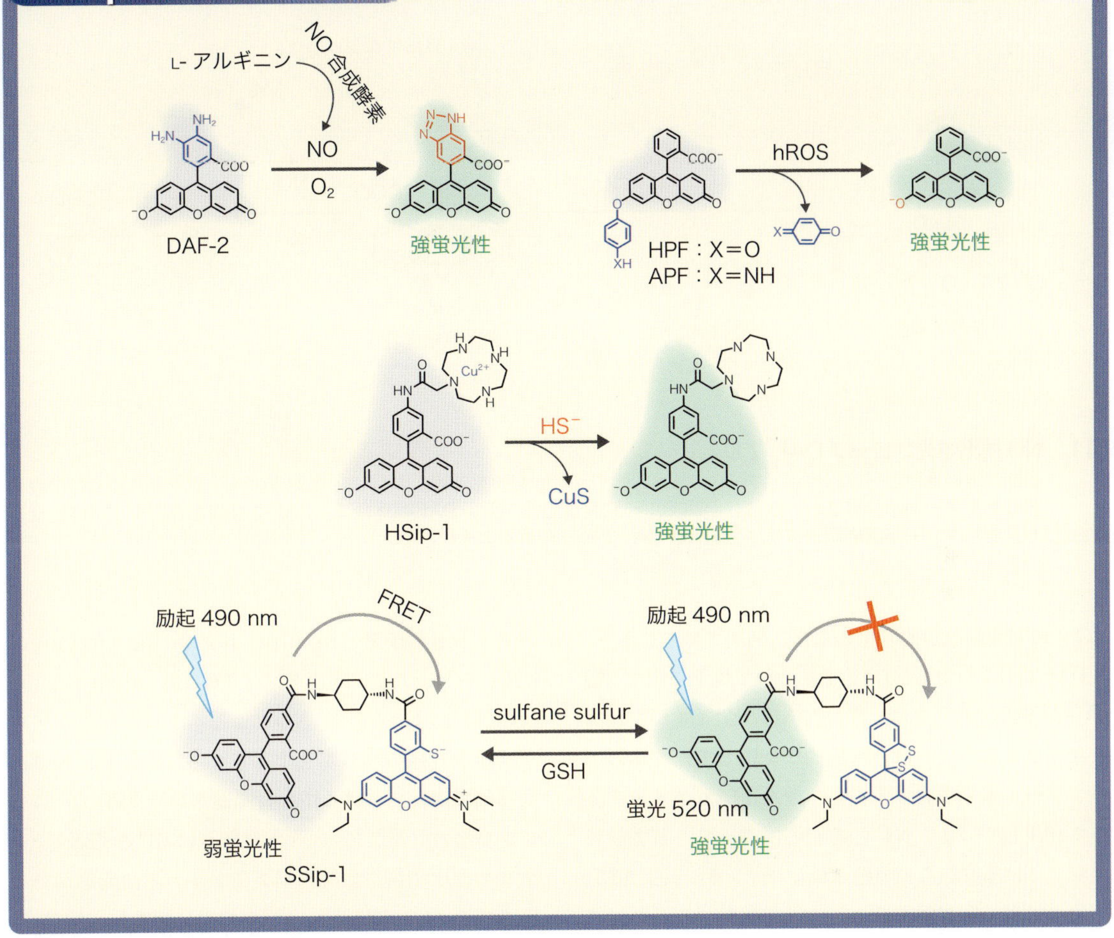

◆ レドックスイメージングに活用される小分子蛍光プローブ

一酸化窒素（NO）検出蛍光プローブ DAF-2，酸化力の強い活性酸素種を検出する蛍光プローブ HPF および APF，硫化水素（H_2S）検出蛍光プローブ HSip-1，活性イオウ分子種の1つである sulfane sulfur を可逆的に検出する蛍光プローブ SSip-1．

1 一酸化窒素（NO）を検出する蛍光プローブ（DAF類）

1987年，一酸化窒素（NO）が血管内皮由来血管弛緩因子（EDRF）であると報告されて以来[2]，生理活性物質としてのNOに関する研究は活発に行われ，L-ArgからNO合成酵素（NOS）により生成したNOは循環器系で機能するだけでなく免疫系や神経系においても多様な作用を示すことや[3]，さらには，循環器系では動脈硬化や高血圧症，免疫系では感染症疾患，中枢系では脳梗塞や認知症，アルツハイマー病などへ関与することが報告されている[4]．ちなみに，1998年にはNOがEDRFであることの発見に対してノーベル医学生理学賞が与えられた．これまでにNOを検出する蛍光プローブ DAF類（diaminofluorescein）が開発され[5]，

※2　sulfane sulfur

sulfane sulfur（サルフェン硫黄）は6つの価電子からなる0価のS原子のことであり，他のS原子に可逆的に結合する性質を示し，elemental sulfur（S_8），persulfide（R-S-SH），polysulfides（R-S-S_n-S-R）などの活性イオウ分子種を構成するものとなる．その生理作用としては細胞保護作用などが報告されている．

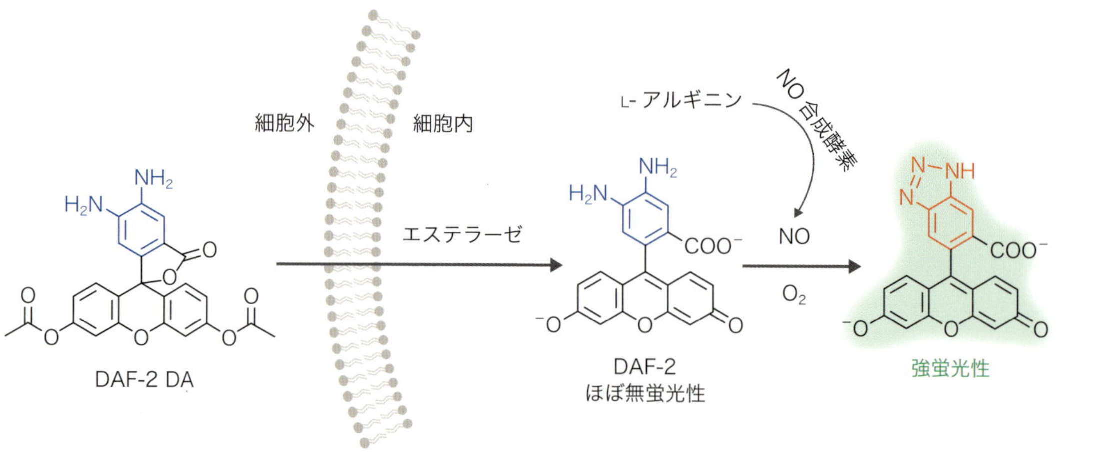

図1　NO検出蛍光プローブDAF-2 DA
細胞膜透過性体のNO検出蛍光プローブDAF-2 DAは細胞膜を透過した後に，細胞内エステラーゼによって2つのアセチル基が加水分解され，水溶性が高く，細胞膜透過性が低いDAF-2となる．DAF-2は酸素存在下でNOと反応し，トリアゾール構造を形成することで，強い蛍光を発するようになる．

NOの時空間的な量的変化の観察に利用されている．

DAF類の1つであるDAF-2について以下に記す（**図1**）．分子設計としては，芳香族隣接ジアミンが生理的な条件下においてNOと特異的に反応して，環状のトリアゾール体を生成することを蛍光off/onスイッチとして利用している．NOとの反応によって，芳香族隣接ジアミン部位からの励起されたキサンテン（蛍光団）部位への電子供与能が低下し，電子移動（これを光誘起電子移動※3という）が抑制されることで蛍光のoff/onを達成している．開発したジアミノフルオレセイン（DAF）は，検出限界が5 nMと高感度であり，かつ500 nm前後の可視光領域に励起・蛍光波長を有し，生細胞への応用が可能である．本プローブをジアセチル体へと誘導化することで，細胞内へ非侵襲的に本プローブを導入することが可能であり（**図1**），生細胞や組織でのNOの可視化に利用されている．本プローブは市販化され（DAF-2, DAF-2 DA：五稜化薬社より），これまでに多くの研究者に供給され，例えば，イ ンスリン分解酵素（insulin-degrading enzyme：IDE）やダイナミン関連タンパク質（dynamin-related protein 1：Drp-1）のNOによるニトロシル化がアルツハイマー病のリスクを上昇させること[6]や，NOによる軸索退縮における微小管関連タンパク質のS-ニトロシル化の重要性[7]，血管内皮細胞におけるP2X4チャネルの血圧制御や血管再構築にかかわる血流感知システムでのNOの関与[8]，心筋の伸長に続く一過性Ca^{2+}上昇を介した収縮におけるNOの役割[9]など，さまざまな生命現象の解明に貢献している．

2　酸化力の強い活性酸素種（hROS）を検出する蛍光プローブ（HPF，APF）

活性酸素種（ROS）は炎症，老化，動脈硬化などの疾患や情報伝達系への関与が報告されている[10]．汎用されるROSを検出する蛍光プローブである2′,7′-dichlorohydrofluorescein（DCFH）[11]はROS間での選択性がない，光による自動酸化に弱いといった問題を抱えていた（**図2A**）．そこで，これら問題点を克服した蛍光プローブであるHPFおよびAPFが開発された（**図2B**）[12]．HPFおよびAPFは緑色蛍光色素であるフルオレセインの6位の水酸基を電子密度の高いhydroxyphenyl基およびaminophenyl基で保護して

※3　光誘起電子移動

蛍光は蛍光団が励起一重項状態から基底状態に戻るときに生じる発光である．しかしながら，励起された蛍光団へと電子供与性部位から電子移動が起こることで蛍光を生じなくなる．この現象を光誘起電子移動（Photoinduced electron Transfer：PeT）とよぶ．

	蛍光強度の上昇		
ROS	HPF	APF	DCFH
·OH	730	1,200	7,400
ONOO⁻	120	560	6,600
⁻OCl	6	3,600	86
$^1O_2$	5	9	26
O_2^-	8	6	67
H_2O_2	2	<1	190
NO	6	<1	150
ROO·	17	2	710
自動酸化	<1	<1	2,000

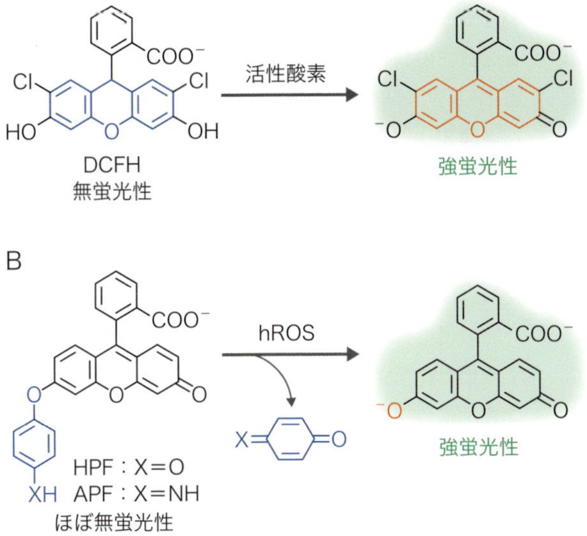

·OH：$Fe(ClO_4)_2$（100 μM），H_2O_2（1 mM），室温．ONOO⁻：3 μM，37℃．⁻OCl：NaOCl（3 μM），37℃．$^1O_2$：EP-1（100 μM），37℃，30 min．O_2^-：KO_2（100 μM），37℃，30 min．H_2O_2：100 μM，37℃，30 min．NO：NOC13（100 μM），37℃，30 min．ROO·：AAPH（100 μM），37℃，30 min．自動酸化：蛍光灯，2.5 h．

図2　hROS検出蛍光プローブHPFおよびAPF
これまで汎用されてきた活性酸素検出蛍光プローブDCFH（**A**）と酸化力の高い活性酸素種を検出する蛍光プローブHPFとAPF（**B**），およびそれらの活性酸素種における選択性（**C**）．

いるためほぼ無蛍光性であるが，hROS選択的に置換フェニル基が脱保護され，強い蛍光を有するフルオレセインが生成する．

既存の蛍光プローブであるDCFHはすべてのROSに対して反応性を示すのに対して，HPFでは・OHおよびONOO⁻と，APFでは・OHおよびONOO⁻，⁻OClと反応して蛍光強度の上昇を示した（**図2C**）．すなわち，HPFとAPFを併用することで⁻OClを選択的に検出することができる．また，DCFHでは光により自動酸化され大きな蛍光上昇を示したが，HPFおよびAPFでは蛍光上昇は起こらず，既存のROSプローブの問題点である光による自動酸化が克服された蛍光プローブである．本プローブは市販化され（HPF，APF：五稜化薬社より），世界のさまざまな分野の研究者に供給され，多くの生命現象の解明に貢献している．例えば，抗生物質の殺菌作用に共通のメカニズムとして・OH産生がかかわっていること[13]や，アミノ配糖体抗生物質がリボソームに相互作用しその後の・OH産生によって殺菌作用を示すこと[14]，水素ガス吸入によって虚血再灌流により産生される・OHの酸化的ストレスを防ぐことができること[15]，シロイヌナズナにおける受精のための花粉管破裂に・OHが関与すること[16]，Ag^+が

・OH産生を通してグラム陰性菌に対する抗生物質の抗菌作用を上昇させること[17]などが報告されている．

3 硫化水素（H_2S）を検出する蛍光プローブ（HSip-1）

硫化水素（H_2S）は腐卵臭を有する毒性の高い気体であるが，1989年および1990年にウシやヒト，ラットの脳内にH_2Sが存在することが報告されて以来，H_2Sが血管平滑筋の弛緩等の生理シグナルに関与していると報告されており，一酸化窒素（NO），一酸化炭素（CO）に次ぐ，第三のガス性シグナル情報伝達物質として注目されていた[18]（さらに近年では，次節で記す活性イオウ分子に注目が集まっている[19]）．これまでにH_2Sの検出方法として，メチレンブルー法やガスクロマトグラフィー，HS⁻選択的電極，LC-MSなどが報告されているが，これらの方法では生体内のH_2Sをリアルタイムに検出することは困難であり，そこで，H_2Sをリアルタイムに検出できる蛍光プローブの開発を行った[20]．細胞内でH_2Sを検出する際の大きな課題は，H_2Sに対する選択性と感度であった．細胞内にはチオール基を有する生体分子として，グルタチオン（GSH，生

体内存在濃度：約1〜10 mM）やシステイン（約100 μM），タンパク質などが存在し，蛍光プローブはこれらとは反応せず，H_2Sに対してのみ反応するという高い選択性が必要であった．また，細胞内のH_2S濃度は10 μM〜1 mMのH_2Sの添加により生理作用が引き起こされるという報告から，少なくとも10 μMのH_2Sを検出できる感度が必要であった．そこで，10 mM GSHには応答せず，10 μM H_2Sにすばやく応答する蛍光プローブの開発を行った．

蛍光プローブの分子設計として，Cu^{2+}とそれをキレートする環状ポリアミン構造を有したフルオレセイン誘導体を設計・合成した（図3A）．環状ポリアミン構造はCu^{2+}とキレート効果により安定な錯体構造を形成すること，また，Cu^{2+}は近傍に存在する蛍光団の蛍光を強く消光すること，さらにはH_2SがCu^{2+}と強く結合することが知られている．開発した蛍光プローブHSip-1（Hydrogen Sulfide imaging probe-1）の吸収・蛍光特性を測定した結果，490 nm付近に吸収極大波長を，515 nm付近に蛍光極大波長を示し，かつCu^{2+}による強い消光によって蛍光が低く抑えられていた．次に，H_2SおよびGSHへの応答性を評価した結果，HSip-1は10 mM GSHの添加ではほとんど蛍光上昇を示さず，10 μM H_2Sの添加によって迅速な蛍光上昇を示した（図3B）．これらの結果は，H_2SとGSHのpK_aや分子の嵩高さの違い，cyclen-Cu^{2+}の安定度定数の高さに起因すると考えられた．また，HSip-1は1 mM システインや1 mM ホモシステイン，各種無機含硫化合物や活性酸素種，活性窒素種の添加によっては蛍光強度上昇を示さず，H_2Sに対して高い選択性を示した（図3C）．さらに，HSip-1の生細胞イメージングへの応用を行った（図3D）．まずHSip-1に細胞膜透過性を付与するため，ジアセチル体であるHSip-1 DAを合成しHeLa細胞へと負荷し，その後，Na_2Sを細胞外液に添加したところ，HSip-1は細胞質への局在を示し，添加したH_2S濃度依存的に蛍光強度の上昇を示した．このように，HSip-1を用いて細胞内においてもH_2Sを選択的に捉えることに成功した．

哺乳類の生体内でのH_2S産生酵素としては，CBS（cystathionine β-synthase）やCSE（cystathionine γ-lyase），3MST（3-mercaptopyruvate sulfurtransferase）が報告されている[21]．しかしながら，

3MSTの選択的阻害剤についてはこれまで報告されていなかった．そこで，HSip-1のもつH_2Sに対する感度と選択性の高さに着目して，HSip-1を用いた3MST阻害剤のハイスループットスクリーニング（HTS）を行った（図3E）[22]．はじめに，マウス3MSTの大量発現・精製方法の確立，および基質である3MP（3-mercaptopyruvate）とDTTから産生されるH_2Sの in vitro での検出系の構築を行った．さらに，本系を用いて大規模HTS（約17万化合物）を行った結果，10 μMの化合物濃度でHSip-1の蛍光強度上昇を80〜100 %阻害する化合物を4つ得ることに成功した（図3F）．そのうち，化合物1〜3はAr-$COCH_2$S-pyrimidoneの共通骨格を有しており，この構造が3MST阻害に重要であると考えられる．また，マウス3MSTを発現させたHEK293細胞のセルライセートを用いてH_2S産生の阻害活性を評価した結果，セルライセート中においてもH_2S産生を85〜100 %抑制しており，他の夾雑タンパク質存在下においても3MSTの活性を選択的に阻害できることを明らかにした．さらに化合物1〜3に着目し，CSE，CBSおよび，3MSTと構造類似性（アミノ酸配列の相同性57.6 %）を有するthiosulfate sulfurtransferaseに対して阻害活性を評価した結果，化合物3は3MSTに高い選択性を示した．また，3MST過剰発現細胞においても，化合物3は細胞内の3MSTに対して阻害活性を示すことを蛍光イメージングによって明らかにした（図3G）．さらに，X線結晶解析および計算化学によって阻害剤の阻害機構の解析を行った結果，3MSTの活性中心にあるシステイン残基がパースルフィドとなっており，そのアニオン性と化合物のカチオン性部位とで強い静電的相互作用が形成されていることがわかった（図3H）．この相互作用はこれまでに報告はなく，はじめて報告される相互作用である．

HSip-1の応用としては他に，ケージドH_2SおよびH_2Sドナー，H_2S放出薬剤による細胞内H_2Sの検出[23]〜[25]や，この蛍光プローブを用いることで，システインジオキシゲナーゼ欠損マウス由来の肝細胞におけるシステインのH_2Sおよびチオ硫酸への代謝の向上[26]，虚血再灌流による神経細胞の損傷に対するH_2Sの細胞保護作用のメカニズム[27]，およびチオ硫酸による急性肺障害の緩和におけるH_2Sの関与[28]などを明らかにしている．

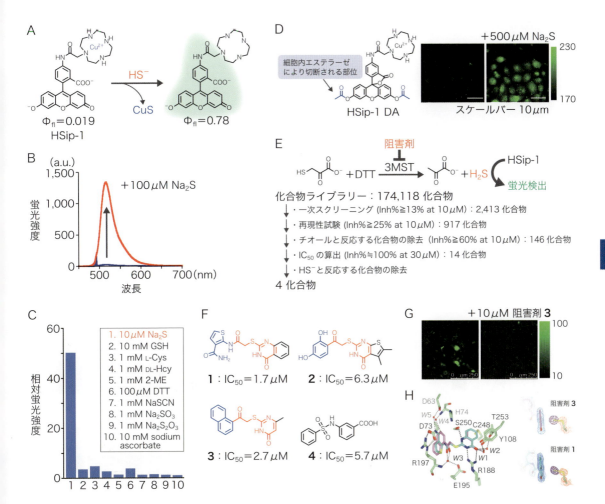

図3 H₂Sを検出する蛍光プローブHSip-1とその阻害剤スクリーニングへの応用
A) 開発したH₂Sを検出する蛍光プローブHSip-1. B) HSip-1のキュベット中におけるNa₂Sの添加による蛍光スペクトル変化〔1 μM HSip-1 in 30 mM HEPES buffer (pH 7.4) at 37℃〕. C) HSip-1のチオール分子および無機含硫分子,還元剤に対するH₂Sへの選択性. D) HSip-1の細胞膜透過性体HSip-1 DAを30 μMでHeLa細胞へと導入し,余剰な蛍光プローブを洗浄した後に細胞外液に500 μMのNa₂Sを添加した前後での蛍光像. E) 活性イオウ分子種産生酵素の1つである3MSTの阻害剤のハイスループットスクリーニング(HTS). F) 3MST阻害剤のHTSにより得られた4つのヒット化合物. G) COS7細胞に3MSTを一過性に発現させた細胞に50 μMの濃度でsulfane sulfurを検出する蛍光プローブSSP4(同仁化学研究所)を導入し,3MSTの酵素基質である3-メルカプトピルビン酸を500 μMの濃度で細胞外液に添加し細胞内の蛍光を観察した結果,阻害剤3の存在によって蛍光上昇が抑えられた. H) 阻害剤1または3と3MSTとの共結晶のX線結晶解析.

4 Sulfane sulfurを検出する蛍光プローブ(SSip-1)

　活性イオウ分子とは,硫化水素(H₂S)をはじめとした生体内に存在する反応性の高い硫黄含有分子のことである.なかでも0価の硫黄原子であるsulfane sulfurは重要な生体内活性イオウ分子の1つであり,シグナル伝達やレドックス制御などさまざまな生理機能に関与することが近年報告されている[19].Sulfane sulfurの生体内での機能解明において,その検出法の開発はきわめて重要であり,蛍光イメージング法を用いることで,高い時空間分解能で生体サンプルにてsulfane sulfurを検出することができる.これまでに開発されているsulfane sulfur検出蛍光プローブSSP類

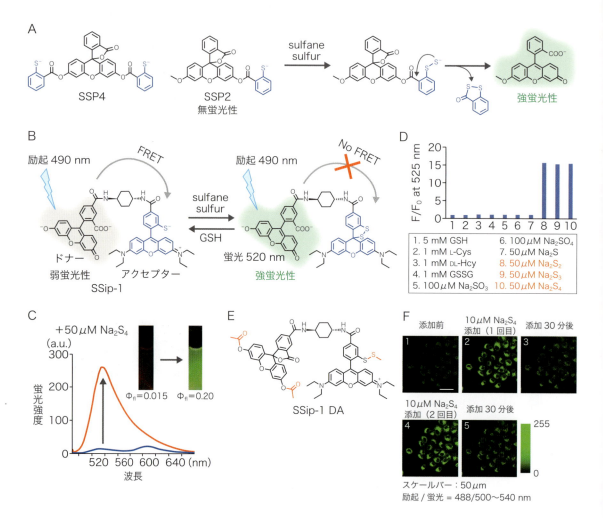

図4 活性イオウ分子種sulfane sulfurを検出する蛍光プローブSSP類およびSSip-1
A)市販化されているsulfane sulfurを検出する蛍光プローブSSP類.B)われわれのグループが開発した可逆的sulfane sulfur検出蛍光プローブSSip-1.C)Na₂S₄の添加によるSSip-1の蛍光スペクトルの変化.D)チオール分子,無機含硫化合物,H₂Sに対するsulfane sulfurへのSSip-1の選択性.E)SSip-1の細胞膜透過性体SSip-1 DA.F)A549細胞に10 μM SSip-1 DAを導入し,細胞外液に10 μM Na₂S₄の添加を2回くり返したときの蛍光画像の変化.

はsulfane sulfurの求電子性を利用したものである(**図4A**)[29].すなわち,sulfane sulfurの求電子性によってプローブ分子のチオール基に硫黄原子が受け渡されることでパースルフィドが生成し,その求核性の高いパースルフィド基が近傍のエステルに求核攻撃することで蛍光団が放出される(現在,SSP4は同人化学研究所から市販化されている).しかしながら,SSP類の蛍光変化は不可逆的な反応に基づくものであり,動的な細胞内sulfane sulfurの濃度変動を観察することは難しかった.そこで,生体内のsulfane sulfurを可逆的

に検出できる新たな蛍光プローブの開発を行った(**図4B**)[30].プローブの分子設計において,sulfane sulfurの他の硫黄原子に可逆的に結合する性質とスピロ環化平衡に着目し,FRET(Förster resonance energy transfer)機構を利用した蛍光上昇型のsulfane sulfurを検出する蛍光プローブ(SSip-1)を開発した.アクセプター部位のベンゼン環2位のチオール基がsulfane sulfurと反応することでパースルフィドを形成し,さらに分子内スピロ環化を引き起こすことで,アクセプター部位の可視光領域の光の吸収がすみやかに減少し,

同時に蛍光上昇を示した(図4C).また,この蛍光上昇は5 mM還元型グルタチオン(GSH)を添加することによって時間経過とともに減少した.この結果から,細胞内に存在するmMレベルのGSHにより,sulfane sulfurを可逆的に蛍光イメージングできることが示唆された.また,本蛍光プローブはチオール類やH$_2$Sとは反応せず,sulfane sulfurに高い選択性を示した(図4D).

SSip-1に細胞膜透過性をもたせたSSip-1 DAをデザイン・合成し(図4E),それをA549細胞へと応用して蛍光イメージングを行った結果,Na$_2$S$_4$の添加前はほとんど蛍光が観察されなかったのに対し,細胞外液にNa$_2$S$_4$を添加したところ1分以内に蛍光上昇が観察された(図4F).また,Na$_2$S$_4$のくり返し添加によって,蛍光の上昇・減少をくり返し観察することに成功した.これらの結果から,SSip-1は生細胞中においても可逆的にsulfane sulfurを検出可能であり,その濃度の変動を観察できることが明らかとなった.さらに,初代培養細胞での蛍光イメージングへと応用した.SSip-1 DAを用いて,ラットの初代培養アストロサイトにおけるTRPA1チャネルの活性化と細胞内sulfane sulfur濃度変化の関係を調べた結果から,アストロサイトの細胞内sulfane sulfurの濃度とCa^{2+}の細胞内流入には強い相関があることがわかった.また,神経細胞におけるポリスルフィドの生成機構の検討においても本プローブが活用されている[31].

おわりに

蛍光プローブは in vitro アッセイで簡便に活性酸素種,活性窒素種,活性イオウ分子種を検出できるだけでなく,生きた細胞内においてこれら分子種を可視化できるため,生命科学研究において強力なケミカルツールである[32].さらにプローブの精密な分子設計によって,これら分子種に対して高い選択性を達成することができる.活性酸素種および活性窒素種を検出するプローブとしては,現在,蛍光タンパク質を基盤としたプローブが開発されているが[33],活性イオウ分子種においては,有機小分子を基盤としたプローブしか開発されておらず,これら蛍光プローブが生命メカニズムの解明に利用されている.有機小分子を基盤とした蛍光プローブの利点としては,生体サンプルへの遺伝子導入を必要とせず,さまざまな生体サンプルにおいて応用できる点があげられる.また,阻害剤スクリーニングへの応用も可能であり,創薬研究や医療診断へと活用されることが今後期待される.

謝辞

本稿に引用した東京大学大学院薬学系研究科薬品代謝化学教室の論文に大きく貢献した,東京大学創薬機構 長野哲雄客員教授および小島宏建 特任教授をはじめとした,多くの大学院生,スタッフならびに外部の共同研究者に謝意を表します.

文献

1) Ueno T & Nagano T: Nat Methods, 8: 642-645, 2011
2) Palmer RM, et al: Nature, 327: 524-526, 1987
3) Martínez-Ruiz A, et al: Free Radic Biol Med, 51: 17-29, 2011
4) Pacher P, et al: Physiol Rev, 87: 315-424, 2007
5) Kojima H, et al: Anal Chem, 70: 2446-2453, 1998
6) Akhtar MW, et al: Nat Commun, 7: 10242, 2016
7) Stroissnigg H, et al: Nat Cell Biol, 9: 1035-1045, 2007
8) Yamamoto K, et al: Nat Med, 12: 133-137, 2006
9) Petroff MG, et al: Nat Cell Biol, 3: 867-873, 2001
10) Winterbourn CC: Nat Chem Biol, 4: 278-286, 2008
11) Hempel SL, et al: Free Radic Biol Med, 27: 146-159, 1999
12) Setsukinai K, et al: J Biol Chem, 278: 3170-3175, 2003
13) Kohanski MA, et al: Cell, 130: 797-810, 2007
14) Kohanski MA, et al: Cell, 135: 679-690, 2008
15) Ohsawa I, et al: Nat Med, 13: 688-694, 2007
16) Duan Q, et al: Nat Commun, 5: 3129, 2014
17) Morones-Ramirez JR, et al: Sci Transl Med, 5: 190ra81, 2013
18) Kimura H: Nitric Oxide, 41: 4-10, 2014
19) Ono K, et al: Free Radic Biol Med, 77: 82-94, 2014
20) Sasakura K, et al: J Am Chem Soc, 133: 18003-18005, 2011
21) Paul BD & Snyder SH: Nat Rev Mol Cell Biol, 13: 499-507, 2012
22) Hanaoka K, et al: Sci Rep, 7: 40227, 2017
23) Fukushima N, et al: Bioorg Med Chem Lett, 25: 175-178, 2015
24) Takatani-Nakase T, et al: Mol Biosyst, 13: 1705-1708, 2017
25) Marutani E, et al: Medchemcomm, 5: 1577-1583, 2014
26) Jurkowska H, et al: Amino Acids, 46: 1353-1365, 2014
27) Marutani E, et al: J Am Heart Assoc, 4: pii:e002125, 2015
28) Sakaguchi M, et al: Anesthesiology, 121: 1248-1257, 2014

29) Chen W, et al：Chem Sci, 4：2892-2896, 2013
30) Takano Y, et al：Chem Commun (Camb), 53：1064-1067, 2017
31) Miyamoto R, et al：Sci Rep, 7：45995, 2017
32) Chen X, et al：Chem Soc Rev, 40：4783-4804, 2011
33) Pouvreau S：Biotechnol J, 9：282-293, 2014

＜著者プロフィール＞
花岡健二郎：2000年東京大学薬学部薬学科卒業後，'05年同大学院修了〔博士（薬学）〕，'05年より米国テキサス大学サウスウエスタンメディカルセンターにて博士研究員．'07年東京大学大学院薬学系研究科薬品代謝化学教室助教，'10年より同講師，'11年より同准教授（現職）．現在は，生体内可視化プローブおよび生体制御ケミカルツールの開発とその応用に従事している．

浦野泰照：1990年東京大学薬学部卒業．'95年同大学大学院薬学系研究科博士課程修了，博士（薬学）．その後，同研究科助手，准教授，JSTさきがけ研究者（兼任）を経て，2010年より東京大学大学院医学系研究科生体情報学分野教授（現兼務），'14年より東京大学大学院薬学系研究科薬品代謝化学教室教授．専門はケミカルバイオロジー．化学の力を駆使して，生命原理探求研究に貢献する画期的ツールの開発や，革新的な医療技術の創製をめざす研究を展開している．

第3章 レドックスの検出手法，応用など

2. 光制御型活性酸素，窒素酸化物，イオウ放出試薬の開発

中川秀彦

活性酸素，窒素酸化物，活性イオウ化合物はさまざまな生理機能にかかわっている．これらの分子の光制御型放出剤は，任意に放出制御が行え，情報伝達分子としての側面を研究する目的に適している．光照射により誘起される化学反応を鍵として目的とする活性種を特異的に放出する光制御型放出剤が開発され，生物応用も進展している．一酸化窒素は光制御型放出剤の開発が最も進んでおり，HNO，過酸化水素についても発展しつつある．硫化水素の光制御型放出剤は開発されているが，他の活性イオウ化合物についてはこれからの発展が期待される．

はじめに

　活性酸素は過剰に産生されると酸化ストレスとして働き多くの疾患にかかわるが，生理的な量の活性酸素は細胞情報伝達分子として作用し，細胞の生存や環境応答等に重要な役割を果たす．また，一酸化窒素（NO）も細胞情報伝達因子として，血管弛緩や神経伝達調節など多様な機能を有する[1]．近年では，硫化水素（H_2S）やパースルフィド分子がやはり細胞情報伝達機能を有しておりさまざまな生理機能にかかわっていることが示されつつある[2)3)]．これらの分子は，低分子量の無機分子であり生理的条件下で不安定であることから，生体内での重要性に比して，情報伝達にかかわる詳細な生物医学研究や，その作用を利用した治療研究への応用には困難な側面があった．このため，これらの情報伝達分子を特異的に放出する薬剤（放出剤）が開発され研究に用いられてきた．特に光制御型放出剤は，系外から任意に放出制御が行えるため，活性酸素等の情報伝達分子としての側面を研究する目的に適している．本稿では，活性酸素・NO・活性イオウ化合物の光制御型放出剤（**Graphical Abstract**）に着目して，その特徴と生物応用に関する近年の進展を紹介したい．

1 光制御NO放出剤（ケージドNO）

　活性酸素種や窒素酸化物，活性イオウ化合物などの低分子細胞情報分子のうち，NOは，光制御可能な放出剤が比較的古くから開発されている．最も初期にはCNO類がTsienらによって開発され（例えばCNO-4；**図1A**）[4]，また，同時期に全く異なる放出メカニズムをもつBNN類がFujimoriらにより開発された[5]．これら2種は光制御のコンセプトが異なり，それぞれ生物応用において適する場面が異なる．その他，金属とNOの親和性を利用した金属配位型の光制御NO放出剤も開発が進められた．また，われわれはニトロベン

Photocontrolled release of reactive oxygen/nitrogen/sulfur species from chemical donors
Hidehiko Nakagawa：Graduate School of Pharmaceutical Sciences, Nagoya City University（名古屋市立大学大学院薬学研究科）

Graphical Abstract

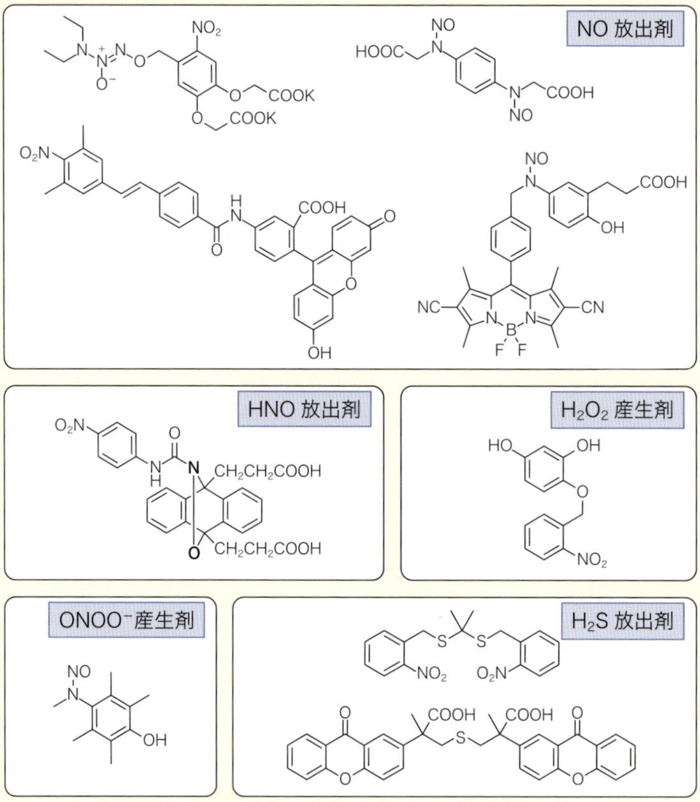

◆ 本稿で取り上げた光制御型活性酸素, 窒素酸化物, イオウ放出試薬

[略語]

BNN：Fujimoriらが開発したNO放出剤に付与された化合物記号．benzenediamine N-nitroxylに由来すると思われる．

BODIPY：boron配位 dipyromethene構造（boron-dipyromethene）を有する色素の登録商標（Invitrogen社）．同構造を有する色素の名称として広く用いられる．

CGRP：calcitonin gene-related peptide（カルシトニン遺伝子関連ペプチド）

CNO：Tsienらが開発したNO放出剤に付与された化合物記号．caged nitric oxideに由来すると思われる．

CORM：CO放出試薬をあらわす化合物記号．carbonmonooxide（CO）releasing materialに由来すると思われる．

CPG1：Changらが開発した光制御型過酸化水素産生剤に付与された化合物記号．caged peroxide generatorに由来すると思われる．

DEA：diethylamine（あるいはdiethylamino）

Flu-DNB：fluorescein構造を含むdimethylnitrobenzene型NO放出剤（図1C）に付与された化合物記号

NO-Rosa：rosamine構造を色素部に有する光誘起電子移動型NO放出剤（図1F）に付与された化合物記号．NO-releasing rosamineに由来する．

NOBL-1：BODIPY色素を光吸収部とした光誘起電子移動型NO放出剤（図1E）に付与された化合物記号．NO-releaser blue-lightに由来する．

NONOate：diazenium diolate
〔化学構造 –N(O)–NO⁻ に由来する略称〕

o-NBn：ortho-nitrobenzyl

RolDNB：rhodamine構造を含むdimethylnitrobenzene型NO放出剤（図1D）に付与された化合物記号

ゼンの光異性化反応や光誘起電子移動反応※1を利用した光制御NO放出剤を開発し，生物応用を進めてきた．金属配位型やわれわれの開発したNO放出剤は，BNN類のコンセプトを継承する光制御NO放出剤といえる．

1）光解除性保護基とNONOateの組合わせによるケージドNO放出剤

Tsienらは，Keeferらが開発した自発分解型のNO放出剤diazenium diolate誘導体の末端ニトロシル構造を典型的な光解除性保護基※2であるortho-nitrobenzyl基（o-NBn）あるいはその誘導体で修飾した化合物CNO類を開発した[4]．そのうちの1つCNO-4は，diazenium diolateの一種であるDEA-NONOateをo-NBnの誘導体で保護したものであり，o-NBn基の吸収波長域の光（紫外線）を照射すると，光解除性保護基が分解し，元の化合物であるDEA-NONOateが再生する（図1A）．DEA-NONOateは一定の半減期を示して水溶液中で分解しNOを放出するため，結果的に光照射によってNO生成を誘導する．この化合物の特徴は，光照射がNOそのものではなくNO放出剤の生成を制御していることである．NOの産生そのものはdiazenium diolate誘導体の化学的安定性に依存するため，NOの産生量や産生時間を光によって直接制御することは難しいが，一度の光照射によって持続的なNO投与を可能とするため，NO投与後の生物応答を蛍光などの発光法で観察する場合，光の干渉がなくイメージング実験などが行いやすい．

2）光化学反応の応用による光制御NO放出剤

ⅰ）N-NO結合の光開裂を利用した光制御NO放出剤

FujimoriらはN-ニトロソ基の窒素間結合の光開裂反応を応用した光制御NO放出剤BNN類を開発した（図1B；BNN5）[5]．BNN類は紫外線照射によってN-NO結合が開裂することで2分子のNOを放出し，同時にquinoimineを生成する．このため光照射している間だけNOを生成することが特徴であり，NO放出そのものを光制御しているといえる．光照射のON/OFFによってNO投与のON/OFFを自在に制御できる．

同様な光反応を利用したNO放出剤にFe-NO錯体であるニトロプルシッドやニトロシル化FeS錯体[6]（一光子および二光子過程で放出），Ru-ニトロシル錯体[7]がある．金属ニトロシル錯体は吸収波長が長波長シフトしており，可視光領域でNO放出できるものが多い．最近の応用例では，TiO$_2$ナノ粒子にRu-ニトロシル錯体を担持し，可視光照射によってNOと一重項酸素を細胞内で同時放出するナノ粒子も開発されている[8]．

ⅱ）ジニトロベンゼン誘導体の光異性化反応を利用したNO放出剤

われわれは，ニトロベンゼンの光異性化反応を利用し，2,6-ジニトロベンゼン構造をもつ光制御NO放出剤を複数開発した．これは2つのメチル基の影響によりニトロ基から亜硝酸エステルへの光異性化反応を起こしやすくし，生物応用を可能としたもので，近赤外二光子励起によるNO放出制御が可能なFlu-DNB（図1C）は麻酔下マウス脳血管の拡張制御に成功し[9]，また，黄緑色光で制御可能なRolDNB（図1D）は細胞のミトコンドリア動態を光制御することに成功した[10]．

ⅲ）光誘起電子移動反応を利用したケージドNO

われわれは前項とは別の反応機構として，色素の光励起に基づく一電子移動反応とそれに引き続くN-ニトロシル結合の開裂反応を鍵とする光制御NO放出剤NOBL-1を開発した（図1E）．NOBL-1は青色光吸収色素であるBODIPYを光励起することで光誘起電子移動反応を介してNO放出を起こすと考えられる．ラット大動脈を用いたマグヌス試験において青色光依存的に血管弛緩応答を誘起することに成功した[11]．この反応機構では，光誘起電子移動反応を起こすことができれば，色素の種類はNO放出とは直接関係ないため，色素部の交換が可能であると考えられるが，実際に色素部を黄緑色吸収色素であるrosamineに変更したNO-Rosa（図1F）を設計・合成しNO放出活性を検証したところ，黄緑色光照射でNO放出を起こし，ラット大動脈切片に同様に光依存的血管弛緩応答を誘導することができた[12]（図2）．NOBL-1およびNO-RosaでNO放出の光制御が可能であったことから，色素を

※1　光誘起電子移動反応
2つの分子あるいは部分構造間で一電子が移動する反応．光励起によって電子受容分子（基）の電子軌道（HOMO）に空きができ，電子供与分子（基）の電子が前述の空き軌道に移動する反応．酸化還元反応の一種．

※2　光解除性保護基
化合物の官能基を修飾する保護基とよばれるものの一種．光照射によりこの保護基が分解して元の官能基構造を再生するものを光解除性保護基とよぶ．

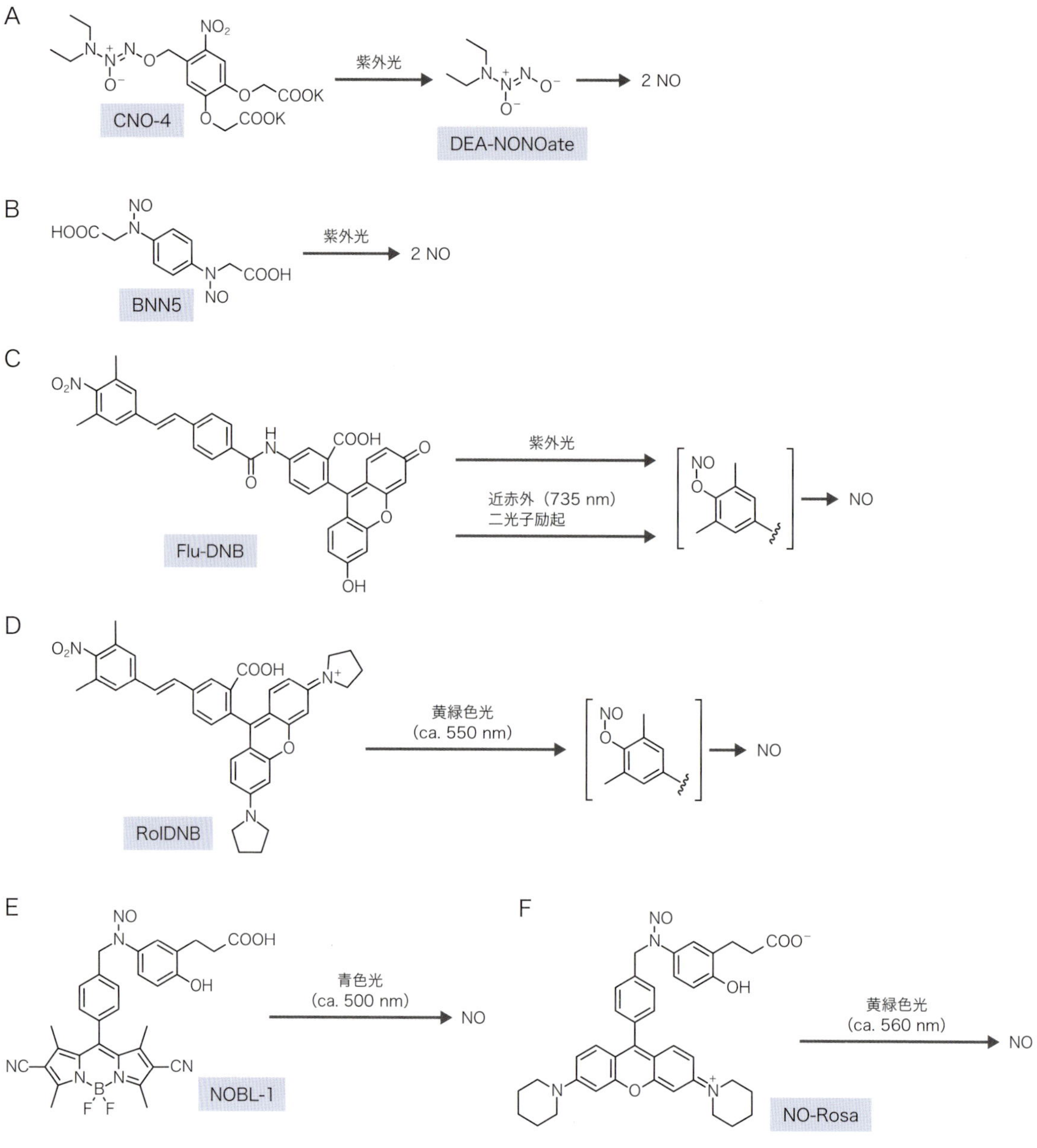

図1 光制御可能なNO放出剤の構造と照射光波長

任意に交換可能であることが示され,さらに多様な吸収波長を利用できる可能性が考えられる.

2 NO関連化学種の光制御放出剤

NO以外の窒素酸化物についても光制御による生物投与実験ができれば,NOとの作用の比較や作用メカニズム解析に有用であると考えられるが,実際にはそのような活性種に関する光制御放出剤の開発はまだ発展途上で,われわれのグループが開発したいくつかの放出剤に限られる.

1) 光制御HNO放出剤

HNOはNOの一電子還元体であるが,その生物作用はNOとは異なることが知られている.HNOとNOは

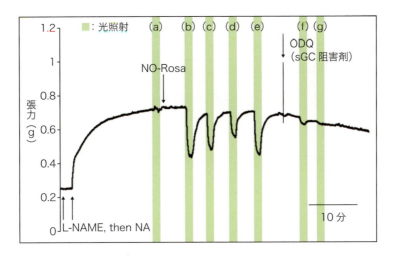

図2　光制御型NO放出剤NO-Rosaを用いたラット大動脈切片によるマグヌス試験
ラット大動脈切片をマグヌス管内に設置し，内在性NO合成酵素阻害剤（L-NAME）を投与したのちノルアドレナリン（NA）投与により血管収縮を誘導した．黄緑色光（530～590 nm）照射のみでは変化がみられないが（a），NO-Rosa投与後に光照射を行うと光強度に応じて血管弛緩が観察された（b）～（d）．血管弛緩応答はくり返し観察可能であった（e）．また，この応答は可溶性グアニル酸シクラーゼ阻害剤（ODQ：1H-［1,2,4］oxadiazolo［4,3-a］quinozalin-1-one）共存下では消失した．このことから，NO-Rosaは光照射依存的にNOを放出し，生理的情報伝達経路を活性化して血管弛緩を誘導したと考えられた．文献12より引用．

生体内で酸化還元により変換されうるが，HNOをNOと区別して投与することができれば，両者の生物作用の違いを（実質的に作用に違いがあるのかないのかも含めて）精査できる．われわれは，（一般的な熱反応による過程は抑制された状態で）光照射によって逆ヘテロ＝ディールズ＝アルダー反応を誘起しHNO放出を起こす化合物を開発し，培養細胞系においてHNO作用経路の下流に位置すると考えられているカルシトニン遺伝子関連ペプチド（CGRP）増加を誘導できることを示した[13)14)]（**図3A**）．

2）光制御peroxynitrite産生剤

peroxynitriteはNOとスーパーオキシド（$O_2^-\cdot$）が結合した化合物で，生体内でも生成していると考えられている活性酸素種の1つである．非常に高い酸化反応活性を有していることから，酸化ストレスに関与すると考えられる一方，生体内のシグナル伝達にも関与する可能性が指摘されている．われわれは，光制御NO放出剤の開発で得た知見を応用し，NO放出後に酸素を還元してスーパーオキシドを産生するしくみを構築し，光制御peroxynitrite産生剤を開発した．この化合物は紫外線照射でperoxynitriteを放出し，培養細胞内でのperoxynitrite産生に応用できることを示した[15)]（**図3B**）．

3 光制御過酸化水素（あるいはスーパーオキシド）産生剤

光制御可能な過酸化水素の産生剤については，いまだ研究が発展途上であるといえる．これまで報告されている光制御過酸化水素産生剤に，Changらが報告したケージド化合物ケージドトリヒドロキシベンゼン（CPG1；**図3C**）がある[16)]．CPG1に紫外線照射すると光解除性保護基が脱離しヒドロキノン誘導体（1,2,4-トリヒドロキシベンゼン）が生成し，これが酸素を還元してスーパーオキシドを産生し，直ちにスーパーオキシドが再度還元され過酸化水素となる．この反応はスーパーオキシド不均化酵素（SOD）の存在下では50％程度に抑制されるため，第1段階で生成したスーパーオキシド同士が不均化するのではなく，1,2,4-トリヒドロキシベンゼンあるいはそこから生じたセミキノンラジカル種が直接スーパーオキシドを再度還元していると推測されている[16)]．CPG1は培養細胞での応用には成功しているものの，毒性の懸念があるベンゾキノン誘導体を産生するなど，いまだ改良・発展の

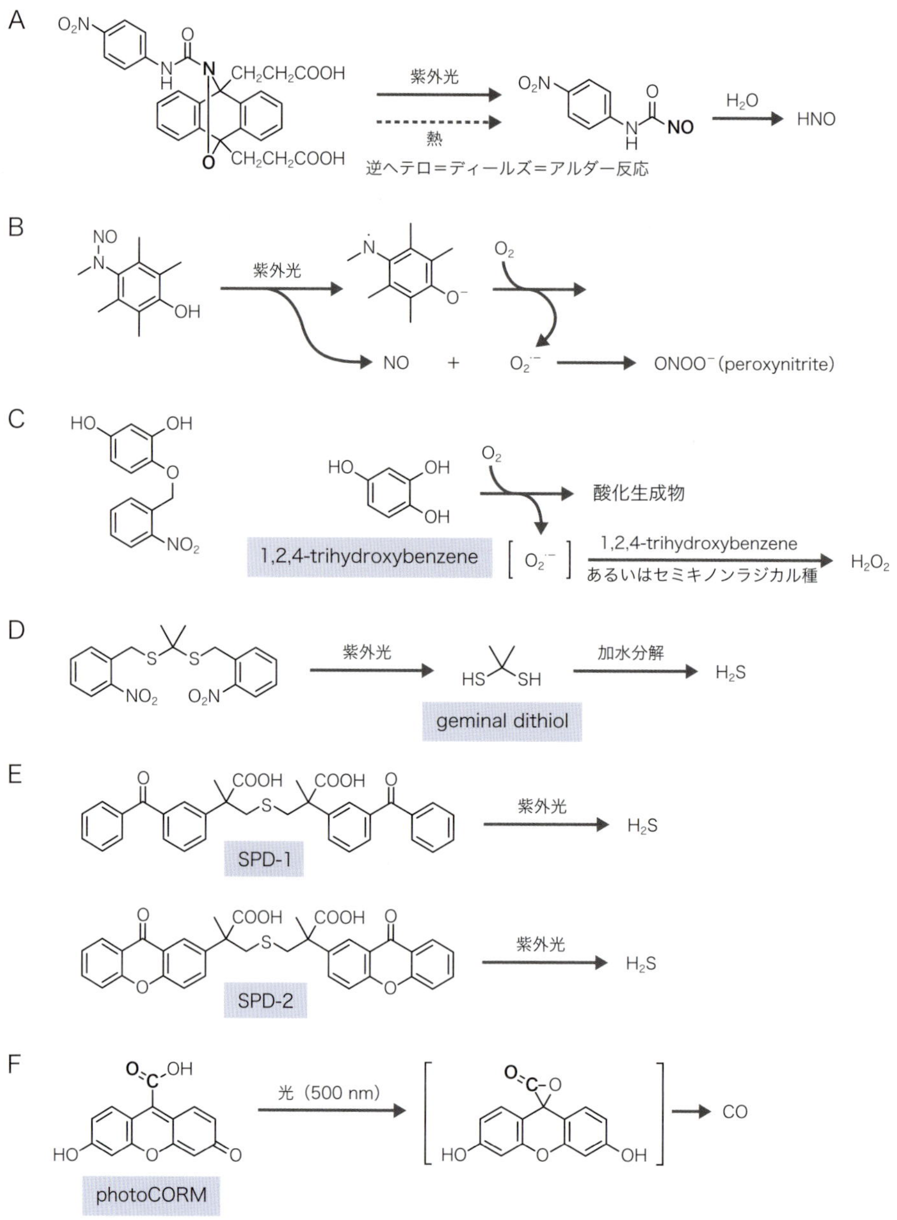

図3 光制御可能なHNO放出剤，peroxynitrite産生剤，過酸化水素産生剤，H₂S放出剤，およびCO放出剤の構造と放出反応

余地がある．

4 ケージドH₂S

近年注目されたガス状細胞情報伝達因子であるH_2Sについても，光制御可能な放出剤の開発が行われた．

ごく最近では，イオウ原子が複数連なったパースルフィドがより高活性な分子として報告されており，H_2S放出剤の開発自体は現在それほど活発に行われているわけではない．今後，パースルフィドも含めた活性イオウ化合物に関する放出剤の開発が進むと考えられる．

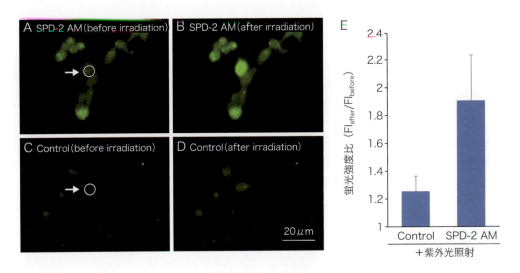

図4 光制御型H$_2$S放出剤SPD-2を用いた位置特異的なH$_2$S投与
HEK293細胞にSPD-2 AM（SPD-2 acetoxymethyl体：SPD-2のカルボキシ基をアセトキシメチル保護し、細胞内に分布しやすくしたもので、細胞内で加水分解しSPD-2を再生する）を投与し（A, B），さらにH$_2$S蛍光プローブであるHSip-1を投与したのち，矢印と円で示した細胞に330～380 nmの紫外光照射を行った．光照射前（A, C）に比較して，SPD-2存在下でのみ照射細胞内でのH$_2$S量が増加し，対照細胞では増加しなかった（B, D, E）．
Reprinted from Bioorg. Med. Chem. Lett., 25, Fukushima N., et al., Development of photo-controllable hydrogen sulfide donor applicable in living cells, 175-178, Copyright (2015), with permission from Elsevier.

1）H$_2$S前駆体のケージド化合物

最初の光制御H$_2$S放出剤は，Xianらが開発した化合物であり，光解除性保護基で修飾されたgeminal dithiolである（図3D）[17]．geminal dithiolは加水分解されてH$_2$Sを放出しケトン化合物へと変換される性質を有するが，2つのthiol（sulfhydryl基）を光解除性保護基で修飾することにより光制御可能な化合物へと変換している．この化合物はH$_2$S放出化合物を光制御で放出するタイプ（TsienらのNO放出剤と同様のコンセプト）であり，H$_2$Sの放出自体はgeminal dithiolの性質に依存する．

2）H$_2$Sの直接ケージド化合物

われわれは，光制御NO放出剤の開発の場合と同様に，H$_2$Sの生成を直接光制御できる方法を模索し，H$_2$Sのイオウ原子価を直接光解除性保護基で修飾した化合物SPD-1, 2を開発した（図3E）[18)19)]．光照射により効率よくH$_2$Sを放出させるためには，2つある光解除性保護基を非常に速く，かつ同時に分解させる必要があったため，光分解速度が速い光解除性保護基を適用した．これにより，保護基が1つ分解したthiol誘導体をほとんど蓄積させることなくH$_2$S放出を光制御し，培養細胞系で時間・位置選択的なH$_2$S投与を行うことに成功した[19)]（図4）．

5 光制御CO放出剤

NO以外のガス状細胞情報伝達因子の1つとして一酸化炭素（CO）があり，肝微小循環などに関与することが知られている．COの局所投与はCOの生物作用を検討するうえで重要であると考えられ，光制御可能なCO放出剤は有用である．自発分解型のCO放出剤としてはCOのMn錯体であるCORM類がよく用いられるが，光制御可能なCO放出剤としては，xanthenecarboxylic acidの光反応を利用した光制御CO放出剤photoCORMが報告されている[20)]（図3F）．xanthene環9位に結合したカルボキシ基が，xanthene環への光照射によってラクトン中間体へと異性化し，xanthone生成を伴ってCOを放出する．試験管内でCO放出の光制御に成功しているが，生物応用についてはまだ発展段階といえる．

おわりに

　活性酸素種やNO，活性イオウ化合物は，それぞれ特徴的な生物活性を有している一方，一般に低分子量であることから取り扱いが難しく詳細な作用メカニズムが研究しにくい．活性酸素，NO，活性イオウ化合物などの放出剤は，これらの低分子細胞情報因子を取り扱いやすくし，これに関与する生物医学研究を進める有用なツールである．特に実験系内での投与を任意に制御できる光制御型放出剤は，本稿で紹介したように，さまざまな実験条件を任意に制御でき光制御により生物応答を誘導できることが示されている．これらは生体内生成を模倣したり作用機序を精査したりする研究に有効であると考えられる．今後は，細胞・組織内での局在性を制御した化合物が開発されることでさらに厳密な作用機序研究が行われるようになることが期待される．また，これらの放出剤を治療研究へと展開することで，活性酸素種，NO，活性イオウ化合物の特性を利用した新たな治療法の開発へとつながる可能性も考えられる．これらの活性種は非特異的に作用すると毒性が懸念される化学種であるが，生体内では作用位置・作用時間が厳密に制御されることで重要な役割を発揮していると考えられる．光制御型放出剤を治療研究への応用へと発展させることで，これまでにない作用特性をもった薬剤の開発も可能と考えられる．一方で，in vivo 適用には光の生体透過性の問題が残されており，近赤外やさらに長波長の光を利用する生体深部へのアプローチが鍵を握ると考えられる．これらの課題を解決することで，光制御型放出剤の実際の治療法開発への展開を期待したい．

文献

1) Moncada S, et al：Pharmacol Rev, 43：109-142, 1991
2) Paul BD & Snyder SH：Nat Rev Mol Cell Biol, 13：499-507, 2012
3) Ida T, et al：Proc Natl Acad Sci U S A, 111：7606-7611, 2014
4) Makings LP, et al：J Biol Chem, 269：6282-6285, 1994
5) Namiki S, et al：J Am Chem Soc, 119：3840-3841, 1997
6) Ford PC：Acc Chem Res, 41：190-200, 2008
7) Sauaia MG, et al：J Am Chem Soc, 125：14718-14719, 2003
8) Xiang HJ, et al：Chem Commun, 51：2555-2558, 2015
9) Hishikawa K, et al：J Am Chem Soc, 131：7488-7489, 2009
10) Kitamura K, et al：ACS Chem Biol, 11：1271-1278, 2016
11) Ieda N, et al：J Am Chem Soc, 136：7085-7091, 2014
12) Okuno H, et al：Org Biomol Chem, 15：2791-2796, 2017
13) Adachi Y, et al：Chem Commun：5149-5151, 2008
14) Matsuo K, et al：Chem Pharm Bull, 60：1055-1062, 2012
15) Ieda N, et al：Chem Commun (Camb), 47：6449-6451, 2011
16) Miller EW, et al：J Am Chem Soc, 132：17071-17073, 2010
17) Devarie-Baez NO, et al：Org Lett, 15：2786-2789, 2013
18) Fukushima N, et al：Chem Commun, 50：587-589, 2014
19) Fukushima N, et al：Bioorg Med Chem Lett, 25：175-178, 2015
20) Antony LAP, et al：Org Lett, 15：4552-4555, 2013

<著者プロフィール>
中川秀彦：名古屋市立大学大学院薬学研究科教授．1990年東京大学薬学部卒業，'95年同大学院薬学系研究科博士課程修了，博士（薬学）．同年放射線医学総合研究所研究員．'99～2001年米国ジョンズホプキンス大学医学部客員研究員．'04年名古屋市立大学大学院薬学研究科助教授，'07年准教授．'13年より現職．近年はケージドNOおよび関連化合物開発，医薬化学研究のためのプローブ開発を中心に研究．

第3章 レドックスの検出手法，応用など

3. 活性イオウメタボローム：イオウ代謝物とレドックスバイオマーカー

井田智章，西村　明，守田匡伸

活性イオウ分子は通常のチオール基に複数のイオウ原子が付加したポリスルフィド構造を有している化合物であり，通常のチオール化合物に比較すると多彩なレドックス活性を有している．このため，活性イオウ分子は生体内でさまざまな役割を担っており，種々のレドックス疾患に対するバイオマーカー（レドックスバイオマーカー）として期待されている．しかしながら，これまでに報告されているイオウ代謝物の分析法では活性イオウ分子を高感度で特異的に定量できず，新たな分析法の確立が望まれていた．本稿では，われわれがこれまで構築に成功した活性イオウ分子種・イオウ代謝物の定量的メタボロームに関して，その原理および実際の解析例を解説する．

はじめに

「イオウ（硫黄，元素記号：S）」は酸素と同じ第16原子族に属し，生体内ではアミノ酸であるシステインやビタミンB_1（チアミン）などの構成成分として利用されている．イオウ含有化合物は生理活性に富んだものが多く，ニンニクや玉ねぎの有効成分であるアリシンにもイオウが含まれる．また，FDAに承認されている医薬品のうち約25％の品目にイオウが含まれており，化合物の生体親和性や生体応答の視点からもイオウ含有化合物の重要性が理解できる．

最近，第3のガス状シグナル分子として注目されてきた硫化水素の生理作用が本当はシステインパースルフィドを含む活性イオウ分子により発揮されることがわかってきた．これまで報告されてきた硫化水素の検出・定量に関する多くの論文が，解析方法の不完全さ

[略語]
BPM：biotinylated polyethylene glycol-maleimide
CARS：cysteinyl-tRNA synthetase
CysSSH：cysteine persulfide
LC-MS/MS：liquid chromatography-tandem mass spectrometry
LC-Q-TOF-MS：liquid chromatography quadrupole time-of-flight mass spectrometry
PMSA：polyethylene glycol-conjugated maleimide-labeling gel shift assay
PUNCH-PsP：puromycin-associated nascent chain for polysulfide proteomics

Sulfur metabolome and its application for redox biomarker development of reactive sulfide species and metabolites
Tomoaki Ida/Akira Nishimura/Masanobu Morita：Department of Environmental Medicine and Molecular Toxicology, Tohoku University Graduated School of Medicine（東北大学大学院医学系研究科環境医学分野）

Graphical Abstract

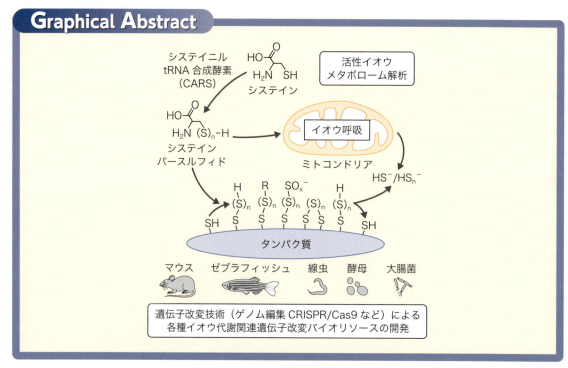

◆ CARSによるパースルフィド産生メカニズム（翻訳共役型タンパク質ポリスルフィド化とイオウ呼吸）の発見

活性イオウメタボロームと各種イオウ代謝関連遺伝子改変バイオリソースの確立．

や精度の悪さ（低特異性など）によって，活性イオウ分子種の分解産物もしくはアーティファクトを検出しており，その結果，硫化水素の役割が過大に評価されてきた．活性イオウ分子は，通常のチオール（−SH）基に複数のイオウ原子が付加したポリスルフィド構造〔−$(S)_n$−SH〕を有している．そのなかでも，還元型のヒドロポリスルフィド化合物はイオウ原子が過剰に付加することにより，通常のチオール化合物に比べてヒドロスルフィド自身の求核性が顕著に高まる．一方で，ポリスルフィドの構造内部に存在するイオウ側鎖も求核性を有するため多彩な反応性を示す．このようなポリスルフィドのユニークな化学特性のため活性イオウ分子は，これまで報告されているイオウ化合物（硫化水素を含めた）の分析方法では測定が困難であった．本稿では，われわれが最近確立した各種活性イオウ分子種とイオウ代謝物の定量的メタボロームについて，その原理および実際の解析例を解説することで，活性イオウ代謝物のレドックスバイオマーカーとしての応

用展開について論ずる．

1 質量分析装置を用いた定量的解析法

近年，質量分析装置を用いた生体内低分子化合物やタンパク質のメタボローム・プロテオーム解析が広く行われている．これは質量分析技術と装置のハード・ソフト面での急速な発展によるものであり，実際，質量分析装置の検出感度は10年前の機器と比較して，数十倍〜数百倍増加している．特にLC–ESI–MS/MS（liquid chromatography–electrospray ionization–tandem mass spectrometry，以下LC–MS/MSと略）を用いた定量法は高特異・高感度を特徴とし，薬物動態研究などのメタボローム解析に欠かせない微量分析技術である．実際，われわれの報告も含めてLC–MS/MS法によって硫化水素や活性イオウ分子が解析されている[1)〜6)]．しかし，LC–MS/MSの高い感度ゆえに，検出する生体成分（イオウ代謝物）の溶出時間と重な

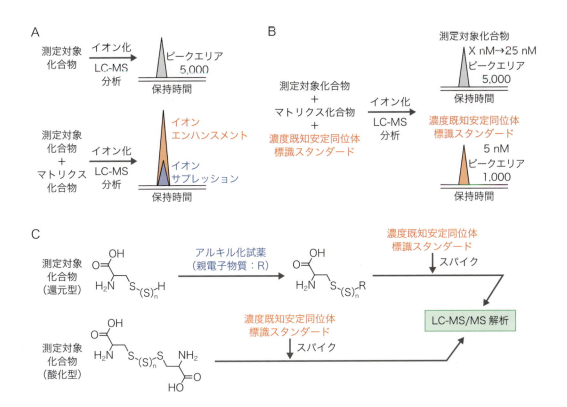

図1　LC-MS/MSを用いた定量的解析システム
A) LC-MS/MS解析におけるマトリクス効果．B) LC-MS/MSを用いた特異的・定量的解析（安定同位体希釈法）．
C) 安定同位体標識内部標準を用いた定量的活性イオウ分子関連化合物解析システム．

る夾雑物によるイオン化の影響を受けるため，定量的分析の特異性が保証できないという深刻な欠点がある．つまり，LC-MS/MSを用いた解析には，いわゆるマトリクス効果がしばしば定量解析に影響を与える．マトリクス効果とは，生体試料中に含まれる夾雑物が目的成分のイオン化の際に，そのシグナル強度の増加（イオンエンハンスメント）・抑制（イオンサプレッション）を引き起こす現象である（**図1A**）．マトリクス効果を引き起こす夾雑物として，近年，生体内の極性が低い物質（脂質など）の存在が指摘されている．活性イオウ分子はその反応性の高さや不安定さ，ユニークな化学反応性により，マトリクス効果の影響を受けやすいと考えられる．このようなLC-MS/MSを用いた定量的解析における問題点を解決するためには，安定同位体希釈法を用いなければならない（**図1B**）．すなわちわれわれは，各種濃度既知の安定同位体を標識した化合物を合成・精製し，これらを内部標準物質として測定試料にスパイクすることで，さまざまな活性イオウ分子種・イオウ代謝物の定量解析に成功した[3) 7)〜10)]．実際の解析では，目的化合物とスパイクした濃度既知安定同位体スタンダードのMS/MSクロマトグラムを同時に計測して，濃度既知の安定同位体標識内部標準のピークエリアと目的化合物のシグナル（ピークエリア）の比率から特異的かつ定量的な解析を行っている（**図1C**）．

2 活性イオウ分子の化学反応性

われわれは，培養細胞やマウス組織から抽出したタンパク質に，強い親電子性を有するアルキル化剤であるMBB（monobromobimane）を処理すると，高分子分画にもかかわらず，硫化水素とMBBの反応産物であるBis-S-bimaneが検出されることを示してきた[3)]．これは，タンパク質に含まれるシステイン残基

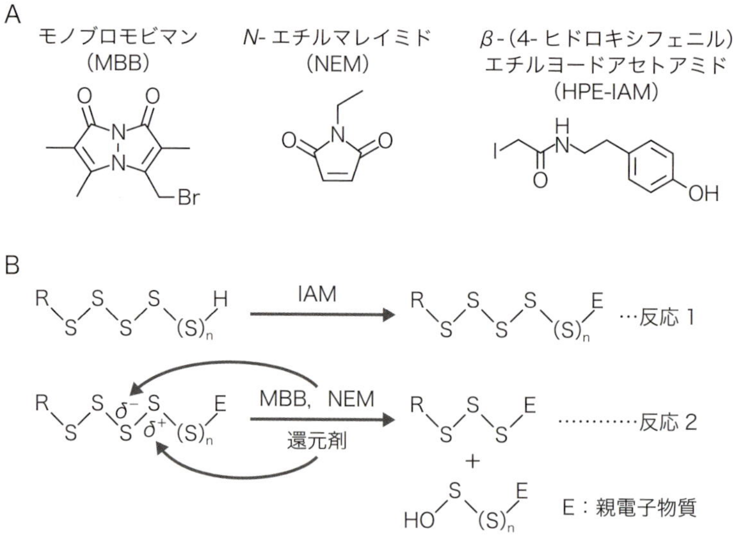

図2 親電子性アルキル化剤とシステインヒドロポリスルフィドの反応プロファイル
A）親電子性アルキル化剤の構造式．B）親電子性アルキル化剤とポリスルフィド化合物の反応スキーム．弱い親電子物質であるIAMはポリスルフィド構造の末端のチオール基をアルキル化する（反応1）．強い親電子物質であるMBBやNEMは反応1，さらに反応2を介して，ポリスルフィド構造を分解する．

のポリスルフィドが，親電子性アルキル化剤と直接反応することにより生じる，いわゆるアーティファクトであるが，ポリスルフィドと親電子性アルキル化剤との化学反応メカニズムについては不明な点が残っていた．そこでわれわれは，ポリスルフィドと親電子性アルキル化剤との化学反応機構を明らかにするため，酸化型のグルタチオンポリスルフィド（GS-S$_n$-SG，n≧1）とMBB，NEM（N-ethylmaleimide），IAM（iodoacetamide）などの親電子性アルキル化剤を反応させ，GS-S$_n$-SGレベルをLC-MS/MSと安定同位体希釈法を用いて定量的に解析した．その結果，親電子性の高いNEMやMBBは，ポリスルフィド構造を内部から破壊することがわかった．一方で，IAMはポリスルフィド構造の分解が比較的少ないことが示された[7]．さらに，還元型のシステインヒドロパースルフィド・トリスルフィドと種々の親電子性アルキル化剤を反応させ，その生成物を解析したところ，NEMやMBBを用いた反応系では，上記と同様にその生成物はポリスルフィド構造が破壊されたシステインの付加体のみであった．一方，IAM誘導体を用いた場合，還元型のシステインヒドロパースルフィドやヒドロトリスルフィドの付加体が高いレベルで検出され，IAMはポリスルフィド構造をあまり破壊せず，ポリスルフィドのチオール基をアルキル化することが示された．つまり，IAMのように弱い親電子アルキル化剤はポリスルフィド構造を維持しながら末端のチオール基をアルキル化できるが，MBBやNEMのように強い親電子アルキル化剤はポリスルフィド構造を分解し，最終的にシステインの根元のイオウに付加された化合物（システイン付加体等）やBis-S-NEMやBis-S-bimaneなどを形成すると考えられる（**図2**）[10]．よって，ポリスルフィドの検出には，MBBやNEMのように強い親電子アルキル化剤でなく，ポリスルフィド構造をあまり破壊しない弱い親電子物質であるIAMを使う必要がある．

3 質量分析装置を用いた活性イオウ分子種定量解析システム

1）解析システムの構築

これまでの分析方法では，活性イオウ分子は，その高い反応性により，生体試料からの抽出や測定中に容易に酸化修飾などを受けるため，高精度で定量的に解析することが困難であった．そこでわれわれは，上記で示したようにポリスルフィド構造の分解が比較的少

ないIAMを使用してヒドロポリスルフィド基をアルキル化（安定化）させることで，活性イオウ分子の定量解析をめざした．しかしながら，IAMは親水性が高く，各種活性イオウ分子−IAMアダクトは逆相のODS（octa decyl silyl）カラムに保持されにくいという問題点があった．そこで，さまざまなIAM誘導体試薬を検討した結果，β−（4−hydroxyphenyl）ethyl iodoacetamide（HPE−IAM）を用いることで，ODSカラムでの保持がよくS/N比の高いLC−MS/MSクロマトグラムを得ることができることがわかった．これまでわれわれは，システインやグルタチオン，ホモシステイン，硫化水素などの関連化合物，それらのポリスルフィド体のHPE−IAMアダクト安定同位体標識標品，および，それらの酸化型の安定同位体標識標品を合成・精製した．現在では，約50種類のポリスルフィド関連化合物を対象とした定量的MS分析（活性イオウメタボローム）が可能となった[3)7)〜10)]．さらに，最近われわれは，スルフェン酸（R−S−OH）特異的プローブであるdimedoneを用いて，システインパースルフィドがスルフェン酸化したシステインパーチオスルフェン酸を定量的に解析するシステムの構築にも成功している[11)]．

2）LC−ESI−MS/MSを用いた活性イオウ分子生成動態解析

慢性閉塞性肺疾患（chronic obstructive pulmonary disease：COPD）は，気道・肺胞の炎症や破壊が起こる慢性呼吸器疾患の1つであるが，その病因に酸化ストレスがあげられる．そこでわれわれは，高いレドックス活性をもつ活性イオウ分子がCOPDの抗酸化・防御機能を発揮している可能性を考え，COPD患者の生体内活性イオウ分子の定量を行った．COPD患者から単離した初代培養ヒト気管支上皮細胞や肺胞上皮粘液（epithelial lining fluid：ELF）を対象に活性イオウメタボローム解析を行ったところ，生体内の主要な抗酸化物質であり古典的なバイオマーカーとして知られていたグルタチオン（GSH）の生成レベルに有意な動態変動はみられなかった．一方，COPD患者由来の気管支上皮細胞やELFにおけるグルタチオンパースルフィド（GSSH）およびシステインパースルフィド（CysSSH）の生成レベルは，健常者と比較して，顕著に減少することが明らかとなった[8)]．また，われわれは，糖尿病性眼疾患の前房水や硝子体において，CysSSHやGSSSGがレドックス動態依存的に変動することを報告した[7)]．さらに，強力な親電子性を有する環境汚染物質であるメチル水銀曝露により培養神経細胞内のCysSSHやGSSHが有意に減少することを確認した[9)]．これらの最新の知見は，活性イオウ分子種が，酸化ストレス・レドックス疾患における新たなレドックスバイオマーカーとして有効であることを証明している．

4 タンパク質ポリスルフィド化解析

1）PMSA

活性イオウ分子種はCysSSHやGSSHなどの低分子だけでなく，タンパク質中のシステイン残基にも多数存在すること（タンパク質ポリスルフィド化：protein polysulfidation）が示されている．実際われわれは，翻訳時に，システインパースルフィドが22番目のアミノ酸としてシステインの代わりに利用されることでタンパク質ポリスルフィドが定常的に生成していることを明らかにした[10)]．これまでに，いくつかの研究グループからポリスルフィド化タンパク質検出方法が報告されているが，それらすべてが，還元型のヒドロポリスルフィド（RS−S$_n$−SH）の求核性チオール（−SH）側鎖のみを狙って標識する方法であった[12)13)]．上述したように，ポリスルフィドは求核性と親電子性の両方の化学特性をもつ非常に複雑な分子であるため，既報の検出方法はどれも感度や特異性，簡便性に課題が残っており，新たな検出方法の開発が求められていた．そこでわれわれは，タンパク質ポリスルフィドのユニークな化学特性を利用した新規検出法として，PMSA（polyethylene glycol−conjugated maleimide−labeling gel shift assay）を開発した（**図3A**）[10)14)]．PMSAはまず，タンパク質を弱いアルキル化剤であるIAMで処理し，タンパク質のチオール基およびポリスルフィド基をブロックする．その後，ビオチン−ポリエチレングリコール結合マレイミド（biotinylated polyethylene glycol−maleimide：BPM）を処理することによって，通常のチオール基はアルキル化試薬によりあらかじめブロックされているためBPMによる標識が起こらない．一方，ポリスルフィド基は分子内に

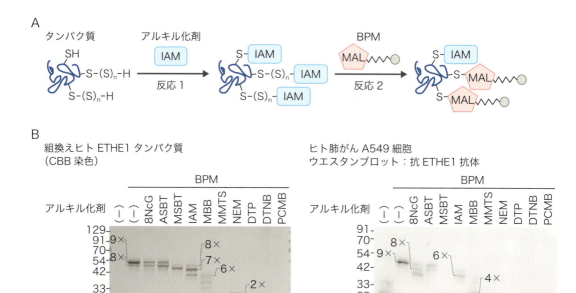

図3　ポリスルフィド化タンパク質解析法
A）PMSAを用いたポリスルフィド化タンパク質解析スキーム．B）PMSAを用いた組換えETHE1タンパク質（左）とA549細胞内因性ETHE1タンパク質（右）のポリスルフィド化タンパク質解析．PMSA後のSDS-PAGEにおけるETHE1の移動度をCBB染色（左）と抗ETHE1抗体（右）で検出した．ゲル内の数字はタンパク質に含まれるポリスルフィド化システイン残基数を示す．

過剰なイオウ原子をもつため，内部の求核性を有するイオウ原子とBPMが反応することでBPM標識が起こり，ポリスルフィド化システイン残基数に応じてBPMの分子量が増加する．この分子量の増加（シフトアップ）はSDS-PAGE時の移動度の変化をもたらし，CBB染色あるいは標的タンパク質特異的抗体を用いたウエスタンブロット解析にて簡便に検出することができる．われわれは，PMSAを用いることで，ADH5（alcohol dehydrogenase 5）やGAPDH（glyceraldehyde-3-phosphate dehydrogenase）が高度にポリスルフィド化されており[10) 14)]，ポリスルフィド化がタンパク質の酸化ストレス下での安定性や酵素活性などの機能維持に重要であることを明らかにしている（図3B）．

2）質量分析装置を用いた解析

上記に記したHPE-IAMとLC-MS/MSを用いた活性イオウ分子の定量メタボロームシステムを発展させ，タンパク質ポリスルフィド化レベル定量的解析システム：イオウ・レドックスプロテオームの構築に成功した（図4A）[10)]．具体的には，培養細胞やマウス各種組織をHPE-IAMを含むRIPAバッファーで可溶化した後，脱塩カラムを用いてタンパク質画分を取得し，酸性条件下でプロナーゼによってアミノ酸レベルまで消化する．そして，定量的な解析を行うために，プロナーゼ処理と同時に安定同位体標識システイン，システインパースルフィド，トリスルフィド-HPE-IAM付加体を添加し，これらをLC-MS/MSを用いて解析する．この方法を用いて，組換えADH5やGAPDHのポリスルフィドレベルを解析したところ，6割以上のシステイン残基が高度にポリスルフィド化されていた（図4B）[10)]．この結果は，PMSAを用いた解析結果とよく一致しており，両手法がポリスルフィド化タンパク質の解析法として優れたアプローチであることを示している．

一方，われわれはポリスルフィド化システイン残基を同定，さらに付加したイオウ価数（イオウの数）を同定するために，精密質量分析装置（LC-ESI-quadrupole time-of-flight mass spectrometry：LC-Q-

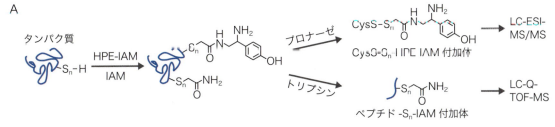

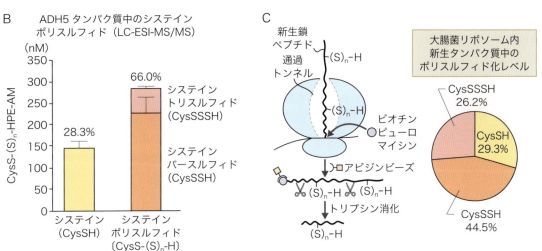

図4 ポリスルフィド化タンパク質定量解析法
A）各種質量分析装置を用いたポリスルフィド化タンパク質定量解析スキーム．B) LC-MS/MSを用いたADH5タンパク質に含まれる定量的システインポリスルフィドレベル．組換えADH5タンパク質をHPE-IAMでアルキル化した後，プロナーゼ消化した．安定同位体希釈法とLC-MS/MSを用いて，定量的にシステインポリスルフィドレベルを解析した．C) LC-Q-TOF-MSを用いたリボソーム内新生タンパク質中のポリスルフィド化レベル解析（PUNCH-PsP）．ヒトGAPDHを発現させた大腸菌にピューロマイシン（ビオチン標識）を処理し，新生鎖GAPDHペプチドをアビジンビーズで回収した．トリプシン消化後，LC-Q-TOF-MSを用いて新生鎖ペプチドのポリスルフィド化レベルを解析した．

TOF-MS）を用いた解析システムを構築した．具体的には，タンパク質をIAMでアルキル化，さらにトリプシン消化し，そのペプチド断片をLC-Q-TOF-MSに供する（**図4A**）．例えば，上記の組換えADH5やGAPDHについて，MS/MSとMASCOT database searchを用いて得られたデータから，付加イオウ原子により予想されるm/zをMSスキャンデータから抽出し解析することにより，各タンパク質のポリスルフィド化部位と付加しているイオウ側鎖の数を同定した．さらにビオチンピューロマイシンを用いて特異的に回収した新生鎖ペプチドのプロテオーム解析（puromycin-associated nascent chain proteomics：PUNCH-P)[15] を応用発展し，リボソーム内新生タンパク質中のポリスルフィド化レベルを解析するシステム（PUNCH for polysulfide proteomics：PUNCH-PsP）を構築した[10]．これにより，大腸菌におけるタンパク質ポリスルフィド化が翻訳時から形成されることが明らかとなった（**Graphical Abstract，図4C**）．したがって，本解析システムは，ポリスルフィド化部位やポリスルフィド化を介した酵素・タンパク質活性制御機構を解明するための有効なツールとなることが期待される．

5 CRISPR/Cas9システムを用いた遺伝子改変細胞・マウスの作製

　われわれは，システイニルtRNA合成酵素（cysteinyl–tRNA synthetase：CARS）が翻訳のマスター酵素であると同時に活性イオウ分子の主要な産生酵素であることを発見した（**Graphical Abstract**）[10]．この際，CARSの機能解析を進めるうえで，個体レベルでCARSの遺伝子改変を行う必要に迫られた．しかし，単純なCARS遺伝子破壊では，活性イオウ分子合成能の欠損だけでなく翻訳活性の欠損も起こってしまい，その後の解析が困難であった．一方，われわれは組換え大腸菌CARSを用いた解析から，翻訳活性と活性イオウ分子合成能は完全に独立しており，活性イオウ分子合成能に必要であるアミノ酸残基を見出していた．そこで，活性イオウ分子合成能だけを欠損した培養細胞とマウス個体の作製をめざし，点変異導入を試みた．

　これまでの遺伝子改変技術は胚性幹細胞（embryonic stem cells：ES細胞）を用いた遺伝子ターゲティング法が主流であったが，改変効率の低さから薬剤耐性などの選択マーカーを使用し，スクリーニングする必要があった．近年，ES細胞を用いずに高効率で遺伝子改変を行える遺伝子ゲノム編集法が確立し，その非常に高い改変効率から選択マーカーがなくても遺伝子破壊や点変異導入が容易である．遺伝子ゲノム編集法には，ZFN（zinc finger nuclease）やTALEN（transcription activator–like effector nuclease），CRISPR（clustered regularly interspaced short palindromic repeats）/Cas9（CRISPR–associated protein 9）が知られているが，その方法は最初に標的DNAに効率よく二本鎖切断を導入し，その後に誘導される修復時に任意の変異や配列を導入または欠損させる[16]．このため，標的DNAの認識が効率を大きく決定する．ZFNやTALENの配列認識機構は人工タンパク質を利用したタンパク質とDNAの相互作用である一方，CRISPR/Cas9システムはRNAとDNAの相補的結合を用いる．CRISPR/Cas9はアミノ酸20種を考慮しなければならないZFNやTALENに比べて，塩基4種だけを考えればよく，システムの設計が容易である．実際われわれは，CRISPR/Cas9システムを用いることで，ミトコンドリア型CARS（CARS2）の各種変異HEK 293T細胞のみならず，作製開始から半年以内に解析に十分な個体数の複数の変異マウスの作製に成功した[10]．また，作製したCARS2変異マウスは予想通り翻訳が正常で活性イオウ分子合成能だけが欠損していた．今後，このマウスを用いることで，活性イオウ分子に関する解析が大きく進むことが期待される（**Graphical Abstract** 参照）．

おわりに

　本稿では，低分子およびタンパク質の活性イオウ分子の解析方法について，われわれの最新の研究・開発成果をもとに解説した．活性イオウ分子種は，ここで紹介した解析方法を活用することで，ようやくその実体が見えてきたものであり，今後，その研究分野は急速に展開していくであろう．さらに，われわれの研究成果を端緒にして，活性イオウ分子種の多彩な生理機能に基づいた酸化ストレス・レドックス疾患や感染・炎症，がん，神経変性疾患（アルツハイマー病など），生活習慣病に関連した疾病の診断，予防法，新規治療薬や新たな治療法の開発が進展することが期待される．また，活性イオウは，各種レドックス疾患のバイオマーカー，すなわち，レドックスバイオマーカーとして臨床的応用も容易である．さらに，タンパク質ポリスルフィド化の制御・機能解明は，生体内の定常的なレドックス制御を受ける可逆的なタンパク質化学修飾としてきわめて重要な研究テーマである．なお，本稿では触れなかった，活性イオウによる新しいエネルギー代謝経路であるイオウ呼吸とその関連代謝物解析，イオウ呼吸メタボロミクスについては，第1章-1を参照されたい．

文献

1) Shen X, et al：Free Radic Biol Med, 50：1021-1031, 2011
2) Nishida M, et al：Nat Chem Biol, 8：714-724, 2012
3) Ida T, et al：Proc Natl Acad Sci U S A, 111：7606-7611, 2014
4) Yu J, et al：Rapid Commun Mass Spectrom, 29：681-689, 2015
5) Kimura Y, et al：Sci Rep, 5：14774, 2015
6) Koike S, et al：Free Radic Biol Med, 113：355-362, 2017
7) Kunikata H, et al：Sci Rep, 7：41984, 2017

8) Numakura T, et al：Thorax, 72：1074-1083, 2017
9) Ihara H, et al：Chem Res Toxicol, 30：1673-1684, 2017
10) Akaike T, et al：Nat Commun, 8：1177, 2017
11) Heppner DE, et al：Redox Biol, 14：379-385, 2018
12) Mustafa AK, et al：Sci Signal, 2：ra72, 2009
13) Dóka É, et al：Sci Adv, 2：e1500968, 2016
14) Jung M, et al：Biochem Biophys Res Commun, 480：180-186, 2016
15) Aviner R, et al：Nat Protoc, 9：751-760, 2014
16) Hsu PD, et al：Cell, 157：1262-1278, 2014

＜筆頭著者プロフィール＞

井田智章：東北大学大学院医学系研究科環境保健医学分野助教．2010年，大阪府立大学大学院理学系研究科博士課程修了，博士（理学）．'11年，熊本大学大学院生命科学研究部微生物学分野助教を経て，'13年より東北大学大学院医学系研究科環境保健医学分野助教．

第3章　レドックスの検出手法，応用など

4. 質量分析による電子伝達体小分子のイメージング

杉浦悠毅

> 生体臓器内では，微小環境に適応した酸化還元反応系を個々の細胞が獲得している．したがって，臓器をすり潰すことなく，酸化還元反応にかかわる分子群を網羅的に可視化することができれば，in vivoにおけるヘテロな細胞群の酸化還元反応の制御メカニズムを理解することができる．私たちは，この課題にイメージング質量分析を用いた電子伝達体分子の可視化によりアプローチしている．本稿では，イメージング質量分析のサンプル前処理法とレドックス研究への応用例について触れたい．

はじめに

生体内の酸化還元反応は電子伝達体によって媒介され，その多くは低分子化合物である．例えばニコチンアミドアデニンジヌクレオチド（NAD^+/NADH），ユビキノン等がよく知られている．したがって，生体内の酸化還元反応の実態を捉え，その制御システムを理解するには，これらの低分子化合物を正確に計測する必要がある．

しかし，個体動物の臓器を扱う場合，これらの電子伝達体を正確に定量するのは案外難しい．なかでも，以下の点に留意する必要がある．

① 臓器内の酸化還元反応は，血流低下に伴う酸素分圧低下により，容易に改変される．したがって研究対象とする臓器が虚血を経ない摘出・前処理の工夫が重要である．

② 電子伝達体分子は，酸素曝露や酸/アルカリに脆弱である[※1]．それぞれの分子種に適した前処理と測定法を用いる必要がある[※2, 3]．

[略語]
ADP：adenosine diphosphate
　　　（アデノシン二リン酸）
AMP：adenosine monophosphate
　　　（アデノシン一リン酸）
ATP：adenosine triphosphate
　　　（アデノシン三リン酸）
IMP：inosine monophosphate
　　　（イノシン一リン酸／イノシン酸）
MS：mass spectrometry（質量分析）
NAD/NADH：nicotinamide adenine dinucleotide（ニコチンアミドアデニンジヌクレオチド）

※1　例えばNADHは酸，NAD^+は塩基による処理で容易に分解する．チオール基をもつ化合物が酸化されやすいことは自明であろう．
※2　例えば質量分析を用いた測定が，すべての電子伝達体分析に最適であるとは限らない．前処理工程や，分離過程，イオン化の際にロスする分子種も複数ある．
※3　NAD, NADHはそれぞれに特異的なUV吸収，またはNADHは蛍光を発するため，これらを利用したHPLC分析や蛍光顕微鏡観察は，多くの実績をもつ手法である．

Visualization of tissue distributions of electron carriers by mass spectrometry
Yuki Sugiura：Department of Biochemistry, Keio University School of Medicine（慶應義塾大学医学部医化学教室）

Graphical Abstract

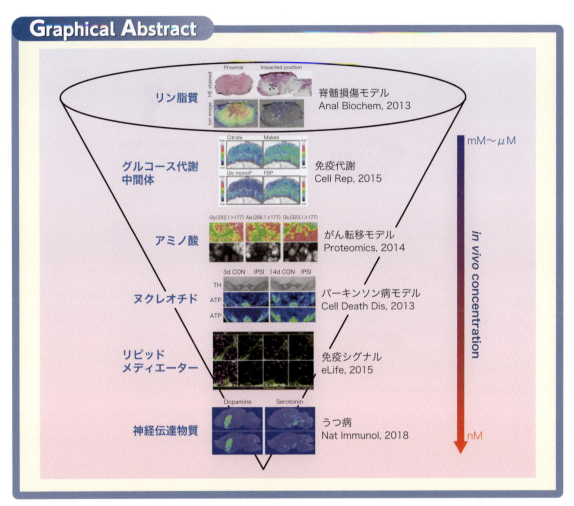

◆ イメージング質量分析の高感度化と，応用の拡大

近年のイメージング質量分析の高感度化により，低濃度で作用する生理活性分子のイメージングが可能となった．さらにサンプル調製法の確立により，取り扱いによっては容易に分解してしまう，酸化還元反応を担う電子伝達体分子群もイメージングが可能となり，幅広い応用が進んでいる．

③臓器内では，微小環境に適応した酸化還元反応系を，個々の細胞が獲得している．例えば，がん細胞の酸素分圧の異なる環境への適応がよく知られている．したがって臓器をすり潰すことなく，電子伝達体分子を網羅的に可視化することができれば，in vivoでみられるヘテロな酸化還元反応系の制御メカニズムを理解できる．

われわれは，これらの課題に対し，イメージング質量分析を用いた電子伝達体分子の可視化によりアプローチをしている．本稿では，サンプル前処理法を含む技術開発の歩みと，また電子伝達体イメージングの応用例についても触れたい．

1 質量分析イメージングによる電子伝達体の可視化

はじめにイメージング質量分析法の概略に触れる．この方法は，いわば「質量分析の情報を二次元（画像）化」する手法である．薄切した組織切片上の生体分子を，質量分析によりイオンとして直接検出する．この工程を二次元平面上に反復展開しデータ処理することで，

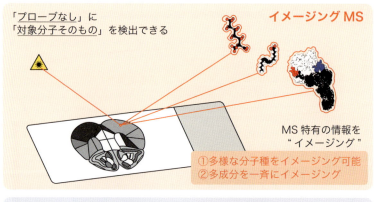
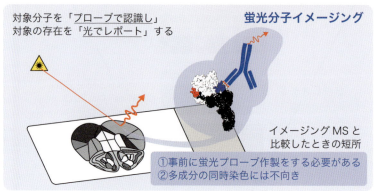

図1 イメージングMSのユニークな分子検出の原理
蛍光分子イメージング法では対象分子を，「プローブを介して」「光」で検出するのに対し，イメージングMSでは「プローブなしに」「対象分子そのもの」を検出する．文献1より転載．

質量分析で検出された分子の局在をイメージ化する．

一般的な顕微鏡を用いた分子イメージング法との最大の違いは，①プローブを用いずに，②対象分子そのものを検出できる点にある．これにより，特に抗原性の低い代謝産物の局在イメージングに有用で，脂質からアミノ酸，またペプチドに至る多様な分子種を，同一切片から一斉イメージングできる（図1）．

イメージング質量分析では多くの代謝物群を，1つの試料から一斉イメージングできる．これは以下の特性による．すなわち，質量分析で得られるマススペクトルには，分析対象分子の質量を決定可能な精度・ピーク分解能で，多数の独立ピークが検出される．したがって質量の異なる分子は，おのおのが独立したピークとして検出される（図2A）．これを蛍光イメージングと対比すると，組織表面から検出される蛍光スペクトルにおいては，代表的な蛍光プローブの波長ピークの検出分解能は決してよいとは言えず，互いに干渉しあう（図2B）．この難点が，蛍光イメージングで用いることができるプローブ数を制限していると言える．

イメージング質量分析の多分子一斉イメージングが可能な特性により，代謝パスウェイの上流/下流に位置する分子情報を同一試料から得られる．これは単一分子ではなく，「代謝経路」にどのような変動圧力がかかったかを理解できる重要な利点である．

例えば重要なエネルギー代謝産物であるATP，ADPやAMPのようなヌクレオチド群を一斉に局在イメージングし，組織内のどの領域（どの細胞群）でエネルギー代謝が亢進しているかを理解することができる．図3は，マウスがてんかん発作を起こしている際に，海馬内の特定神経細胞種で高エネルギーリン酸結合をもつATPやADPが分解/枯渇している様子を可視化した例である．さらに隣接する組織切片のメタボローム解析を行うことにより，てんかん発作時のATPは，

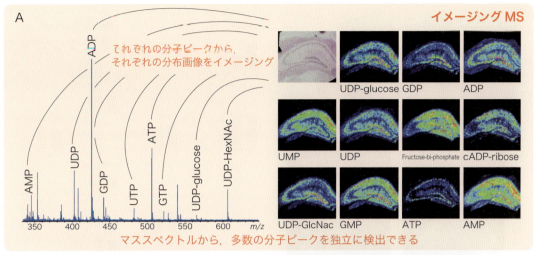

図2　イメージングMSによる多数分子の一斉検出の原理
多数分子の同時検出/可視化が可能なイメージングMSの利点は，高い分解能で得られるマススペクトル中に，複数の分子シグナルを独立に得られる特性による．文献1より転載．

AMPに留まらず，さらに下流のIMP，イノシン，ヒポキサンチンにまで分解されていることがわかる[2]．

2　電子伝達体イメージングに最適な前処理法

電子伝達体のイメージング解析に進む前に，解析に必要なサンプル前処理法について触れたい．虚血は，臓器内の細胞の酸化還元反応系を劇的に改変する．これは低酸素に応答し，電子伝達体が関与する酵素反応系がリモデリングされる（あるいは破綻する）ことによる．したがって，臓器中の「酵素を瞬時失活させる」ことにより，このアーチファクトを除外できる．われわれは，個体動物を扱う際，専用機器を用いて大出力マイクロウェーブを局所照射することにより，対象臓器（心臓と脳）の温度を1秒以内に80度まで上昇させ，個体内の臓器中酵素を瞬時に変性させる工程を導入している[3)4)]．

心臓を例にとると，この工程により，心筋細胞は低酸素曝露を経ることなく，体内で代謝を固定される．例えば，虚血により最も鋭敏に阻害される代謝反応はミトコンドリア電子伝達系のNADH酸化であり，酸素分圧低下によりNADH/NAD$^+$比は跳ね上がる．実際，麻酔動物内の拍動心に対するマイクロウェーブ照射による代謝固定は，古典的に有効とされるフリーズクランプ法（摘出心を数秒以内に冷却金属板でクランプする方法）と比しても，はるかに効率よくアーティフィシャルなNADH上昇を抑制する（**図4**）．

心臓や脳のような虚血に鋭敏に応答する臓器の解析では，標準的な摘出法を用いたのでは，全虚血に陥った試料を解析しているに等しい．しかし，体内での代謝固定を経たマイクロウェーブ照射後の摘出心では，

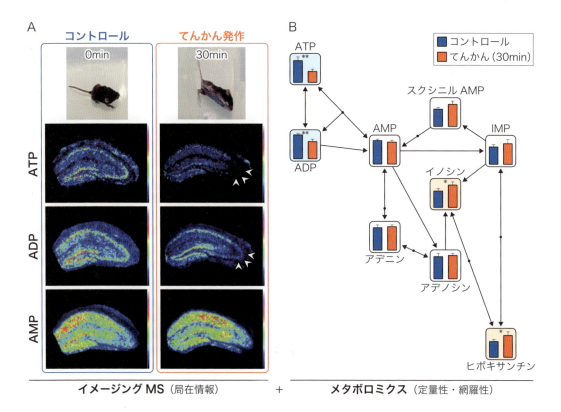

図3 マウスてんかん発作時に，海馬の特定神経細胞種でATPが枯渇している様子をイメージングMSで可視化した例
A）マウスにカイニン酸を投与し，てんかん発作が起きた3時間後に海馬切片を作製し，ATP/ADP/AMPの局在をイメージングした結果，CA3細胞層の錐体神経細胞において選択的なATP/ADPの枯渇がみられた（▷）．B）隣接組織切片をメタボローム解析することにより，プリン代謝経路全体の変動を理解することができる．文献2より一部改変して転載．

心筋梗塞モデルのような「限定された組織領域の低酸素曝露」に対する代謝応答を仔細に解析できる．実際に，冠動脈結紮処置により生じる心前壁に特異的な虚血によるNADH上昇は，マイクロウェーブ照射後の摘出心において明瞭に観察される（**図5A**）．なお，前述の通りNADHは蛍光顕微鏡でも観察することができ，特殊な装置[※4]で摘出/固定したビーグル犬-心筋梗塞モデルにおいても，同様な前壁特異的なNADH蓄積を見てとれる[5]．

さらに，心筋梗塞モデルの心断面において，グルコース代謝物群，ヌクレオチド群を一斉にイメージングすると，虚血部位において特異的な乳酸，コハク酸の蓄積を示すことができる．これらはそれぞれ，解糖系の亢進，電子伝達系の機能低下を示す．加えて，虚血部位においてATPが分解され下流のAMPが蓄積する様子も明瞭に可視化することができる（**図5B**）．

3 酸化型/還元型グルタチオンのレシオ・イメージング

細胞内の還元型と酸化型グルタチオンの『比率』は細胞内のチオール環境をあらわす指標となる．急激な酸化ストレス亢進に応答して，酸化型/還元型グルタチオンの比率が上昇することもよく知られている．このような，複数の生体分子濃度から算出できる生化学的指標（index）は，細胞の状態を示す有用な情報である．

> ※4 高速回転する円盤で切除した心ブロックを，直後に低温金属ブロックで凍結させる特殊な装置である[5]．

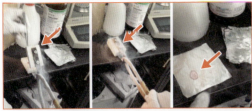
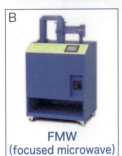
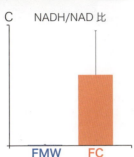
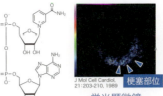
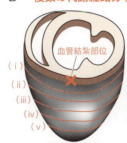
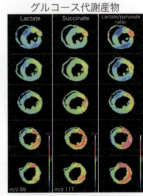
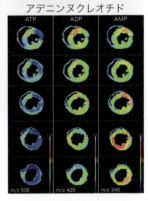

図4 FMW (focused microwave) による瞬時代謝固定法
心臓の代謝固定法としては,フリーズクランプ (FC) 法 (**A**) が用いられるが,開胸,心摘出,低温クランプによる凍結までに時間を要する.またクランプ後の心臓は潰れてしまう.これに対してFMWでは,動物内の拍動心を瞬時に代謝固定する (**B**).したがってNADH/NAD比は低いまま保たれる.一方FCで酸素分圧低下によるNADH/NAD比上昇が,大きなばらつきをもってみられる (**C**).Cは文献4より一部改変して転載.

イメージング質量分析ではこのようなindexを視覚化できる.すなわち,1データ点 (= 1 pixel 上) で複数分子を同時検出し,これらの強度値を用いてindexをピクセルごとに算出する.この値をイメージとして再構築すると,組織の"どこ"で細胞の状態が変化したかを可視化できる.例えば酸化型/還元型グルタチオンの強度比をレシオイメージングすることで,酸化ストレスの局所的な亢進を示すことができる.

図6では,マウス局所脳梗塞モデルにおいて,脳領域特異的な酸化ストレス増大を可視化している.この例では傷害半球において,虚血に応答したグルタチオン総量 (酸化型・還元型の双方) の上昇が認められる.したがって,還元型/酸化型グルタチオンの個別のイメージング結果からは,どちらも傷害半球で増加していることしかわからない.ところが,これらのレシオイメージングからは,傷害半球の特定領域 (破線部)

図5 FMW固定心における心筋梗塞時の代謝イメージング解析
A) FMWによる代謝固定により,梗塞部位に特異的なNADH上昇が観察される.NADHは蛍光顕微鏡でも観察可能であり[5],イメージング質量分析においても同様なNADH蓄積パターンが可視化されている.**B)** NADHのみでなく,多様なグルコース代謝産物,アデニンヌクレオチド等もイメージングすることが可能である.また,一斉イメージングであることを活かし,乳酸/ピルビン酸比のようなレシオ・イメージングも容易に行うことができるのも,代謝研究に有用な特徴の1つである.文献4より一部改変して転載.

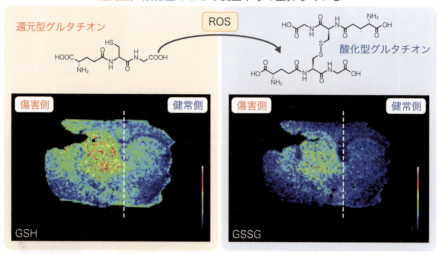

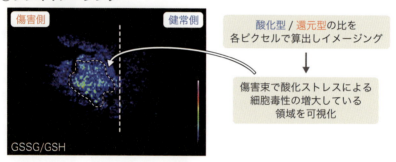

図6 還元型・酸化型グルタチオンの個別，またはレシオイメージング例
脳梗塞モデルでは，虚血部位での双方のグルタチオン上昇がみられるため，レシオイメージングを行うことではじめて酸化ストレスが優位な部位を可視化することができる．文献1より転載．

で酸化型グルタチオンの比率が増大，すなわち酸化ストレスが亢進していることがわかる．

最後に，グルタチオン・イメージングのがんモデルへの応用例を示す．**図7**は，免疫不全マウスへのヒト由来がん細胞株（HCT116）のxenograft（肝転移）モデルの代謝イメージング例である[6]．この例ではがん細胞が発現する蛍光タンパク質により腫瘍領域が判別でき，さらにイメージング質量分析により，還元型グルタチオンの腫瘍特異的な蓄積が視覚化されている．注目すべきは，比較的大きな腫瘍ではリング様のGSH集積パターンを呈していることである（**図7A**）．さらに大型の腫瘍では，その中心部の低グルタチオン領域では乳酸が蓄積していることも同時に可視化できるため（**図7B**），中心部のがん細胞は十分な酸素を得ることができずhypoxicな代謝に陥り，還元力も低下していることが示唆される．対して，辺縁部のさかんに増殖をするがん細胞は還元力を豊富に保持している．このように，臓器内，さらに腫瘍内部での微小環境により，同じがん細胞でも全く異なる代謝表現型を有していることが理解できる．

おわりに

生体内の酸化還元反応を媒介する電子伝達体を正確に捉え，またイメージ質量分析を行うことで，酸還元反応系の制御システムの理解に資する情報が得られ

A

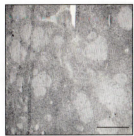
光学顕微鏡像

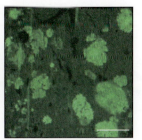
蛍光顕微鏡像

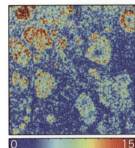
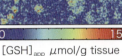
[GSH]$_{app}$ μmol/g tissue

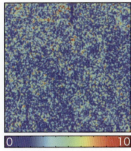
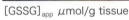
[GSSG]$_{app}$ μmol/g tissue

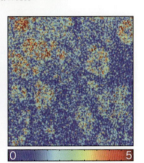
[GSH]$_{app}$/[GSSG]$_{app}$

B　緑：還元型グルタチオン，赤：乳酸

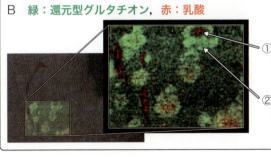

① 腫瘍中心のがん細胞は，乳酸を蓄積するのに対し，

② 腫瘍"辺縁"のがん細胞は，還元型グルタチオンを蓄積する

図7　グルタチオン・イメージングのがんモデルへの応用
免疫不全マウスへのヒト由来がん細胞株（HCT116）の門脈注入によるxenograft（肝転移）モデルの解析．がん細胞が発現するヴィーナス蛍光タンパク質により腫瘍領域を判別し，イメージング質量分析により代謝物局在との相関を解析できる（**A**）．比較的大きな腫瘍ではリング様のGSH集積パターンを呈し，その中心部には乳酸が蓄積している（**B**）．文献6より一部改変して転載．

ることを示してきた．サンプル前処理法を含む技術開発は，依然開発の途上であり，今後の発展にも期待したい．

文献

1) 『実験医学別冊 見つける，量る，可視化する！質量分析実験ガイド』（杉浦悠毅，末松誠／編），羊土社，2013
2) Sugiura Y, et al：PLoS One, 6：e17952, 2011
3) Sugiura Y, et al：Proteomics, 14：829-838, 2014
4) Sugiura Y, et al：Sci Rep, 6：32361, 2016
5) Hori S, et al：J Mol Cell Cardiol, 21：203-210, 1989
6) Kubo A, et al：Anal Bioanal Chem, 400：1895-1904, 2011

＜著者プロフィール＞
杉浦悠毅：2010年，東京工業大学生命理工学研究科博士課程修了．浜松医科大学において学術振興会特別研究員を経て，'11年度からJSTさきがけ（炎症の慢性化機構の解明と制御）専任研究員 兼 慶應義塾大学医学部講師．'13年度からJSTさきがけ（疾患における代謝産物の解析および代謝制御に基づく革新的医療基盤技術の創出）兼任研究員．

第3章 レドックスの検出手法，応用など

5. レドックス活性鉄イオンイメージング

平山　祐

> 金属イオンは生体内のレドックス現象における不可欠の化学種である．特に鉄イオンの高い酸化還元力は生体内でも触媒反応や電子伝達等，いろいろな場面で役立っている．しかしながら，その高い反応性は制御が効かなくなるとさまざまな傷害を引き起こす．本稿では，生体内においてタンパク質非結合性あるいは弱結合性であり，酸化ストレスを惹起しうるような鉄イオンを総じて「レドックス活性鉄」とよび，その生細胞イメージングを可能にするような蛍光検出剤（蛍光プローブ）の開発と応用について最近の例を紹介したい．

はじめに

「レドックス活性鉄って何？」と化学者に問われると厳密な回答をするのが難しい．そもそも鉄イオン自体が酸化還元活性，すなわちレドックス活性の高い化学種であるためである．生体に目を向けるとヒトでは4〜5g程度が体内に保有されており，遷移金属種のなかでは最も多い．また，体内の鉄のうち，3分の2程度はヘモグロビン中にあり，残りの3分の1弱は鉄貯蔵タンパク質であるフェリチンに取り込まれるか，シトクロムP450などの酵素の補因子として機能している[1]．ここからわかるように，生体ではタンパク質のような巨大な分子で鉄イオンを覆うことで鉄自体が有する高い反応性を抑制・制御し，必要な機能のみを発揮させるよ

うなしくみがある．その一方で，タンパク質に結合していない，あるいは弱く結合し，配位交換が可能な鉄イオン種も生体内には存在する．このような鉄イオン種は全体のわずか1％に満たないものの，細胞内では鉄の輸送や代謝における重要な準安定化学種となっている[2]．このような鉄イオンはタンパク質のような強力な保護基をもたないことから，細胞内環境の変動に対する影響を受けやすい．ここでは，このような生体内において細胞内環境の影響を受けやすく，酸化ストレスにつながるような反応性をもつ鉄イオン化学種を「レドックス活性鉄」と考えることにした（図1）．

細胞内ではタンパク質に保護されたレドックス「不活性」鉄と活性鉄のバランスが常に保たれているが，この恒常性が崩れ，レドックス活性鉄が増えるとさまざまな傷害が惹起される．実際，細胞内鉄制御機構の破綻が関与する病態は，がん[3)4]，神経変性疾患[5]をはじめ，肝炎[6]や中皮腫[7]等，枚挙に暇がない．このようなレドックス活性鉄の実体については諸説あり，議論が続いているが，細胞内の還元環境，水溶性，お

[略語]
Fe-NTA：ferric nitrilotriacetate
　　　　（鉄ニトリロ三酢酸）
FRET：fluorescence resonance energy transfer（蛍光共鳴エネルギー移動）

Imaging of redox-active Fe ion
Tasuku Hirayama：Laboratory of Pharmaceutical and Medicinal Chemistry, Gifu Pharmaceutical University（岐阜薬科大学創薬化学大講座薬化学研究室）

Graphical Abstract

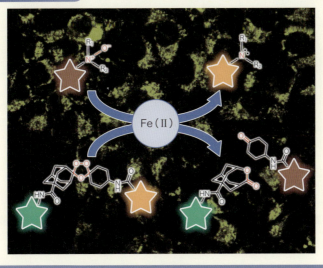

◆ レドックス活性鉄イオンイメージングプローブの概略

生細胞内でレドックス活性鉄（二価鉄）イオンを選択的に検出するには現在，2つの化学反応を使ったアプローチが報告されている．本稿ではN-オキシドとエンドパーオキサイドの化学を使ったものを紹介する．

よび二価金属イオントランスポーター[8]・シャペロン[9][10]の存在といった状況証拠より，二価鉄イオンが主であるというのが有力である．また，酸化ストレスにおける重要な化学反応であるFenton反応※においても反応種となるのは二価鉄イオンである[11][12]．以上のことから，細胞内におけるレドックス活性鉄を観測するには二価鉄イオンを選択的に検出することが必要となる．

生細胞内の金属イオンを非侵襲的に検出するには蛍光検出剤（蛍光プローブ）を使った蛍光イメージングが有用な手法であり，カルシウムイオンの蛍光プローブであるFura-2の開発をきっかけにさまざまな金属種のイメージング研究が展開されてきた．しかしながら，鉄イオンの蛍光プローブについては，Calcein[13]およびPhenGreen-SK[14]が市販されているものの，その応答様式が「消光型応答」であり，その上，銅イオンやニッケルイオンに対しても同等以上の消光を示し，金属選択性も十分とはいえず，実用面での課題を残していた[15]．また，細胞内レドックスシグナルや酸化ストレスにおける機能を明らかにするうえでは，二価鉄イオンと三価鉄イオンを区別して検出することが求められるが，従来のプローブではこれらを区別することは難しく，生細胞内で金属イオンの価数，すなわちレドックス状態を考慮したイメージング研究とその意義の解明は今日もなお挑戦的な課題である．本稿では，最近発展しつつある鉄のレドックスステータスを認識して価数選択的に二価鉄イオンを検出できる蛍光プローブについて，その原理（**Graphical Abstract**）とともに，応用例をいくつか紹介する．

1 二価鉄イオン蛍光プローブの現状

蛍光プローブを開発する際，水溶性や細胞膜透過性等，考慮すべきポイントはいくつかあるが，そのなかでも「標的化学種に対する選択性」が最も重要である．特に，細胞内はさまざまな酸化性物質・還元性物質，タンパク質等の夾雑系であるため，そのなかからマイ

> ※ **Fenton反応**
> 二価鉄イオンと過酸化水素からヒドロキシルラジカルが生じる反応．近年，ヒドロキシルラジカルではなくFe(Ⅳ)＝Oであるという報告がされた[12]が，いずれにしても生体分子の損傷につながる高反応性の酸化活性種である．

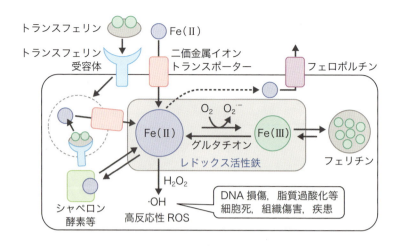

図1 細胞内における鉄輸送経路とレドックス関連現象の模式図

ナー成分である遷移金属イオンを検出するためのプローブには，厳密な選択性が求められる．すなわち，二価鉄イオンと応答して蛍光が変化するような「蛍光のスイッチ」となる分子構造をいかに設計するか，という点が重要になる．遷移金属イオンのなかでは亜鉛イオンの蛍光プローブが多数報告されている[15]が，これは適用範囲の広い亜鉛イオン蛍光スイッチの原理が早くに確立されたためである．一方，二価鉄イオンの場合，選択的に蛍光特性が変わる，特に蛍光が増大するような生細胞イメージングプローブは現時点でもきわめて少ない[16]．これは二価鉄イオンに対するよい蛍光スイッチ原理が確立されていないことに起因する．そんななか，幸いにも筆者らは，最初に二価鉄イオン選択的に蛍光が増大する蛍光イメージングプローブを報告することができた．その後，いくつかのグループから異なる「蛍光スイッチ」を使った二価鉄イオンの選択的イメージングプローブが報告されてきた．本項ではそのなかから実用的なものについていくつか具体例を紹介したい．

2 N-オキシドの化学を使った二価鉄イオン蛍光プローブ

1) N-オキシド型蛍光プローブ RhoNox-1[17]

筆者らが着目したのはN-オキシドとよばれる化学構造とその反応性である．有機合成化学における使用頻度はそれほど高くはないものの，三級アミンを四級化するのを防ぐための保護基として利用されてきた．その脱保護法の1つに鉄を使った還元的脱酸素化反応（図2A）があり，特に還元力の高い二価鉄が良好な反応剤となることから，この反応が，二価鉄選択的な「蛍光スイッチ」として利用できると考えた．次に，この反応を蛍光のOFF/ONにつなげることが必要であるが，まずは強蛍光性化合物であるローダミンBの三級アミン部位をN-オキシド化したRhoNox-1を設計した．N-オキシド化により窒素原子の電子供与性が低下し，蛍光を発するのに必要な共役構造が失われ，蛍光が減弱する．このN-オキシド部位が二価鉄イオンにより脱酸素化を受けると元の強蛍光性のローダミンBに戻るため，発蛍光応答を示す，という作用機序である（図2A）．実際にRhoNox-1自体の蛍光量子収率は0.01と弱蛍光性であるのに対し，二価鉄イオンを加えると，1時間後にはその蛍光強度が約30倍に増大した（図2B）．また，金属選択性が非常に高いことが特徴であり，二価鉄イオンにのみ応答し，三価鉄イオンを含む他の金属種には全く応答しない（図2C）．また，生細胞イメージングにおいても良好に機能し，N-オキシドを使った蛍光のOFF/ON機構が細胞内でも機能することがわかった（図2D）．さらに，このN-オキシド脱着による蛍光のOFF/ON制御機構をローダミンB以外の色素，すなわち蛍光構造のなかに三級アミン窒素を有するような蛍光団に対しても応用した．クマリン，

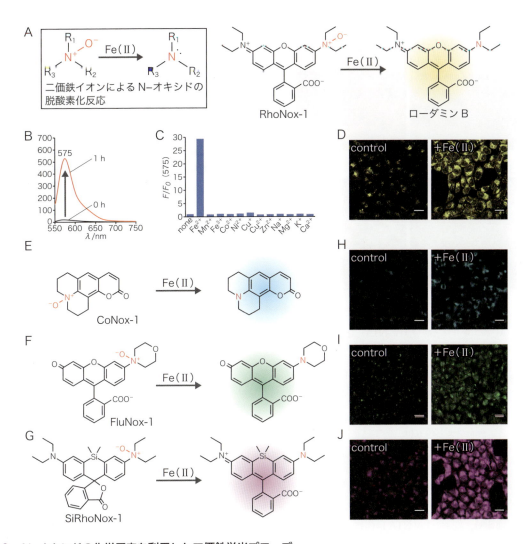

図2 N-オキシドの化学反応を利用した二価鉄蛍光プローブ
A) 二価鉄イオンによる N-オキシドの脱酸素化反応と RhoNox-1 の構造と応答機構．B) RhoNox-1 に二価鉄イオンを添加した際の蛍光スペクトル変化．C) RhoNox-1 に各種金属イオンを添加し，1時間後の蛍光強度．D) RhoNox-1 を使った HepG2 細胞での二価鉄イオンイメージング．左：コントロール，右：二価鉄イオンを添加した細胞．スケールバー：25 μm．E〜G) CoNox-1, FluNox-1, SiRhoNox-1 の構造と二価鉄イオンに対する応答機構．H〜J) CoNox-1, Ac-FluNox-1, SiRhoNox-1 を用いた二価鉄イオンの生細胞イメージング．左：コントロール，右：二価鉄イオンを添加した細胞．スケールバー：25 μm．

ロドール，およびケイ素ローダミンといったローダミンBとは異なる蛍光色を示す蛍光団をN-オキシド化し（CoNox-1, FluNox-1, および SiRhoNox-1）（**図2E〜G**），評価したところ，すべてのプローブがキュベット中，生細胞両方において二価鉄イオンに対する良好な応答を示した[18]（**図2H〜J**）．つまり，N-オキシドを使った二価鉄検出法が，一般化が可能な蛍光分子スイッチになることを証明した．

2）RhoNox-1 の応用例：過剰鉄発がんモデルラットの近位尿細管へのレドックス活性鉄の蓄積[19]

名古屋大学の豊國教授らは，ラットの腹腔内に鉄ニトリロ三酢酸（Fe-NTA）を投与すると腎がんが発症し，その遺伝子損傷プロファイルがヒトにおける自然発症型のものと近いことを見出している[4]（第2章-11を参照）．このモデルにおいて，筆者らの蛍光プローブによりFe-NTA投与後における組織での二価鉄イオン

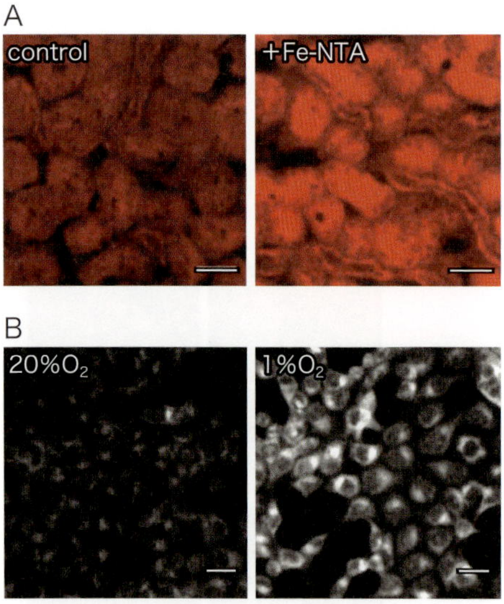

図3　RhoNox-1の応用例
A) 鉄ニトリロ三酢酸（Fe-NTA）を腹腔内投与したラットの近位尿細管の組織切片をRhoNox-1にて染色し，蛍光観察したもの．左：コントロール．右：Fe-NTA投与ラットの組織．スケールバー：40 μm．
B) SiRhoNox-1を使った酸素濃度変動における二価鉄イオンの変動検出実験．左：20％酸素下で培養した細胞．右：1％酸素下で2時間培養した細胞．スケールバー：25 μm．

イメージングを実施したところ，Fe-NTA投与群の摘出近位尿細管において有意な蛍光強度の上昇が確認された（図3A）．なお，Fe-NTA自体は三価鉄イオンであり，プローブとは反応しないことから，腹腔内投与後に二価鉄イオン，すなわちレドックス活性鉄へと変換されることを見出した．また，RhoNox-1を用いて，他にも加齢黄斑変性症モデル細胞における二価鉄イオン変動[20]，プラズマ照射培地処理細胞での二価鉄イオン変動[21]，カーボンナノチューブの毒性への二価鉄イオンの関与[22]等，さまざまな病態や薬理刺激における二価鉄イオン，レドックス活性鉄の役割を明らかにしてきた．最近ではがん幹細胞選択的薬剤であるSalinomycinの作用機序（鉄のリソソームへの集積）解明研究[23]にもRhoNox-1が使われている．

3) SiRhoNox-1の応用例：酸素濃度変動による細胞内鉄イオンレドックスバランスの変化[18]

鉄イオンは二価と三価の状態が化学的に安定であり，二価鉄は酸素の存在下では徐々に酸化され三価鉄となる．一方，細胞内では還元性物質であるグルタチオンが多量に存在するため，三価鉄はすみやかに二価鉄に還元される（図1）．筆者らはこの酸化・還元サイクルが酸素濃度の影響を受けると考え，SiRhoNox-1を使って酸素濃度と二価鉄イオン濃度の関係をイメージングにて調査した．その結果，低酸素状態（1％，5％酸素）で培養した細胞では通常酸素濃度（20％酸素）で培養した細胞に比較して有意に細胞内二価鉄イオンの濃度が上昇することがわかった（図3B）．また，この鉄イオンが細胞内在性の鉄イオンであり，細胞内レドックスバランスが崩れたことで二価鉄イオン濃度が上昇することを明らかにした．

3 エンドパーオキサイドの化学を使った二価鉄蛍光プローブ

1) 分子メカニズムとプローブの性質

抗マラリア薬アルテスネイトの作用機序において，化合物内にあるエンドパーオキサイドとよばれる2つの酸素原子が架橋した環構造部位が二価鉄イオンと反応し，酸化活性種を生成することが重要である（図4A）．Spanglerらは，この反応を利用すべく水溶液中で安定な嵩高い置換基をもつエンドパーオキサイド構造（1,2,4-トリオキソラン）を考案し，Puromycinを組み込んだ二価鉄イオン検出プローブ分子を報告した[24]（図4B，Trx-Puro）．この系では，二価鉄イオンとの反応によりトリオキソラン部分が開裂（図4A）し，それに続く脱離反応を経てPuromycinが放出される．二価鉄イオンとの反応前ではPuromycinは不活性化されているのに対し，二価鉄イオンとの反応後のみPuromycinのタンパク質合成阻害作用が活性化される．1,2,4-トリオキソランの開裂反応を利用した本プローブは，応答速度についてはそれほど速くはないものの，二価鉄イオンに対する選択性は高い．また，二価鉄イオンとの反応後，開裂して二分子になるため，開裂する部分の両側に任意のシグナル分子を導入できるという利点がある．Changらは，この性質を利用し，1,2,4-トリオキソラン構造の両側に緑色蛍光団（フルオレセイン）と橙色蛍光団（Cy3）を配置することで，二価鉄イオンによる開裂反応に伴い蛍光波長が変化する波長変化型蛍光プローブFIP-1を開発した[25]（図

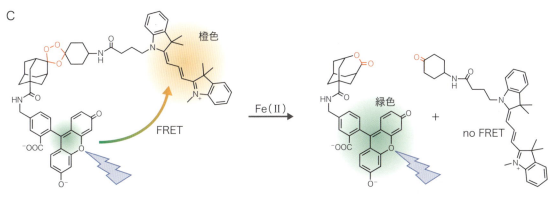

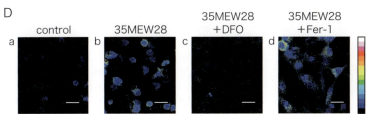

図4 エンドパーオキサイドの反応を利用した二価鉄蛍光プローブ

A) エンドパーオキサイド構造をもつアルテスネイトの構造および1,2,4-トリオキソランの二価鉄イオンによる開裂反応. B) Puromicin放出型二価鉄イオン検出プローブTrx-Puroの構造と作用機序. C) 蛍光波長変化型二価鉄イオン蛍光プローブFIP-1の構造と作用機序. D) FIP-1を使ったフェロトーシス誘導時の内在性二価鉄イオンの蛍光イメージング. 35MEW28：フェロトーシス誘導剤. DFO：デフェロキサミン（鉄キレートによるフェロトーシス阻害剤）, Fer-1：抗酸化作用によるフェロトーシス阻害剤. スケールバー：25μm. 文献25より引用.

4C). この分子は青色光で励起すると，蛍光共鳴エネルギー移動（FRET）によりフルオレセイン部位から発せられる緑色蛍光が近傍のCy3部位に吸収され，橙色蛍光が観察される．二価鉄イオンにより1,2,4-トリオキソラン構造が切断されるとFRETが解消され，フルオレセイン由来の緑色蛍光のみが検出されるため，緑色蛍光と橙色蛍光の二色の比をとることで二価鉄イオンと反応前後のプローブ量比を算出し，二価鉄の定

量イメージングができる，というしくみである．

2）Trx-Puroの応用例：二価鉄イオン依存的Puromycinの蓄積を利用した細胞内二価鉄定量

二価鉄イオンとTrx-Puroの反応により放出されるPuromycinは，リボソームで合成途中のポリペプチド末端に取り込まれ，タンパク質合成を阻害する抗生物質である．ここで，Puromycinの導入量は細胞内の二価鉄量に応じて半定量的に変化し，その量は時間とともに不可逆的に蓄積する．彼らはこの性質を活用し，蓄積Puromycin量を定量することで，種々の細胞の内在的レドックス活性二価鉄イオン量を比較した．その結果，がん細胞（RKO, MCF-MB-231, U-2 OS, PC-3）と非がん細胞（IMR90, MCF10A）の間では明確な差があり，がん細胞においては非がん細胞よりも内在的な二価鉄イオン量，すなわちレドックス活性鉄が多くなっていることを見出した[24]．

3）FIP-1の応用例：フェロトーシス誘導に起こる内在的二価鉄イオン変動のイメージング

一般的に波長変化型蛍光プローブでは，2つの波長の蛍光強度比をとることで細胞内物質の定量的評価が可能であることから，ChangらはFIP-1を使い，鉄依存的細胞死（フェロトーシス）の誘導により起こる内在的二価鉄イオン量の半定量解析を実施した．MDA-MB-231細胞をフェロトーシス誘導剤（35MEW28）で処理したところ，細胞内在性のレドックス活性な二価鉄イオンの量が有意に上昇することを見出した（**図4D-a,b**）．また，鉄キレート性フェロトーシス阻害剤として知られるデフェロキサミン（DFO）を35MEW28と同時に処理すると二価鉄イオンは減少する（**図4D-c**）が，抗酸化性フェロトーシス阻害剤Fer-1では二価鉄イオンの増大は阻害されず（**図4D-d**），その作用機序を裏付ける結果を報告している．

おわりに

本稿では，レドックス活性鉄（二価鉄イオン）の選択的なイメージングを可能にする蛍光プローブについて，作用機序と応用例について紹介した．これまで，亜鉛イオンや銅イオンについてはすでにその検出原理が確立されており，多数の蛍光プローブが報告されてきたが，鉄イオン，なかでもレドックス活性鉄としての二価鉄イオンを選択的にイメージング解析ができるようになったのはごく最近である．これは，鉄が生体内に最も多く存在する遷移金属であり，長い研究の歴史をもつことを鑑みると驚くべきことである．今後，ここで紹介したようなイメージングツールが，レドックス恒常性を基軸とする生命現象の解明に貢献することを期待している．また，当然ながら，鉄イオンはレドックス制御の要であり，活性酸素種・活性イオウ種・活性窒素種等のシグナル分子の酸化還元に関与していることから，細胞内・生体内におけるレドックスシグナルネットワークの全貌を理解するためには，鉄を含むこれら活性分子種をより詳細に，かつ統合的に観察できるようなさらなる手法の開発が望まれる．

文献

1）「酸化ストレスの医学」（吉川敏一／監修，内藤裕二・豊國伸哉／編），診断と治療社，2008
2）Kakhlon O & Cabantchik ZI：Free Radic Biol Med, 33：1037-1046, 2002
3）Torti SV & Torti FM：Nat Rev Cancer, 13：342-355, 2013
4）Toyokuni S：Cancer Sci, 100：9-16, 2009
5）Zecca L, et al：Nat Rev Neurosci, 5：863-873, 2004
6）Kowdley KV：Gastroenterology, 127：S79-S86, 2004
7）Jiang L, et al：J Pathol, 228：366-377, 2012
8）Gunshin H, et al：Nature, 388：482-488, 1997
9）Shi H, et al：Science, 320：1207-1210, 2008
10）Bulteau AL, et al：Science, 305：242-245, 2004
11）Halliwell B & Gutteridgeb JMC：FEBS Lett, 307：108-112, 1992
12）Enami S, et al：Proc Natl Acad Sci U S A, 111：623-628, 2014
13）Breuer W, et al：J Biol Chem, 270：24209-24215, 1995
14）Petrat F, et al：Arch Biochem Biophys, 376：74-81, 2000
15）Carter KP, et al：Chem Rev, 114：4564-4601, 2014
16）Hirayama T & Nagasawa H：J Clin Biochem Nutr, 60：39-48, 2017
17）Hirayama T, et al：Chem Sci, 4：1250-1258, 2013
18）Hirayama T, et al：Chem Sci, 8：4858-4866, 2017
19）Mukaide T, et al：Free Radic Res, 48：990-995, 2014
20）Imamura T, et al：Exp Eye Res, 129：24-30, 2014
21）Adachi T, et al：Sci Rep, 6：20928, 2016
22）Wang Y, et al：Cancer Sci, 107：250-257, 2016
23）Mai TT, et al：Nat Chem, 9：1025-1033, 2017
24）Spangler B, et al：Nat Chem Biol, 12：680-685, 2016
25）Aron AT, et al：Am Chem Soc, 138：14338-14346, 2016

<著者プロフィール>
平山　祐：2004年3月京都大学総合人間学部卒業．'09年3月京都大学大学院人間・環境学研究科博士課程修了（指導教員：山本行男教授）．同年4月カリフォルニア州立大学バークレー校化学専攻博士研究員〔日本学術振興会特別研究員（PD）として〕（Christopher J. Chang教授），'10年10月岐阜薬科大学薬化学研究室助教（永澤秀子教授），'16年4月現職．現在は，Inorganic Chemical Biologyの開拓を通じて有機化学・生物無機化学・創薬化学の融合をめざしています．

第3章 レドックスの検出手法，応用など

6. 低酸素応答とレドックスシグナル

武田憲彦，南嶋洋司

細胞の酸素需要よりも供給量が少なくなった低酸素（hypoxia）環境においては，酸素を利用した正常な酸化反応が抑制される一方で，同時に酸化ストレスも生じる．本稿では，低酸素状態に対する生体防御反応（低酸素応答）のメカニズムと，それによる酸化還元反応（レドックス）のシグナリングやミトコンドリアにおけるエネルギー代謝制御機構について，最近の報告や筆者らの研究を交えて考察してみたい．

はじめに

酸素，低酸素シグナルは生体内の造血，血管新生および細胞内代謝において重要な役割を果たしているが，レドックスシグナルとも密接に関与することが知られている．細胞内における活性酸素種の一部はミトコンドリアにおいて生成されるが，その電子伝達系は分子状酸素を電子の最終受容体としている．すなわち細胞におけるミトコンドリア呼吸は，低酸素応答とレドックスシグナルの両者にとってきわめて重要なプロセスであることがわかる．本総説ではプロリン水酸化酵素が酸素と酸化ストレス両者のセンサーとして機能しうる機構につき概説し（南嶋），その下流で作用する低酸素応答遺伝子HIF-1αの役割について解説する（武田）．

[略語]
- **2-OG/α-KG**：2-oxoglutarate/α-ketoglutarate（2-オキソグルタル酸/α-ケトグルタル酸）
- **EPO**：erythropoietin（エリスロポエチン）
- **GLUT1**：glucose transporter 1（グルコーストランスポーター1）
- **HIF**：hypoxia-inducible factor（低酸素誘導因子）
- **LDHA**：lactate dehydrogenase A〔乳酸デヒドロゲナーゼA（乳酸脱水素酵素A）〕
- **MEF**：mouse embryonic fibroblast（マウス胎仔線維芽細胞）
- **NADH**：reduced form of nicotinamide adenine dinucleotide（還元型ニコチンアミドアデニンジヌクレオチド）
- **PHD**：prolyl hydroxylase domain-containing protein（プロリン水酸化酵素）
- **ROS**：reactive oxygen species（活性酸素種）
- **SOD**：superoxide dismutase（スーパーオキサイドディスムターゼ）
- **VEGFA**：vascular endothelial growth factor A（血管内皮増殖因子A）

Hypoxic response and redox signaling
Norihiko Takeda[1]/Yoji Andrew Minamishima[2]：Department of Cardiovascular Medicine, Graduate School of Medicine, The University of Tokyo[1]/Division of Cell Biology, Department of Molecular and Cellular Biology, Medical Institute of Bioregulation, Kyushu University[2]（東京大学大学院医学系研究科循環器内科[1]/九州大学生体防御医学研究所細胞機能制御学部門分子医科学分野[2]）

Graphical Abstract

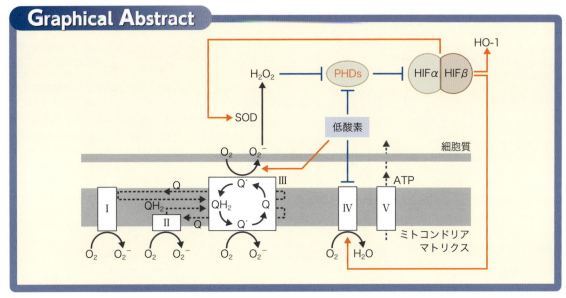

◆ 低酸素応答とレドックスの相互制御機構のメカニズム

正常酸素濃度環境下においてもROSはミトコンドリア呼吸鎖複合体Ⅰ，Ⅱ，Ⅲによって産生される．低酸素環境下においては，複合体ⅢにおいてQサイクルの中間体ユビセミキノン（Q⁻）によってsuperoxide（O_2^-）産生を増加させてしまうが，そのO_2^-はSOD（superoxide dismutase）によってH_2O_2へと変換され，このH_2O_2によってPHDの酵素活性が阻害されてHIFαの分解が抑制される．その結果，転写因子HIFを介した低酸素応答が活性化し，SOD-2やHO-1などのROSの消去に関与する遺伝子群の転写が誘導される．

1 低酸素応答とレドックスの相互制御作用

1）プロリン水酸化酵素PHDによる低酸素応答の制御

低酸素応答の多くは転写因子HIF（hypoxia-inducible factor）によって誘導される遺伝子群によって制御されている．HIFはタンパク質発現量が変動するα-サブユニット（HIFα）と恒常的に発現しているβ-サブユニット（HIFβ/ARNT）の2つのサブユニットがヘテロ二量体を形成することで転写因子として機能するが，正常酸素濃度環境下ではHIFαのタンパク質発現量がきわめて低く抑えられておりHIFが活性化しないしくみになっている．

われわれの身体の細胞が利用できる酸素が減少した低酸素環境においては，酸素を利用する酸素添加酵素（オキシゲナーゼ）の反応をはじめ，さまざまな生体反応が抑制される．例えば，プロリン水酸化酵素PHD（prolyl hydroxylase domain-containing protein）は酸素，二価の鉄イオン，2-オキソグルタル酸（α-ケトグルタル酸），アスコルビン酸を利用してタンパク質中のプロリン残基の4′-位を水酸化するジオキシゲナーゼであり，酸素分子に対するKm値が比較的高い（酸素との親和性が比較的低い）ため，細胞内の酸素濃度の低下に伴いその酵素活性は低下する（図1）．

このPHDの最も有名な標的基質は，多くの低酸素関連遺伝子群の発現を制御しているHIFα（HIF-1α，HIF-2α，HIF-3α）である．PHDは酸素が十分存在する正常酸素濃度環境下（normoxia）ではHIFαの特定のプロリン残基を水酸化し，このプロリン水酸化が指標となって，HIFαはpVHL（von Hippel-Lindau protein）ユビキチンリガーゼ複合体によりユビキチン化されてプロテアソームでのタンパク質分解へと導かれる（図1）．

酸素濃度が低下した環境（hypoxia）においてはPHDの酵素活性が抑制されるため，HIFαはプロリン水酸化を介したタンパク質分解を免れ，HIFβ/ARNTと結合してヘテロ二量体を形成し，転写因子HIFとして低酸素関連遺伝子群の転写を活性化する．

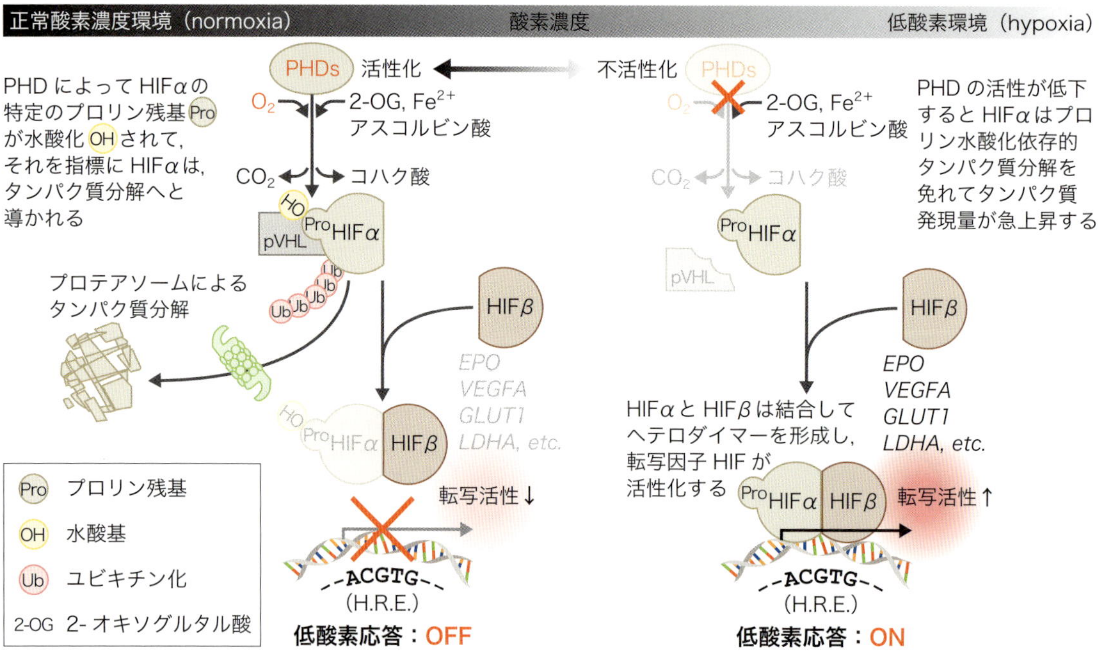

正常酸素濃度環境（normoxia） 酸素濃度 低酸素環境（hypoxia）

PHDによってHIFαの特定のプロリン残基が水酸化されて、それを指標にHIFαは、タンパク質分解へと導かれる

PHDの活性が低下するとHIFαはプロリン水酸化依存的タンパク質分解を免れてタンパク質発現量が急上昇する

HIFαとHIFβは結合してヘテロダイマーを形成し、転写因子HIFが活性化する

Pro プロリン残基
OH 水酸基
Ub ユビキチン化
2-OG 2-オキソグルタル酸

低酸素応答：OFF 低酸素応答：ON

図1 酸素濃度センサーPHDを介した低酸素応答のメカニズム
酸素濃度によってプロリン水酸化酵素PHDの酵素活性が制御され、それによって転写因子HIFの活性が制御されている。H.R.E.：hypoxia response element.

このように，PHDの酵素活性によってHIFを介した低酸素応答のON/OFFが制御されているため，PHDは低酸素センサーとして機能していると言うことができる[1)〜3)]．われわれ哺乳動物の3つの PHD 遺伝子 (PHD1〜3) のうち，PHD2がドミナントなPHD遺伝子であることが知られている[4)〜6)]．

2）低酸素応答によって引き起こされるレドックス

細胞内で生じる活性酸素種（reactive oxygen species：ROS）の多くはミトコンドリアで産生される．ミトコンドリア呼吸鎖の電子伝達系は，酸素分子を電子によって最終的に水へと還元するのだが，この過程で酸素分子が不完全に還元されたものがROSであり，細胞にいわゆる酸化ストレスを引き起こす．

われわれが生存していくうえで酸素は必須であるが，過剰な酸素はむしろ生体に有害であることは古くから知られていた（低酸素パラドックス）[7)]．それが特にわかりやすい状況が，虚血再灌流障害とよばれる病態である．例えば心臓の冠動脈の閉塞によって虚血に陥った心筋組織においては，心筋の梗塞（虚血による非可逆的な傷害）を回避するために一刻も早い血流の再開が望まれるが，しかし血流の再開は同時に"再灌流傷害"という深刻な組織傷害を引き起こす．これは，虚血に陥った組織の細胞ではミトコンドリア呼吸鎖が利用できる酸素分子の減少によりATP産生量が低下し，ATPはAMP，アデノシン，イノシン，ハイポキサンチンまで分解される．また，低酸素環境下ではわれわれ哺乳動物のキサンチン酸化還元酵素（xanthine oxidoreductase：XOR）の活性は，キサンチン脱水素酵素（xanthine dehydrogenase：XDH）からキサンチン酸化酵素（xanthine oxidase：XO）へとシフトするので，ハイポキサンチンからキサンチン，尿酸への酸化反応の過程でsuperoxide（O_2^-）が産生されてしまうことが再酸素化による組織傷害のメカニズムとされている[8)〜10)]．

このように，活性"酸素"種とよばれるからには，その"酸素"そのものが減少した低酸素環境においては当然活性"酸素"種の産生も減少するはずである．ところが，面白いことに実際には"低酸素"環境下においては活性"酸素"種の産生量は増加する[11) 12)]．この理由についてはいまだ諸説あるのだが，低酸素環境

下では電子伝達系での最終的な電子の受け取り手である酸素分子が減少し，ミトコンドリア呼吸鎖複合体Ⅳのシトクロムcオキシダーゼの反応が抑制されるため，受け取り手を失った電子によって酸素分子の不完全な還元が生じ，O_2^-が産生されてしまうのであろうと理解されている．

3）レドックスによって制御される低酸素応答

ROSは呼吸鎖複合体Ⅰ，ⅡにおいてそれぞれNADH，$FADH_2$から受け取った電子による酸素分子の不完全な還元によってO_2^-を産生してしまうし，複合体Ⅲにおいてはユビキノン（Q）⟷ユビキノール（QH_2）のQサイクルの過程で産生されるフリーラジカルである中間体ユビセミキノン（QH^-）が酸素分子と直接反応してO_2^-を産生してしまう（**Graphical Abstract**）．特に複合体Ⅲによって産生されたO_2^-はミトコンドリアマトリクス側だけでなく，細胞質側にもO_2^-を放出する[13)14)]．もともと化学的に非常に不安定なO_2^-はSOD（superoxide dismutase）の触媒効果も手伝ってすみやかに過酸化水素（H_2O_2）へと変換される．このH_2O_2は，PHDの酵素活性に必須な二価の鉄イオンを三価へと酸化するなどのメカニズムでPHDの酵素活性を阻害するのだが，先述したとおり，PHDの活性が低下するとHIFαのタンパク質分解が抑制され，転写因子HIFの転写活性が上昇する[15)〜18)]．活性化したHIFは，ヘムを分解して抗酸化作用をもつビリルビンへと変換する最初の反応を触媒するHO-1（hemeoxygenase-1）やO_2^-を消去するSOD-2などの酸化ストレス応答に必要な遺伝子も誘導する[19)〜21)]．このようにして，われわれの身体には，酸化ストレスによって低酸素応答が活性化され，その低酸素応答によって酸化ストレスが軽減されるシステムがプログラムされていることがわかる（**Graphical Abstract**）（南嶋）．

2 HIF-1α-PDK1による ミトコンドリア代謝・レドックス制御

前述のようにPHD活性は低酸素環境のみならずレドックスシグナルによっても抑制されることから，PHDは酸素センサーとして機能するとともにレドックスセンサーとしての役割を有している可能性がある．低酸素誘導型転写因子hypoxia inducible factor（HIF）-αには主要なアイソフォームとしてHIF-1α，HIF-2αが知られている．PHDはHIF-αのプロリン残基を水酸化し，そのユビキチン・プロテアソーム系による分解を誘導する．すなわち低酸素，レドックスシグナルによるPHD活性制御はHIF-αタンパク質蓄積を誘導すると想定される．では低酸素およびレドックスストレス環境下において誘導されるHIF-αはどのような役割を果たしているのであろうか？HIF-1αおよびHIF-2αは造血，血管新生および炎症プロセスに関与する低酸素応答遺伝子発現誘導において中心的な役割を果たす．両者は標的遺伝子発現や細胞内応答においてときに協調的に働く一方，場合により拮抗的な役割を発揮する．近年，炎症プロセスを制御するマクロファージには炎症惹起型（M1），炎症抑制型（M2）など種々の亜集団が存在することが明らかになっている．われわれはHIF-1α，HIF-2αがそれぞれM1，M2マクロファージに発現し，炎症プロセスのメディエーターである一酸化窒素（nitric oxide）産生において拮抗的にon/off制御を行っていることを明らかにしてきた（HIF-αスイッチング）[22)]．HIF-1αはまた，グルコース代謝においても重要な役割を果たしている．グルコース代謝はミトコンドリアにおけるグルコース酸化と細胞質における解糖系代謝に大別されるが，細胞の酸素環境は両代謝プロセスに大きく影響する．HIF-1αによる解糖系酵素遺伝子発現は，低酸素環境下における解糖系への代謝シフト（発酵）を誘導し，環境に即した細胞内代謝様式の獲得に貢献していると考えられている．

われわれはマクロファージにおいてHIF-1αの下流で誘導される解糖系遺伝子の発現様式につき詳細な検討を行った．その結果 *Pyruvate dehydrogenase kinase, isozyme1*（*Pdk1*）mRNAの半減期が特に短いこと，その発現が低酸素環境において最も急激に誘導されることを見出した．PDK1はピルビン酸デヒドロゲナーゼ複合体（pyruvate dehydrogenase complex）をリン酸化することで，ピルビン酸のアセチルCoAへの変換を阻害する．アセチルCoAはミトコンドリア呼吸における代謝基質である還元型ニコチンアミドアデニンジヌクレオチド（reduced form of nicotinamide adenine dinucleotide：NADH）の供給源となることから，PDK1はNADH産生を制御することでミトコンドリア呼吸を抑制すると考えられる．われわれ

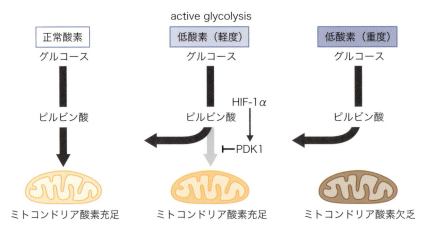

図2　酸素依存的なグルコース代謝シフト
HIF-1α-PDK1経路は鋭敏な低酸素センサーとして機能し，解糖系への代謝シフトを誘導する（active glycolysis）．

はマウスにおけるマクロファージおよび初代肝細胞を用いた解析から，HIF-1α-PDK1経路が細胞における鋭敏な低酸素センサーとして機能し，低酸素環境における解糖系代謝シフトを誘導することを見出した（active glycolysis，**図2**）[23]．マクロファージは特に低酸素領域に集積する性質を有しているが，その細胞遊走においてF-actinの重合脱重合プロセスでATPが消費される．興味深いことにactive glycolysisはマクロファージ遊走において必須であることがわかった[24]．われわれはその分子機構としてF-actinが解糖系酵素pyruvate kinase, muscle（PKM，PKM2）と細胞質において共局在することに着目している．細胞質においてPKM2がATPを産生する酵素であることを考えると，ATP産生と消費部位が近接していることがATP依存的なF-actin重合脱重合プロセスの維持に貢献している可能性が考えられた．

ではHIF-1α-PDK1経路はレドックスシグナルにおいてどのような役割を果たすのであろうか？ミトコンドリア呼吸は細胞内における主要な活性酸素種の産生プロセスであるが，特にNADH由来の電子による複合体I，IIIの過還元状態が活性酸素種の産生を引き起こす．興味深いことにHIF-1αを欠損したマウス胎仔由来線維芽細胞（mouse embryonic fibroblast：MEF）では，野生型MEFと比較して低酸素環境下におけるレドックスストレスが増加し，細胞増殖が抑制されるのみならず細胞死が誘導される[25）26)]．これらHIF-1α欠損MEFにおける細胞増殖抑制効果はPDK1過剰発現により消失した．これらの知見はHIF-1α-PDK1シグナルが解糖系代謝回転の活性化のみならず，ミトコンドリアへのNADH供給抑制を介してレドックスストレスを減少させていることを示している．すなわちレドックスシグナルは，従来低酸素シグナルと考えられてきたHIF-1α-PDK経路を利用することにより，ミトコンドリアにおけるレドックスストレスに対するネガティブフィードバック機構を発揮していると考えられる（**図3**）．

これまで述べてきたように，HIF-1α-PDK1経路は低酸素環境におけるactive glycolysisのみならず，レドックスシグナル下においてミトコンドリア由来のレドックスストレスを負に制御する役割を果たしていると考えられる．レドックスシグナル制御におけるHIF-2αの役割については今後の検証が待たれるが，上記のように従来"低酸素シグナル"として理解されていた細胞応答系が，実はレドックスシグナルに対する適応反応としても機能している例は他にも数多く存在すると考えられる．このような知見は単に低酸素応答とレドックスシグナルにおけるクロストークにとどまらず，むしろ多面的役割と評するべきかもしれない．実際の生体内では低酸素環境とレドックスシグナルのいずれか，または両者が個々の場面でPHD活性を制御していると想定される．しかしながら酸素，レドックスシグナルの状況特異的な役割について現時点では不明な点

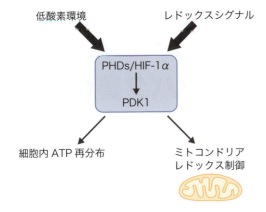

図3 低酸素，レドックスシグナルにおけるPHD-HIF-1α-PDK1経路の役割
HIF-1α-PDK1経路は低酸素環境のみならず，レドックスシグナルによっても活性化しうる．

が多い．さらに両シグナルともに，供給と制御による動的制御下にあると考えられ，今後オルガネラ特異的な酸素濃度，レドックスシグナルの定量的評価法（イメージング）を用いた分子実態のダイナミックな解明が期待される．

おわりに

このように，活性"酸素"種ROSは酸素が減少した低酸素環境下で産生されるという，一見パラドックスに思える生体応答反応の結果，そのROSが低酸素応答を活性化してROSの消去が試みられるという，酸素を利用して生きていくわれわれの身体のレドックスシステムは非常によくデザインされている．今後，例えば心筋梗塞の治療時に併発する虚血再灌流障害の軽減などを視野に入れた，低酸素によるミトコンドリア呼吸鎖複合体でのROS産生のより詳細なメカニズムの解明が期待される．

また，近年の蛍光プローブやその検出機器などの進歩により，組織・細胞内における酸素・レドックスシグナルの定量的な評価（イメージング）が可能になりつつある．近い将来，生体内における個々の細胞において，低酸素シグナルまたはレドックスシグナルのいずれが活性化されたのか，時空間的な解析が可能になるものと考えられる（武田）．

文献

1) Ivan M & Kaelin WG Jr：Mol Cell, 66：772-779, 2017
2) Kaelin WG Jr & Ratcliffe PJ：Mol Cell, 30：393-402, 2008
3) Samanta D & Semenza GL：Redox Biol, 13：331-335, 2017
4) Minamishima YA, et al：Blood, 111：3236-3244, 2008
5) Minamishima YA, et al：Mol Cell Biol, 29：5729-5741, 2009
6) Minamishima YA & Kaelin WG Jr：Science, 329：407, 2010
7) Latham F：Lancet, 1：77-81, 1951
8) Granger DN, et al：Gastroenterology, 81：22-29, 1981
9) McCord JM：N Engl J Med, 312：159-163, 1985
10) Saugstad OD：Pediatr Res, 23：143-150, 1988
11) Guzy RD & Schumacker PT：Exp Physiol, 91：807-819, 2006
12) Murphy MP：Biochem J, 417：1-13, 2009
13) Bell EL, et al：J Cell Biol, 177：1029-1036, 2007
14) Hamanaka RB & Chandel NS：Trends Biochem Sci, 35：505-513, 2010
15) Brunelle JK, et al：Cell Metab, 1：409-414, 2005
16) Guzy RD, et al：Cell Metab, 1：401-408, 2005
17) Kaelin WG Jr：Cell Metab, 1：357-358, 2005
18) Mansfield KD, et al：Cell Metab, 1：393-399, 2005
19) Dehne N & Brüne B：Antioxid Redox Signal, 20：339-352, 2014
20) Fukuda R, et al：Cell, 129：111-122, 2007
21) Tello D, et al：Cell Metab, 14：768-779, 2011
22) Takeda N, et al：Genes Dev, 24：491-501, 2010
23) Abe H, et al：J Atheroscler Thromb, 24：884-894, 2017
24) Semba H, et al：Nat Commun, 7：11635, 2016
25) Kim JW, et al：Cell Metab, 3：177-185, 2006
26) Papandreou I, et al：Cell Metab, 3：187-197, 2006

<著者プロフィール>
武田憲彦：東京大学医学部附属病院循環器内科特任講師．1996年東京大学医学部卒業．2008年米国カリフォルニア大学（UCSD）留学．JSTさきがけ研究員（慢性炎症，生体恒常性）を兼任．低酸素研究を循環器臨床に結びつけることを目標としている．

南嶋洋司：九州大学生体防御医学研究所特任准教授．1993年九州大学医学部卒業．米国ハーバード大学医学部，慶應義塾大学医学部を経て2016年より現職．低酸素応答メカニズムを標的とした各種疾患治療法の開発を目標としている．

第3章 レドックスの検出手法，応用など

7. 脂質異常症に関連したタンパク質のS-チオール化

中島史恵，柴田貴広，内田浩二

生体内代謝物による非酵素的なタンパク質修飾は，病態などの生体状態を反映していると考えられ，実際にバイオマーカーとして利用されている例もある．近年では，こうした非酵素的な翻訳後修飾が，タンパク質にダメージ関連分子パターンとしての機能を付与し，炎症応答を誘導することも明らかにされている．本稿では，生体内で形成される非酵素的な翻訳後修飾タンパク質として，特に脂質異常症患者血中で有意に増加するS-チオール化修飾血清アルブミンを中心に，その構造や機能に関して概説する．

はじめに

2003年に完了したヒトゲノム計画によって，タンパク質をコードしている遺伝子の数はヒトのもつタンパク質の数と比べてはるかに少ないことが明らかとなった[1]．実際に，過去数十年間の研究によって，ヒトのプロテオームはヒトゲノムよりもはるかに複雑であることが認められており[2]，これは単一遺伝子が複数のタンパク質をコードすることに加えて，生合成されたタンパク質が翻訳後修飾を受けることによってその複雑性が高められるためであると考えられている[3]．翻訳後修飾は，タンパク質の活性，コンフォメーション，局在性や安定性だけでなく，他のタンパク質や核酸，脂質，補因子などの生体分子との相互作用を調節し，多彩な生命機能を制御するうえで非常に重要な役割を果たしている．一般的にタンパク質修飾は，特定の酵素によって触媒されるが，反応性の高い代謝物とタンパク質中のシステイン残基のような求核的なアミノ酸残基との非酵素的な反応によっても生じる．また，タンパク質中のシステイン残基は，タンパク質の構造や機能の維持を担う重要なアミノ酸残基であることから，システイン残基の翻訳後修飾はタンパク質の活性を維持するうえで重要な役割を担っていると考えられる[4]．このように，翻訳後修飾は生体の恒常性を維持するうえで非常に重要な役割を果たしている一方で，近年，ある種の翻訳後修飾は生体の状態を反映していることが明らかとなってきた（図1）．本稿では生体成分のな

[略語]
COX-2：cyclooxygenase-2
（シクロオキシゲナーゼ-2）
HSA：human serum albumin
（ヒト血清アルブミン）
S-Hcys-HSA：S-homocysteinylated-HSA
（S-ホモシステイン化修飾ヒト血清アルブミン）

Hyperlipidemia-related protein S-thiolation
Fumie Nakashima[1] /Takahiro Shibata[1] /Koji Uchida[2]：Graduate School of Bioagricultural Sciences, Nagoya University[1] /Graduate School of Agricultural and Life Sciences, The University of Tokyo[2]（名古屋大学大学院生命農学研究科[1] /東京大学大学院農学生命科学研究科[2]）

Graphical Abstract

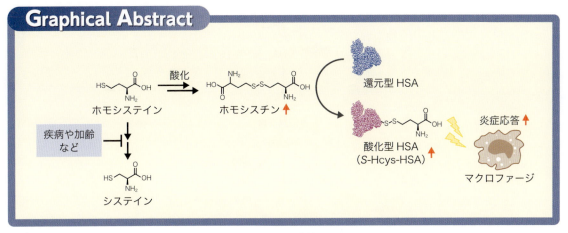

◆ 血清アルブミンのS-ホモシステイン化修飾と炎症誘導

疾病や加齢などにより増加したホモシスチンは，血清アルブミンに修飾し，酸化型血清アルブミンであるS-ホモシステイン化修飾血清アルブミン（S-Hcys-HSA）を形成する．さらに，S-Hcys-HSAはマクロファージを活性化し，炎症応答を引き起こす．

かでも特に血清に注目し，血中に含まれる疾病特異的な修飾タンパク質の探索とその機能性解析についての最新の成果を紹介する．特に，脂質異常症患者血清において増加が認められたS-ホモシステイン化修飾ヒト血清アルブミン（S-Hcys-HSA）に焦点を当て，修飾に伴うヒト血清アルブミン（HSA）の機能性の変化とその炎症誘導活性について紹介したい．

1 タンパク質の翻訳後修飾

タンパク質はゲノム塩基配列によってコードされたアミノ酸配列に基づいているが，転写・翻訳されて生合成されたタンパク質がそのまま機能を発揮することは少ない．生合成されたタンパク質は，その後にリン酸化や糖鎖付加，脂質付加，メチル化，アセチル化などの翻訳後修飾を受けることによって，生理機能の獲得や，細胞内局在や複合体形成，分解除去などが調節される．このように翻訳後修飾はタンパク質の機能や活性を調節することから，生体の恒常性を維持するうえで非常に重要な役割を果たしているといえる．実際に，翻訳後修飾の異常は細胞の増殖や分化機能に支障をきたし，結果的に疾患病態を引き起こす場合もあることがわかっている．多くのがん細胞では，シグナル伝達にかかわるタンパク質のリン酸化が亢進している

ことが報告されており，これががん細胞の増殖性や転移性に影響を及ぼしていると考えられている．このように，翻訳後修飾はタンパク質の活性を調節し，生体の恒常性を維持する化学修飾として考えられてきたが，近年になってタンパク質にリガンド様の活性を付与し，疾病の発症や進展にかかわる翻訳後修飾や，生理機能には直接関係しないが，生体状態を反映し，病態依存的に増加する翻訳後修飾の存在が明らかになってきている（図1）．

タンパク質の翻訳後修飾は，特にスカベンジャー受容体やtoll様受容体（TLR）などのパターン認識受容体（PRRs）群に対するリガンド活性（ダメージ関連分子パターン：DAMPs）の獲得に関与することが知られている．脂質異常症に伴い増大する低密度リポタンパク質（LDL）の酸化的修飾物である酸化LDL（oxLDL）は，生体内におけるDAMPsの代表例であり，血管内皮下においてマクロファージ細胞に存在するスカベンジャー受容体に結合し，炎症応答を誘導することが明らかとなっている．さらに，スカベンジャー受容体を介したoxLDLの取り込みは，マクロファージの泡沫化を引き起こし，これが血管内膜に蓄積することでプラークを形成し，動脈硬化の進展に関与することがよく知られている[5]～[7]．また，加齢に伴い眼の網膜にある黄斑部分に異常が現れ，視野や視力の低下を引き起こす

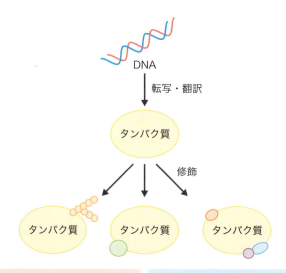

図1 タンパク質の翻訳後修飾
DNAから転写・翻訳されたタンパク質は生体内でさまざまな翻訳後修飾を受ける．

疾病である加齢黄斑変性（AMD）の発症にもタンパク質修飾の関与が示唆されている．AMD患者血清中では脂質過酸化分解生成物の1つであるマロンジアルデヒド（MDA）濃度が上昇するため[8)9)]，タンパク質はMDA修飾を受け，新たなリガンド活性の獲得により，炎症誘導や加齢黄斑変性の発症に関与することが報告されている[10)]．

タンパク質の翻訳後修飾を指標とした代表的な疾病特異的なバイオマーカーとしては，糖尿病の診断に用いられているヘモグロビンA1c（HbA1c）があげられる[11)]．HbA1cは赤血球中に含まれるヘモグロビン（Hb）に糖が結合したグリコヘモグロビンの一種であり，Hbのβ鎖N末端のバリン残基にグルコースが結合したアマドリ化合物である．糖尿病の診断には，過去数カ月の持続的な血糖値を測定する必要があるが，血糖値は採血時点の瞬間的な血糖状態を反映し，食事の摂取によって変動することから，血糖値のみで糖尿病を診断するのは難しい．しかし，血糖値に依存して非酵素的に形成されるHbA1cは，一度の食事によって影響を受けず，過去1〜2カ月の血糖値を反映することから，糖尿病の診断における有用なバイオマーカーとして実際に臨床現場において用いられている．また，糖尿病患者は食事療法や運動療法などで持続的に血糖をコントロールすることが必要であり，過去数カ月の血糖値を反映するHbA1cは糖尿病の治療においても優れたバイオマーカーであるといえる．

2 脂質異常症患者特異的な修飾タンパク質の探索

血液は生命を維持するうえで欠かすことのできないさまざまな役割を果たしており，血液中に含まれる血球や血漿などの構成成分が最適なバランスに保たれることによって生体の恒常性が維持されている．しかし，その量や質に異常が起こり，バランスが崩れると，深刻な病気の原因になることがある．つまり，血液中の構成成分の量や質が生体の状態を反映していることから，血液中のさまざまな物質の値は臨床現場において病気の診断や治療に用いられている．そこでわれわれは，血液成分のなかでも特に血清に着目し，血清中に

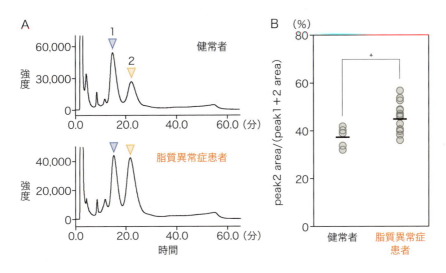

図2　HPLCを用いた疾病依存的に増加する特異的な修飾タンパク質の探索
A）健常者および脂質異常症患者血清の陰イオン交換カラムを用いたHPLC分析結果．B）健常者（n＝5）および脂質異常症患者（n＝15）血清中に含まれるpeak2 areaのpeak1＋peak2 areaに対する割合の比較．＊$p<0.05$．

含まれるタンパク質が生体の状態を反映した翻訳後修飾を受けていると予想し，疾病特異的な翻訳後修飾の探索を行うとともに，修飾に伴うタンパク質の機能性変化についての解析を行った．

脂質異常症患者〔LDL（mg/dL）≧140，トリグリセリド（mg/dL）≧150，総コレステロール値（mg/dL）≧220〕に着目し，陰イオン交換カラムを用いて脂質異常症患者血清において増加する特異的な修飾タンパク質の探索を行った．その結果，健常者と脂質異常症患者のいずれのサンプルにおいても主要な2つのピーク（peak1，peak2）が認められ，脂質異常症患者血清においてpeak2が有意に増加することが明らかとなった（図2）．MALDI-TOF/TOF MSを用いたタンパク質解析の結果，いずれのピークもHSAであることが判明した．陰イオン交換カラムを用いた分析によって確認されたHSAの2つのピークの違いについてさらなる解析を行った結果，peak2のHSAは低分子化合物による修飾を受けていること，タンパク質のチオール基が可逆的な修飾を受けていることが示唆され，これらの結果からタンパク質由来のシステイン残基のチオール基と低分子チオール化合物がジスルフィド結合を形成したS-チオール化HSAであることが明らかとなった．S-チオール化修飾を形成している低分子チオール化合物を同定するため，チオール基特異的に反応する誘導体化試薬を用いてタンパク質由来の低分子チオール化合物を誘導体化し，LC-MS/MSによってチオール化合物の網羅的な解析を行った結果，システインとホモシステインが検出された．さらに，脂質異常症患者血清中のHSAのどのシステイン残基にS-チオール化修飾が形成しているか検討した結果，これまで酸化修飾の唯一のターゲットと考えられていた遊離のCys34のみならず，分子内ジスルフィド結合を形成しているシステイン残基もS-チオール化修飾を受けていることが明らかとなった（図3）．以上の結果から，S-チオール化修飾は，脂質異常症の病態依存的に増加することに加え，タンパク質のシステイン残基を修飾することによってその機能や活性を変化させ，病気の発症や進展に関与することが予想された．

3　S-チオール化血清アルブミンによる炎症誘導

タンパク質のシステイン残基に由来するチオール基は，分子内ジスルフィド結合を形成することによってタンパク質のコンフォメーションを維持し，その機能や活性の調節に関与することから，われわれはS-チオール化修飾はHSAの機能性に影響を与えていると予想した．HSAは2つの低分子結合サイト（結合サイト

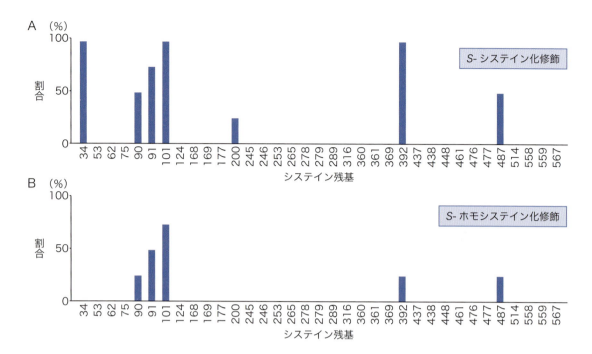

図3　S-チオール化修飾部位の同定
MALDI-TOF/TOF MSによる脂質異常症患者（n＝4）由来血清アルブミンのS-チオール化修飾部位の同定．タンパク質を非還元条件下で酵素消化した後，MALDI-TOF/TOF MSにより解析した．**A)** S-システイン化部位の解析．**B)** S-ホモシステイン化部位の解析．

IおよびII）を有し，結合サイトに薬物やホルモンなどのさまざまな物質を結合し，全身へ運搬している．そこで，HSAのそれぞれの結合サイトに特異的に結合する蛍光プローブ[12]を用いて，S-チオール化修飾に伴うHSAの低分子化合物の結合能の変化を評価した．その結果，S-ホモシステイン化修飾はHSAの結合サイトIおよびIIのいずれの結合能も増加させることが明らかとなった（**図4**）．さらに，S-ホモシステイン化修飾は，HSAのタンパク質表面の疎水性領域も増加させることが判明した[13]（**図4**）．

脂質異常症はそれ自体に自覚症状はないが，動脈硬化を促進させ，血管内で炎症が起こりやすくなることが知られている[5)～7) 14]．このような背景から，今回われわれが明らかにしたS-ホモシステイン化修飾に伴うHSAの機能性変化が，生体内における炎症応答に関与しているのではないかと予想した．S-Hcys-HSAと炎症応答の関係を明らかにするため，マクロファージ様細胞におけるS-Hcys-HSAの炎症誘導活性を炎症関連分子であるシクロオキシゲナーゼ-2（COX-2）の発現を指標に評価を行った結果，HSAはS-ホモシステイン化修飾を受けることによって炎症誘導活性を獲得することが明らかとなった．COX-2の発現誘導はホモシステインやホモシスチンそのものでは認められず，S-Hcys-HSAによってのみ確認されたことからも，HSAはS-ホモシステイン化修飾によって炎症誘導活性を獲得することが示唆された．また，S-Hcys-HSAによるCOX-2発現誘導の詳細なメカニズム解析の結果，S-Hcys-HSAは上皮成長因子受容体のリン酸化を亢進することを明らかにした．細胞膜上に存在する脂質ラフトの構造を破壊する試薬であるメチル-β-シクロデキストリンによってもマクロファージ様細胞においてCOX-2の発現が誘導されることや，S-Hcys-HSAの細胞への処理により細胞膜上の脂質ラフトの構造に変化が認められたことから，S-Hcys-HSAは脂質ラフトの構造を変化させ，その結果，上皮成長因子受容体のリン酸化が誘導されることによってその下流シグナルが活性化され，炎症関連分子の発現が誘導されるものと予想している．

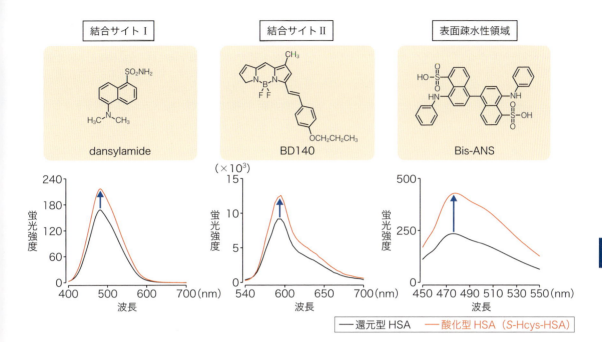

図4 修飾に伴う血清アルブミンの機能性変化の解析
*In vitro*で作製した還元型HSAおよび酸化型HSA(*S*-Hcys-HSA)の機能性の解析．結合サイト特異的な蛍光プローブ(結合サイトⅠ：dansylamide, 結合サイトⅡ：BD140, タンパク質表面疎水性領域：Bis-ANS)を用い，その蛍光波長を測定することにより結合能およびタンパク質表面疎水性領域の変化を評価した．

おわりに

これまで，血清中の総ホモシステイン量と動脈硬化や循環器系疾患などの疾患との関連が示唆されていたが，その因果関係は長い間不明のままであった[15]〜[17]．今回われわれは，脂質異常症患者血清中で増加が認められた*S*-Hcys-HSAは，その修飾に伴って機能性が変化し，マクロファージ様細胞において炎症関連分子の発現を誘導することを明らかにした(**Graphical Abstract**)．このことから，これまで示唆されていた血中総ホモシステイン量と種々の疾病との関連は，*S*-Hcys-HSAによる炎症誘導によって説明できる可能性が高いと考えられる．血中に存在する低分子のホモシステインのほとんどが，タンパク質と結合した状態で存在することや，*S*-ホモシステイン化修飾が非酵素的に形成され，血清中の総ホモシステイン量の増加に伴って*S*-Hcys-HSA量も増加すると考えられることから[18]，血清中の総ホモシステイン量の増加に伴って炎症応答が促進され，疾病の発症に関与していることが予想される．今後，*S*-Hcys-HSAのバイオマーカーとしての利用が期待されるだけでなく，炎症誘導機構のさらなる解析や疾病とのかかわりを明らかにすることにより，種々の疾病の発症メカニズムの解明や病気の治療に役立つことが期待される．

文献

1) International Human Genome Sequencing Consortium：Nature, 431：931-945, 2004
2) Jensen ON：Curr Opin Chem Biol, 8：33-41, 2004
3) Ayoubi TA & Van De Ven WJ：FASEB J, 10：453-460, 1996
4) Moellering RE & Cravatt BF：Science, 341：549-553, 2013
5) Lusis AJ：Nature, 407：233-241, 2000
6) Ross R：N Engl J Med, 340：115-126, 1999
7) Witztum JL & Steinberg D：J Clin Invest, 88：1785-1792, 1991
8) Miller YI, et al：Circ Res, 108：235-248, 2011
9) Suzuki M, et al：Mol Vis, 13：772-778, 2007
10) Weismann D, et al：Nature, 478：76-81, 2011
11) Jeppsson JO, et al：Clin Chem, 32：1867-1872, 1986
12) Er JC, et al：ACS Comb Sci, 15：452-457, 2013
13) Nakashima F, et al：Sci Rep, 8：932, 2018
14) Schwarz A, et al：J Biomed Sci, 24：12, 2017
15) McCully KS：Am J Pathol, 56：111-128, 1969

16) Clarke R, et al：N Engl J Med, 324：1149-1155, 1991
17) Cui R, et al：Atherosclerosis, 198：412-418, 2008
18) Sengupta S, et al：J Biol Chem, 276：30111-30117, 2001

＜筆頭著者プロフィール＞
中島史恵：2013年，名古屋大学農学部卒業．同年より名古屋大学大学院生命農学研究科・食品機能化学研究室（内田浩二・現東京大学教授，柴田貴広准教授）に在籍し，現在，日本学術振興会特別研究員（DC2）として博士課程3年在籍．今後は，疾病の発症メカニズムの理解を通して，食による疾病の予防や制御に関する研究をしていきたい．

索 引

※**太字**は本文中に『用語解説』があります

数字

- 15-リポキシゲナーゼ ………… 100
- 15-deoxy-$\Delta^{12,14}$-prostaglandin J_2 ………………………… 76
- 15d-PGJ_2 ……………………… 76
- 2-オキソグルタル酸 ………… 259
- 2型糖尿病 …………………… 124
- 3-ニトロプロピオン酸 ……… **168**
- 3-mercaptopyruvate sulfurtransferase …………… 220
- 3MST …………………………… 220
- 3-nitropropionic acid ……… **168**
- 8-オキソ-7,8-ジヒドロ-2′-デオキシグアノシン 5′-三リン酸 …… 163
- 8-オキソ-7,8-ジヒドログアニン ………………………………… 162
- 8-ニトロ-cGMP …………… 27, 28
- 8-ニトロ-GTP ………………… 27
- 8-ヒドロキシグアニン ……… 163
- 8-メルカプト-cGMP ………… 28

和文

あ

- 悪性腫瘍 ……………………… 22
- アノイキス …………………… **106**
- アポトーシス ………………… 62
- アポトーシス誘導因子 ……… 167
- アルツハイマー病 …………… 151
- アンカップリング反応 ……… **24**
- アンチマイシンA …………… 21
- 安定同位体希釈法 …………… 235
- アンモニア …………………… 157
- イオウ呼吸 …………………… 21
- イオウ転移 …………………… 174
- イオウ付加体 ………………… 110
- イオンエンハンスメント …… 235
- イオンサプレッション ……… 235
- 一酸化炭素 …………………… 231
- 一酸化窒素 **137**, 149, 216, 225, 261
- 遺伝子改変技術 ……………… 240
- イメージング ………………… 242
- イメージング質量分析 ……… 242
- イメージングMS ……………… 39
- インスリンシグナル伝達 …… 124
- インスリン抵抗性 …… 121, **122**, 124
- インスリン分泌 ………… 122, 126
- インスリン分泌不全 ………… 121
- ウレアーゼ …………………… 157
- 運動抵抗性 ……… 121, 122, 125, 126
- 運動療法 ……………………… 196
- エクスポソーム ……………… 108
- 壊死 …………………………… 171
- エストロゲン ………………… 208
- エチジウムブロマイド ……… 21
- エネルギー代謝 ……………… 186
- エラスチン …………………… 98
- 塩基除去修復 ………………… 164
- 炎症 ……………………… 55, 62
- 炎症性疼痛 …………………… 58
- エンドパーオキサイド ……… 254
- オートファジー ……………… 174
- オステオプロテゲリン ……… 207
- 温度センサー ………………… 55

か

- 解糖系 ………………………… 67
- 化学修飾 ……………………… 114
- 過酸化水素 ……………… 46, 76
- ガス状分子 …………………… 155
- ガストランスミッター ……… 149
- 家族性ポリポーシス ………… 167
- 家族歴 ………………………… 203
- 活性イオウ ……… 18, 24, 31, 139
- 活性イオウ分子 … 110, 219, 233, 234
- 活性イオウ分子種 …………… 202
- 活性酸素 ……… 18, 61, 63, 161, 189, 199, 225
- 活性酸素種 ……… 24, 53, 136, 137, 211, 216, 258
- 活性窒素種 ………… 53, 137, 150
- 過敏性腸症候群 ……………… 155
- 可溶性グアニル酸シクラーゼ … 25
- カルシウムイオン …………… 79
- カルシウム・カルモジュリン依存性タンパク質リン酸化酵素 … 26, 27
- カルシウム・カルモジュリン依存性タンパク質リン酸化酵素IV … **27**
- カルシウムポンプ …………… 84
- カルパイン …………………… **167**
- 加齢黄斑変性 ………………… 202
- 加齢黄斑変性症 ……………… 254
- 加齢性難聴 …………………… **195**
- カロリー制限 ………………… 196
- がん ……………………… 66, 184
- がん悪性化 …………………… 184
- 環境中親電子物質 …………… 109
- 環境リスクの再考 …………… 112
- 幹細胞生物学 ………………… 22
- 関節リウマチ ………………… 57
- 感染症 ………………………… 173
- がん転移 ……………………… 184
- 閂と蝶番（hinge & latch）仮説 ………………………………… 78
- キサンチン酸化酵素 ………… 260
- 喫煙 …………………………… 203
- 揮発性化学物質 ……………… 155
- 逆ヘテロ＝ディールズ＝アルダー反応 ……………………… 229
- 逆U字カーブ変動 …………… 111
- 急性腎障害 …………………… 189
- 金ナノ粒子 ……………… 43, 44
- グルタチオン ………… 204, 254
- グルタチオン化 ……………… 25
- グルタチオンパースルフィド ………………………… 17, 237
- グルタチオンペルオキシダーゼ … 48
- 蛍光イメージング …………… 216
- 蛍光プローブ …………… **216**, 251
- 血清アルブミン ……………… 264
- 原発性骨粗鬆症 ……………… 208
- 抗酸化応答配列 ……………… 177
- 抗酸化システム ………… 136, 139
- 抗酸化神経保護治療 ………… 204
- 抗酸化分子 …………………… 139
- 酵母PK ……………………… 70
- 呼吸器疾患 …………………… 135
- 骨芽細胞 ……………………… 205
- 骨吸収 ………………………… 206
- 骨形成 ………………………… 206
- 骨細胞 ………………………… 206
- 骨粗鬆症 ……………………… 208
- 骨リモデリング ……………… 205

さ

- 再灌流傷害 …………………… 171
- 細胞死 …………………… 56, 62
- 細胞内Mg^{2+}のイメージング … 185
- 酸化ストレス ………………… 136
- 酸化的リン酸化 ……………… 189
- 紫外線 ………………………… 204
- 自己免疫疾患 ………………… 63
- 視細胞 ………………………… 169
- 脂質異常症 …………… 264, 267

索引

システイニル tRNA 合成酵素 ……………… 18, 240
システイン ……………………………………… 267
システイン残基 ………………………………… 57
システインパースルフィド …………… 17, 237
システインリン酸化 …………………………… 188
ジスルフィド結合 ……………………………… 131
自然突然変異 …………………………………… 165
質量分析 ………………………………………… 242
質量分析イメージング …………………… 38, 39
質量分析装置 …………………………………… 234
脂肪酸アシル CoA 合成酵素 ………………… 100
終末糖化産物 …………………………………… 201
腫瘍微小環境 …………………………………… **180**
小胞体 …………………………………………… 79
小胞体関連分解 ………………………………… 82
小胞体ストレス …………………………… 27, **80**
神経変性 ………………………………………… 169
神経変性疾患 …………………………… 171, 175
心疾患リスク …………………………………… 36
新生ペプチド鎖 ………………………………… 20
心臓病 …………………………………………… 128
親電子性アルキル化剤 ………………………… 236
親電子物質 ……………………………………… 18
心不全 …………………………………………… 36
膵 β 細胞 ………………………………………… **122**
スーパーオキシド …………………………… 46, 229
スーパーオキシド不均化酵素 ……………… 229
スルフェニル化 ………………………………… 46
生細胞イメージング …………………………… 252
正常眼圧緑内障 ………………………………… 200
セレノシステイン …………………………… 96, 123
セレノプロテイン P …………………………… 121
セレン含有タンパク質 ………………………… **122**
セロトニン ……………………………………… 157
センサータンパク質 …………………………… **110**
線条体変性 ……………………………………… 168
選択的オートファジー ………………………… 178
騒音性難聴 ………………………………… 195, **196**

た

脱分化 …………………………………………… 127
脱ユビキチン化 ………………………………… 64
ダメージ関連分子パターン …………………… 265
タンパク質品質管理 …………………………… 79
タンパク質ポリスルフィド化 ………………… 237
タンパク質ポリスルフィド化レベル
　定量的解析システム ………………………… 238
タンパク質翻訳 ………………………………… 114
チオール基 ……………………………………… 75
チオールジスルフィド交換反応
　…………………………………………………… 129
チオ硫酸 ………………………………………… 21
チオレドキシン ……………………… 48, 62, 87, 128
チオレドキシンシステム …………………… 129

チオレドキシントラップ変異体
　…………………………………………………… 131
チオレドキシンフォールド …………………… 87
中型有棘神経細胞 ……………………………… 168
腸管上皮 ………………………………………… 185
長寿 ……………………………………………… 22
チロシンホスファターゼ ……………………… 47
低酸素 …………………………………………… 254
テーラーメイド医療 …………………………… 127
鉄 ………………………………………………… 172
鉄依存的細胞死 ………………………………… 256
鉄過剰 …………………………………………… 173
鉄代謝 …………………………………………… 172
鉄ニトリロ三酢酸 ……………………………… 175
デフェロキサミン ……………………………… 256
電子伝達系 ……………………………………… 191
電子伝達体 ……………………………………… 242
電離放射線 ……………………………………… 211
糖鎖 ……………………………………………… 82
糖新生 …………………………………………… 67
糖タンパク質 …………………………………… 82
糖尿病性腎症 …………………………………… 191
糖尿病網膜症 …………………………………… 200
トランスニトロシレーション ………………… 133
トランスフェリン ……………………………… 99

な

内耳 ……………………………………………… **195**
二価鉄 …………………………………………… 171
二価鉄イオン …………………………………… 251
二光子励起 ……………………………………… 227
ニコチン ………………………………………… 25
ニトロ …………………………………………… 150
ニトロ化 ………………………………………… 26
ニトロ化ストレス ……………………… 137, 138
ニトロシル化 …………………………… **132**, 133
ニトロソ化 ……………………………… 25, 26, 142
ニトロソパースルフィド ……………………… 29
ヌクレオチドプール …………………………… **162**
脳卒中 …………………………………………… 171

は

パーオキシナイトライト ……………………… 29
パーキンソン病 ………………………… 151, 158
パースルフィド合成酵素 ……………………… 18
パーチオスルフェン酸 ………………………… 29
肺 ………………………………………… 136, 139
バイオマーカー ………………………………… 266
白内障 …………………………………………… 203
破骨細胞 ………………………………………… 205
パターン認識受容体 …………………………… 265
発がん …………………………………………… 171
ハンチントン病 ………………………………… 168
光異性化反応 …………………………………… 227
光解除性保護基 ………………………………… **227**

光制御型放出剤 ………………………………… 225
光誘起電子移動 ………………………………… **218**
光誘起電子移動反応 …………………………… **227**
ヒストン脱アセチル酵素 ……………………… 130
非選択的陽イオンチャネル …………………… 54
ビタミン E ……………………………………… 94
非糖タンパク質 ………………………………… 84
ヒト血清アルブミン …………………………… 265
ビフィズス菌 …………………………………… 156
ピューロマイシン ……………………………… 20
表面増強ラマンイメージング ………………… 40
表面プラズモン共鳴法 ………………………… 92
ピリドキサールリン酸 ………………………… 19
フェーズゼロ反応 ……………………………… **111**
フェリチノファジー …………………………… **99**
フェリチン ………………………………… 99, 250
フェロトーシス … 94, 171, **173**, 256
フェントン反応 ………………… 96, 98, **171**
フォールディング ……………………………… 79
複合曝露 ………………………………………… 110
ブリストル便性状スコア ………… 156, 157
フルオレセイン ………………………………… 254
プロテアソーム ………………………………… 74
プロテオミクス解析 …………………………… 20
分子シャペロン ………………………………… **79**
分子内ジスルフィド結合 ……………………… 184
閉経後骨粗鬆症 ………………………………… 208
ヘパトカイン ……………………………… 121, 124
ヘムオキシゲナーゼ …………………………… 158
ヘモグロビン …………………………………… 250
ペルオキシナイトライト ……………………… 167
ペルオキシレドキシン
　……………………………………… 48, 70, 88, 129
変異型 RAS ……………………………………… 167
ペントースリン酸経路 ………………………… 68
便秘型過敏性腸症候群 ………………………… 159
放射線 ……………………………………… 212, 214
放出剤 …………………………………………… 225
ホモシステイン ………………………………… 267
ポリ（ADP-リボース）ポリメラーゼ
　…………………………………………………… 167
ポリ（ADP-リボシル）化 …………………… 167
ポリスルフィド ………………………………… 159
翻訳後修飾 ……………………………… 61, 66, 264

ま

マイトファジー ………………………………… **105**
マトリクス効果 ………………………………… 235
慢性腎臓病 ……………………………………… 189
慢性難治性 ……………………………………… 22
慢性閉塞性肺疾患 ……………………………… 135
慢性便秘症 ……………………………………… 155
ミクログリオーシス …………………………… **168**
ミトコンドリア ………………… 31, 103, 189,
　　　　　　　　　　　　 196, 197, 213, 214

※**太字**は本文中に『用語解説』があります

ミトコンドリア機能障害 168	ACSL 100	Cy3 254
ミトコンドリア局在タンパク質 21	activating transcription factor 6 152	cyclin M 184
ミトコンドリア膜の透過性遷移 166	active glycolysis 262	CySSH 139, 202, 237
ミトコンドリア由来活性酸素 191	AD 151	cystathionine β-synthase 220
メチル化 65	*Adenomatous polyposis coli* (*Apc*) 遺伝子ヘテロ欠損（*Apc*$^{\Delta 14/+}$）マウス 187	cystathionine γ-lyase 220
メチル水銀 28		cysteine persulfide 139
免疫応答 62		cysteinyl-tRNA synthetase 240
網膜 169	AGE 191, 201	DAF-2 218
網膜色素変性症 169	AIF 167	DAMPs 265
網膜神経節細胞死 200	AMP活性化プロテインキナーゼ 125	DARPP-32 **26**
		Deferoxamine 98
や	AMPK 130, 132	DFO 98
薬剤性難聴 195	amyloid-β 151	dimethylfumarate 75
ユビキチン **63**	antioxidant responsive element 73	DMF 75
ユビキチンE3リガーゼ 74	APエンドヌクレアーゼ 167	double-stranded RNA-activated protein kinase-like, ER kinase 152
ユビキチン化 63, 65	APF 218	
ユビキノール 261	ARE 73	Drp1 34
ユビキノン 261	ASK1 60, 61, 64	dynamin-related protein 1 34
ユビセミキノン 261	α syn 151	dysbiosis 157
	α-synuclein 151	
ら・わ	ATF4 103	**E~G**
ラマンイメージング 37	ATF6 152	EDEM 82
ラマン分光 37	ATP 186	electrophile-responsive element 73
リスク軽減因子 110	ATP合成酵素 192	endothelin 1 201
リソソーム 99	B16メラノーマ細胞を用いたマウスがん転移実験モデル **186**	eNOS 190
リピドミクス 174		EpRE 73, 109
リボソーマル-S6-キナーゼ 26	βアドレナリン受容体 142	ERストレス応答 152
リポタンパク質受容体 123	BAP 200	ERAD 82
リモデリング経路 99	biological antioxidant potential 200	erastin 173
硫化水素 21, 159, 216, 219, 233		ERdj5 80
緑内障 200	BiP 81, 82	Ero1 81
リン酸化 60, 142		Fe-NTA 175
リン酸化システイン中間体 187	**C・D**	Fenton反応 **251**
リン脂質ヒドロペルオキシド 123	Ca^{2+}シグナル 54	ferrostatin-1 98
リン脂質ヒドロペルオキシドグルタチオンペルオキシダーゼ 94	Calcein 251	fluorescence probe **216**
	CARS 18, 240	Gタンパク質 34
レシオイメージング 247, 248	CARS2 112	GAPDH 69
レドックスイメージング 216	CBS 18, 220	glutathione persulfide 139
レドックス応答 60	CD44v 175	glyceraldehyde-3-phosphate dehydrogenase 69
レドックス応答キナーゼ 61	cGMP依存性プロテインキナーゼ 26	
レドックス関連分子種 61		GPx 48
レドックスシグナル 60, 61, 66, 110	CHOP 104, **105**	GPX4 174
レドックスストレス 60	CKD 189	GPx4 94
レドックスバイオマーカー 234, 240	CNNM 184	GSSH 139, 237
老化防止 22	CO 231	
老人性骨粗鬆症 208	CO遊離薬 158	**H~J**
ローダミンB 252	COPD 135, 136	H$_2$O$_2$ 46, 261
ワールブルク効果 68	CPERS 18	H$_2$S 216, 219, 230
	CRISPR/Cas9 20	HIF 190, 259
欧文	CRISPR/Cas9システム 240	HNO 228
	CSE 18, 111, 220	HO-1 105
A・B	Cul3 74	HPF 218
α-ケトグルタル酸 259	Cullin 3 74	H-Ras 28
Aβ 151		

索引

HSA	265	
HSip-1	219, 220	
HSP90/HSF1シグナル	110	
Hydrogen Sulfide imaging probe-1	220	
IL-11	180	
inositol requiring enzyme 1	152	
IRE1α	152	
ISR	103	
Jタンパク質	82	
Jドメイン	82	
JNK	64	

K〜M

KEAP1	177
Keap1	73, 104
Keap1/Nrf2経路	109
Lands' cycle	99
LKB1	132
MAPキナーゼ	60
MAPK	60
Mg^{2+}	185
Mg^{2+}イメージングによるMg^{2+}排出の検討	**186**
MTH1	163
mTOR	130, 132
MUTYH	164

N・O

N-オキシド	252
NADH	262
NADPH	68
NADPHオキシダーゼ	46, 212
NFATc1	206
nitric oxide	261
NO	149, 216, 225
NO合成酵素	24
NOシグナル	24, 26
NO信号	25
NO/ROSシグナル	25, 27
NO/ROS/RSSシグナル	29
NOS	24
NOX	189, 213
Nox	46
Nox1	50
Nox2	49, 50
Nox4	50, 51, 128
Nox5	50
NRF2	175, 177
NRF-2	190
Nrf2	73, 103
NRF2依存性がん	178
NTG	200
O_2^-	46, 261
$O_2^- \cdot$	229

ω-3脂肪酸	203
OGG1	164

P

p38	63, 64
P型ATPase	**84**
Parkin	105
PARP	**167**
PD	151
PDI	81, 152
PDK1	261
PERK	152
peroxynitrite	229
PGRMC1	40
PHD	259
PhenGreen-SK	251
phosphatase of regenerating liver	183
PINK1	104
PK	67
PKG	26
PKM1	71
PKM2	71, 262
PMSA	237
polyethylene glycol-conjugated maleimide-labeling gel shift assay	237
PP1	51
PRL	183
PRMT1	65
protein disulfide isomerase	152
protein polysulfidation	237
protein tyrosine phosphatase	183
PRRs	265
Prx	48
PTEN/Aktシグナル	110
PTP	183
PTP1B	46, 51
PTP1B/EGFRシグナル	110
PUNCH for polysulfide proteomics	239
PUNCH-PsP	239
Puromycin	254
PYK1	70
pyruvate kinase	67

R

RANK	206
RANKL	206
RAS経路	179
reactive nitrogen species	150
RIRR	214
RNS	137, 150
Roquin-2	64

ROS	24, 103, 136, 161, 189, 199, 211, 214, 260
ROS増幅	214
ROS誘発細胞死	167
ROS/RNS	53
RSL3	98

S・T

S-グアニル化	27, 28
S-チオール化修飾	264, 267
S-ニトロシル	150
S-ポリスルフィド化	27
SERCA2b	84
SERS	40
SERS基板	44
SFN	75
SH基	75
SNO	150
SOD	229, 261
SQR	21
SSip-1	221
SSip-1 DA	223
SSP4	222
sulfane sulfur	216, **217**
sulfane sulfur検出蛍光プローブ SSP類	221
sulforaphane	75
System X_c^-	174
TLR4	62, 63
Toll-like receptor 4	62
TP53・RB経路	179
TRIM48	**65**, 66
tRNA	114
TRP (transient receptor potential) チャネル	54
TRPA1	58
TRPC5	56
TRPM2	55
TRPM7	56
TRPV1	57
Trx	48, 62, 65
Tsa1	70

U・V・X

unfolded protein response	152
UPR	152
USP9X	63
vascular endothelial growth factor	201
VEGF	201
VHL	259
xCT	105

編者プロフィール

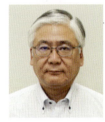

赤池孝章（あかいけ　たかあき）

1984年熊本大学医学部卒業．'91年熊本大学大学院医学研究科博士課程修了．'91年熊本大学医学部助手．'92年同講師．'93年トーマスジェファーソン医科大学客員教授．'94年熊本大学医学部助教授．2001年アラバマ大学バーミングハム校客員教授．'03～'06年文部科学省研究振興局学術調査官．'05年熊本大学大学院生命科学研究部教授．'07～'12年新学術領域研究『活性酸素シグナル』領域代表．'11年熊本大学医学科長・副医学部長．'13年4月より現職（東北大学大学院医学系研究科教授）．研究テーマ：レドックスバイオロジーを中心に活性イオウ分子種の生理機能・イオウ呼吸などの解明に取り組んでいる．

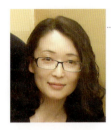

本橋ほづみ（もとはし　ほづみ）

1990年東北大学医学部卒業．同大学院を'96年に修了．筑波大学，米国ノースウェスタン大学を経て，2007年より東北大学大学院医学系研究科准教授．'13年より，東北大学加齢医学研究所教授．大学院時代から一貫して，遺伝子の転写制御機構の解明に挑んでおり，現在はNRF2と疾患の関係を研究．特に，がんの悪性化と慢性炎症におけるNRF2の役割の解明に注力している．最近では，NRF2によるミトコンドリアでのイオウ代謝制御の側面から研究を進めている．

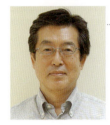

内田浩二（うちだ　こうじ）

1983年名古屋大学農学部食品工業化学科卒業．'88年名古屋大学大学院農学研究科博士課程（後期課程）修了．農学博士．'88年名古屋大学農学部助手，'96年同助教授，'98年同大学院生命農学研究科助教授，2007年同准教授，'09年同教授．'16年東京大学大学院農学生命科学研究科教授に着任し現在に至る．この間'90～'92年，米国N.I.H.博士研究員，'03～'06年名古屋大学高等研究院助教授（兼任）．
現在の研究：健康が損なわれるメカニズムとその防御．特に内因性の活性種生成反応（酸化や糖化反応など）によるタンパク質の化学修飾と修飾タンパク質の獲得した新たな機能性，また抗酸化剤などの植物性機能性成分の機能性などに興味があります．

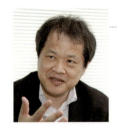

末松　誠（すえまつ　まこと）

1983年慶應義塾大学医学部を卒業，'88年慶應義塾大学医学部内科学助手を経て'91年カリフォルニア大学サンディエゴ校応用生体医工学部に留学．2001年慶應義塾大学医学部医化学教室教授．'07年文部科学省グローバルCOE生命科学「In vivoヒト代謝システム生物学拠点」拠点代表者．'07年慶應義塾大学医学部長（'15年3月まで）．'09年JST戦略的創造研究推進事業（ERATO）「末松ガスバイオロジープロジェクト」研究統括．'15年4月より国立研究開発法人日本医療研究開発機構・理事長．主要研究分野は代謝生化学，Gas Biology．趣味は天体観測．

実験医学 Vol.36 No.5（増刊）

レドックス疾患学
しっかんがく

酸素・窒素・硫黄活性種はどう作用するのか、どこまで健康・疾患と関わるのか？

編集／赤池孝章，本橋ほづみ，内田浩二，末松　誠

実験医学 増刊

Vol. 36　No. 5　2018〔通巻613号〕
2018年3月15日発行　第36巻　第5号
ISBN978-4-7581-0369-5
定価　本体5,400円＋税（送料実費別途）

年間購読料
　24,000円（通常号12冊，送料弊社負担）
　67,200円（通常号12冊，増刊8冊，送料弊社負担）
郵便振替　00130-3-38674

© YODOSHA CO., LTD. 2018
Printed in Japan

発行人　一戸裕子
発行所　株式会社　羊　土　社
　　　　〒101-0052
　　　　東京都千代田区神田小川町2-5-1
　　　　TEL　03（5282）1211
　　　　FAX　03（5282）1212
　　　　E-mail　eigyo@yodosha.co.jp
　　　　URL　www.yodosha.co.jp/
印刷所　株式会社　平河工業社
広告取扱　株式会社　エー・イー企画
　　　　TEL　03（3230）2744（代）
　　　　URL　http://www.aeplan.co.jp/

本誌に掲載する著作物の複製権・上映権・譲渡権・公衆送信権（送信可能化権を含む）は（株）羊土社が保有します。
本誌を無断で複製する行為（コピー，スキャン，デジタルデータ化など）は，著作権法上での限られた例外（「私的使用のための複製」など）を除き禁じられています．研究活動，診療を含み業務上使用する目的で上記の行為を行うことは大学，病院，企業などにおける内部的な利用であっても，私的使用には該当せず，違法です．また私的使用のためであっても，代行業者等の第三者に依頼して上記の行為を行うことは違法となります．

JCOPY　＜（社）出版者著作権管理機構　委託出版物＞
本誌の無断複写は著作権法上での例外を除き禁じられています．複写される場合は，そのつど事前に，（社）出版者著作権管理機構（TEL 03-3513-6969，FAX 03-3513-6979，e-mail：info@jcopy.or.jp）の許諾を得てください．

STREX, Inc.

物理的刺激による生体の感知・伝達・応答機構を解明
メカノバイオロジー研究に!!

メカニカルストレス負荷刺激装置
培養細胞伸展システム

- 全ての細胞に均一な一軸負荷
- 超低速から高速まで安定した動作が可能
- 伸展から圧縮まで、64通りの多様なストレッチパターン
- 細胞の固定、蛍光イメージングなど様々な実験が可能なシリコンチャンバー

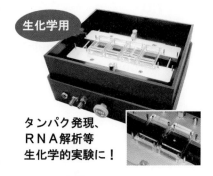

生化学用

タンパク発現、RNA解析等 生化学的実験に！

血管内皮細胞のストレッチ依存性形態変化

ストレッチチャンバー上（フィブロネクチンコート）で培養された細胞は、ストレッチ方向に対して垂直方向に細胞が配列する現象が径時的に観察されました。(C, D)

血管内皮細胞の2重蛍光染色像
伸展刺激後細胞骨格が再編成

伸展前 ⇒ 伸展後
点状構造はvinculin, 線状構造はF-actin

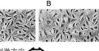

A B
C 刺激方向 ⇔ D

Naruse et al, Am J Physiol, 1998, vol. 274, H1532

顕微鏡ステージに設置

微小領域観察用！
視野内で細胞を伸展収縮した際の画像を撮ることができます。

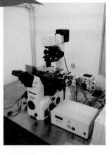

注目の新商品

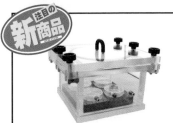

血圧／眼圧等、低圧力刺激での実験に！！
ガス圧力刺激装置　AGPシリーズ新発売！

- 0～350mmHgの圧力範囲で、2種類の圧力設定が可能
- 連続加圧モード、加圧・減圧繰り返しモード
- CO_2インキュベータ内に設置して長期間の加圧培養が可能
- 連続加圧モード時に自動ガス交換が動作

look at here! 注目

◎その他、シェアストレス負荷、振動刺激、磁気刺激、静水圧刺激装置等もご用意しております

ストレックス株式会社

大阪市北区大淀中1-8-34　TEL 06-6131-9602
E-Mail : info@strex.co.jp　　http://www.strex.co.jp

※全ての装置でデモンストレーション・貸出可能です。その他ご希望システムの提案・設計も承ります。

活性酸素種（ROS）検出試薬

Griess法

Sulfanilamide	5g 4,000円	[S0833]
N-(1-Naphthyl)ethylenediamine Dihydrochloride	5g 4,000円	[N0869]

ESR法

PTIO	1g 11,900円 / 5g 35,900円	[A5440]
DMPO	1g 14,800円 / 5g 57,200円	[D2362]
N-tert-Butyl-α-phenylnitrone	1g 7,000円 / 5g 23,600円	[B1701]
3-Carboxy-PROXYL Free Radical	1g 17,400円 / 5g 45,000円	[C1406]

化学発光法

Luminol	1g 2,000円 / 25g 15,000円	[A5301]
MCLA	10mg 17,600円	[A5309]
Lucigenin	1g 10,200円 / 5g 34,600円	[B1203]
MMT	100mg 7,500円 / 1g 45,000円	[B4339]

発色法

DPPP	100mg 8,400円 / 1g 43,700円	[D2404]
Resazurin Sodium Salt	1g 4,500円 / 5g 15,000円	[R0203]
Resorufin	1g 9,600円 / 5g 30,700円	[R0012]
DPPH Free Radical	1g 7,300円 / 5g 23,900円	[D4313]
Sodium Sulfanilate Hydrate	5g 4,000円	[S0832]
2,3-Diaminonaphthalene	1g 14,200円 / 5g 48,500円	[D1045]
1-Naphthylamine	25g 5,600円 / 100g 17,000円	[N0052]
Sulfanilic Acid	25g 1,800円 / 500g 6,900円	[S0120]
Nitro Blue Tetrazolium	100mg 2,200円 / 1g 13,000円	[D0844]

関連試薬

Trolox	1g 9,600円 / 5g 29,600円	[H0726]
L-Ascorbic Acid	25g 1,600円 / 500g 5,800円	[A0537]
Xanthine	25g 9,100円	[X0004]
Hypoxanthine	5g 2,800円 / 25g 8,100円	[H0311]

上記の製品はすべて"試薬"です。試験・研究用にご使用ください。

上記以外の製品や各製品の詳細は ▶▶▶ 酸化ストレス

 東京化成工業株式会社

お問い合わせは　本社営業部　Tel: 03-3668-0489　Fax: 03-3668-0520
　　　　　　　　大阪営業部　Tel: 06-6228-1155　Fax: 06-6228-1158

facebook.com/tci.jp　　TCIchemicals.com/ja/jp/　　twitter.com/TCI_J

羊土社のオススメ書籍

実験医学別冊

ラボ必携
フローサイトメトリー Q&A
正しいデータを出すための100箇条

戸村道夫／編

免疫・がん・再生医療の分野でますますニーズが高まるフローサイトメトリー．「機器の設定」，「抗体や蛍光色素の組合せ」など100種類のQ&Aを揃えました．これからはじめる方もさらに理解を深めたい方にも役立ちます．

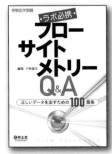

- 定価（本体6,400円＋税）　■ B5判
- 313頁　■ ISBN 978-4-7581-2235-1

実験医学別冊　最強のステップUPシリーズ

新版
フローサイトメトリー
もっと幅広く使いこなせる！

マルチカラー解析も、ソーティングも、もう悩まない！

中内啓光／監，清田　純／編

マルチカラー解析や各種細胞のソーティングについて，蛍光色素の選び方，機器のセッティング，実験プロトコールを，多数の研究事例とともに紹介！マスサイトメーターや1細胞発現解析などの新技術も網羅します！

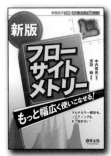

- 定価（本体6,200円＋税）　■ B5判
- 326頁　■ ISBN 978-4-7581-0196-7

実験医学別冊　最強のステップUPシリーズ

シングルセル解析プロトコール
わかる！使える！　1細胞特有の実験のコツから最新の応用まで

菅野純夫／編

1細胞ごとの遺伝子発現をみる「シングルセル解析」があなたのラボでもできる！1細胞の調製法や微量サンプルのハンドリングなど実験のコツから，最新の応用例までを凝縮した1冊．

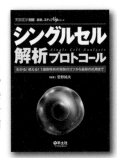

- 定価（本体8,000円＋税）　■ B5判
- 345頁　■ ISBN 978-4-7581-2234-4

免疫ペディア
101のイラストで
免疫学・臨床免疫学に強くなる！

熊ノ郷　淳／編

複雑な免疫学を体系的に解説！ビジュアライズされた紙面と豊富なイラストですぐに理解！免疫学の基礎から，がん免疫・腸内細菌など注目の話題までしっかり網羅！河本宏先生描下ろしイラストの表紙が目印です．

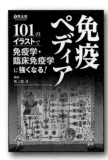

- 定価（本体5,700円＋税）　■ B5判
- 317頁　■ ISBN 978-4-7581-2080-7

発行　羊土社 YODOSHA
〒101-0052　東京都千代田区神田小川町2-5-1　TEL 03(5282)1211　FAX 03(5282)1212
E-mail：eigyo@yodosha.co.jp
URL：www.yodosha.co.jp/

ご注文は最寄りの書店，または小社営業部まで

羊土社のオススメ書籍

実験医学別冊
エピジェネティクス実験スタンダード
もう悩まない！ ゲノム機能制御の読み解き方

牛島俊和, 眞貝洋一, 塩見春彦／編

遺伝子みるならエピもみよう！ DNA修飾，ヒストン修飾，ncRNA, クロマチン構造解析で結果を出せるプロトコール集．目的に応じた手法の選び方から，解析の幅を広げる応用例までを網羅した決定版．

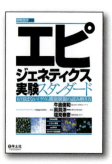

- 定価（本体7,400円＋税）　■ B5判
- 398頁　■ ISBN 978-4-7581-0199-8

バイオ画像解析 手とり足とりガイド
バイオイメージングデータを定量して生命の形態や動態を理解する！

小林徹也, 青木一洋／編

代表的なソフトウェアの基本操作とともに，細胞数のカウント，シグナル強度の定量，形態による分類など，あらゆる用途に応用可能な実践テクニックをやさしく解説！ イメージングデータを扱うすべての研究者，必読の1冊！

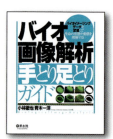

- 定価（本体5,000円＋税）　■ A4変形判
- 221頁　■ ISBN 978-4-7581-0815-7

実験医学別冊　NGSアプリケーション
RNA-Seq実験ハンドブック
発現解析からncRNA、シングルセルまであらゆる局面を網羅！

鈴木　穣／編

次世代シークエンサーの最注目手法に特化し，研究の戦略，プロトコール，落とし穴を解説した待望の実験書が登場！ 発現量はもちろん，翻訳解析など発展的手法，各分野の応用例まで，広く深く紹介します．

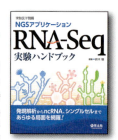

- 定価（本体7,900円＋税）　■ A4変形判
- 282頁　■ ISBN 978-4-7581-0194-3

実験医学別冊
マウス表現型解析スタンダード
系統の選択，飼育環境，臓器・疾患別解析のフローチャートと実験例

伊川正人, 高橋　智, 若菜茂晴／編

ゲノム編集が普及し誰もが手軽につくれるようになった遺伝子改変マウス．迅速な表現型解析が勝負を決める時代に，あらゆるケースに対応できる実験解説書が登場！ 表現型を見逃さないフローチャートもご活用ください！

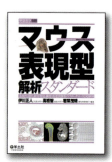

- 定価（本体6,800円＋税）　■ B5判
- 351頁　■ ISBN 978-4-7581-0198-1

発行　羊土社 YODOSHA
〒101-0052　東京都千代田区神田小川町2-5-1　TEL 03(5282)1211　FAX 03(5282)1212
E-mail：eigyo@yodosha.co.jp
URL：www.yodosha.co.jp/

ご注文は最寄りの書店，または小社営業部まで